出版社 世茂出版社 世茂出版社 世茂出版社 世茂出版社
潮出版公司 世潮出版公司 世潮出版公司 世潮出版公司 世潮出版公司
出版社 世茂出版社 世茂出版社 世茂出版社 世茂出版社
潮出版公司 世潮出版公司 世潮出版公司 世潮出版公司 世潮出版公司
出版社 世茂出版社 世茂出版社 世茂出版社 世茂出版社
潮出版公司 世潮出版公司 世潮出版公司 世潮出版公司 世潮出版公司
出版社 世茂出版社 世茂出版社 世茂出版社 世茂出版社
潮出版公司 世潮出版公司 世潮出版公司 世潮出版公司 世潮出版公司
出版社 世茂出版社 世茂出版社 世茂出版社 世茂出版社
潮出版公司 世潮出版公司 世潮出版公司 世潮出版公司 世潮出版公司
出版社 世茂出版社 世茂出版社 世茂出版社 世茂出版社
潮出版公司 世潮出版公司 世潮出版公司 世潮出版公司 世潮出版公司
出版社 世茂出版社 世茂出版社 世茂出版社 世茂出版社
潮出版公司 世潮出版公司 世潮出版公司 世潮出版公司 世潮出版公司
出版社 世茂出版社 世茂出版社 世茂出版社 世茂出版社
潮出版公司 世潮出版公司 世潮出版公司 世潮出版公司 世潮出版公司
出版社 世茂出版社 世茂出版社 世茂出版社 世茂出版社
潮出版公司 世潮出版公司 世潮出版公司 世潮出版公司 世潮出版公司
出版社 世茂出版社 世茂出版社 世茂出版社 世茂出版社
潮出版公司 世潮出版公司 世潮出版公司 世潮出版公司 世潮出版公司

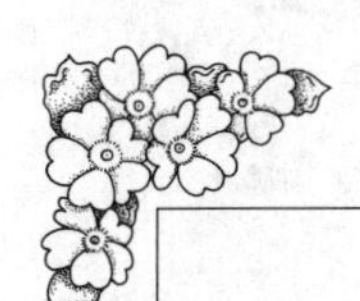
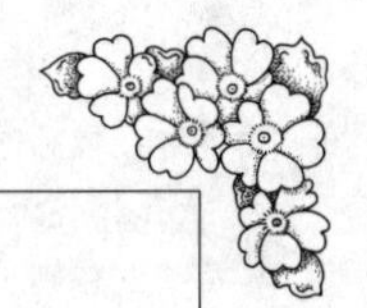

The Art of Aromatherapy

芳香療法的藝術

世界知名芳香療法大師
Tisserand Institute 芳香療法教育機構創辦人
羅伯・滴莎蘭德(Robert Tisserand)◎著

芳香療法專家 溫佑君◎審訂　　林　榆◎譯

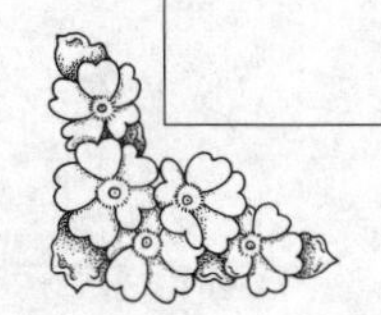
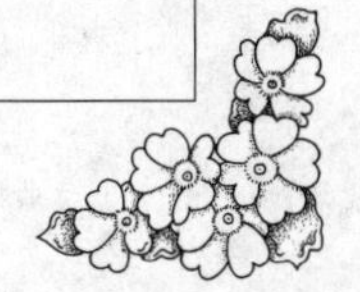

作者的話

1969年當我開始接觸芳香療法時，相關的資訊可以說是少之又少。由於沒有相關英文書籍可供參考，我不得不求助於英國圖書館（The British Liabrary），閱讀裡面的科學研究文獻。藉由這種方式我才能在1977年完成了《芳香療法的藝術》（The Art of Aromatherapy）一書，這本書首次建立了關於實行芳香療法的完整架構，並引入英語世界。

多年來各界對於芳香療法的興趣已逐漸的蔓延，30年後的現在，世界各地的店舖都可以找到芳香療法的相關產品，不僅在報紙與雜誌上可以閱讀到相關的報導，坊間也已經出現了大量的相關書籍。但是早期研究過程中我所遭遇的一些問題至今仍然存在，而想要安全並有效地實行芳香療法所需的資訊、知識與技巧仍然欠缺。

以上原因致使我創辦這間專門教授完整芳香療法的機構 Tisserand Institute Diploma，希望能夠提供實際的、整合的、貫徹的訓練課程，而在課程之中更包含了成為一個芳香療法的專業人士所需的多項紀律。來自各界的人士，無論年齡，無論文化，只要對於芳香療法的藝術有強烈的熱忱，即使之前沒有任何的相關知識或訓練，都可以透過我們深入的課程成為具有開業資格的專家。

我相信藉由向機構內其他專業人士學習的機會，您會變得更加的優秀。從一開始的接觸，到每一堂課的參與，您將會遇到許多的專家，盡力的幫助您學習。您可以得到崇高的學業成就，愉快的學習過程，以及來自師生的真誠關懷。我們仔細聆聽每一位

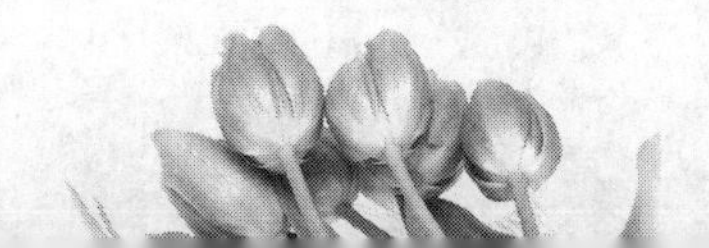

學員的需求，而多年來也不斷的調整課程，希望能夠符合學員的期望。

當您完成這項文憑課程，將會獲得莫大的支持感，對於機構內各項活動接觸的開端，開始實行芳香療法所需的技能，以及您在機構內所獲得的許多回憶。這些承諾將伴隨您開始一趟學習探索之旅，盡情享受吧！

Robert Tisserand

羅伯・滴莎蘭德

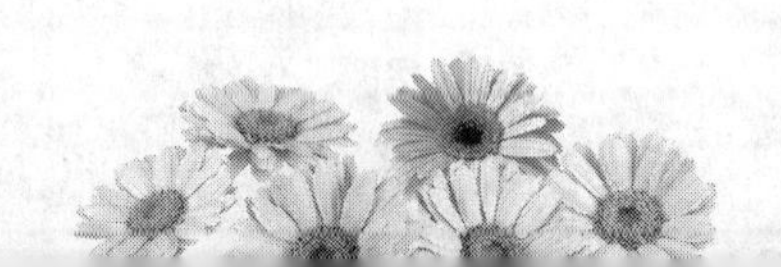

序

本書的作者 Robert Tisserand 先生是世界知名的芳香療法大師，在此領域享有舉足輕重的地位，早在 1969 年時，他就把芳香療法這門新學問、新技術引入英國，窮極畢生的心力，希望把芳香療法的優點分享給社會大眾，同時他也從事神經病理、草藥及東方醫學的研究，並以其所見所聞配合實際開業問診的經驗，前前後後共撰寫了五本芳香療法的專業書籍，其中以此書《芳香療法的藝術》最負盛名。

這本書目前在全球以數十種不同的語言發行，凡是想一窺芳香療法內涵的讀者，或是想成為芳香治療師的有心人士，無不把這本書視為芳香療法的聖經，經過數次的編修，此書已在國際上受到芳香療法界的肯定及推舉。

Robert Tisserand 先生對芳香療法的貢獻不僅於此，他在 1988 年創立了 Tisserand Institute 芳香療法教育機構，廣納來自世界各地的學生，施予醫藥學理的專業訓練再輔予芳香療法的特殊技巧，期讓這一古老而神秘的芳香療法能針對使用者有百分之百的療效。

鄉村國際有限公司在台成立已有十數年，專業從事美容保養及芳香療法，極獲使用者的讚賞，同時亦獲同業普遍推崇；因此，Tisserand品牌在台如同「正」字標誌而獲得消費者的信任，這份信任感的前提是基於本公司多年對於芳香療法正確知識的教育與推廣，並不計較報酬的肩負起社會責任，這之間所下的耕耘是極深且廣的。

我們大家都知道身處知識爆炸的時代，各種學說紛紛的出

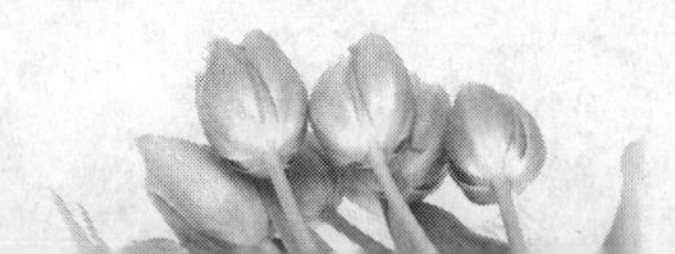

籠，有些人便危言聳聽，過分誇說療效或加深病情讓消費者無所適從，本書的出版是基於芳香療法基本功能、正確的知識，破除迷信與傳說，揭開業者的神秘面紗，讓這一項古老而有益的芳香療法在您的生活中發揮它應有的功效。

Robert Tisserand 先生在 1985 年時創立了 Aromathers Products Ltd.是以品牌生產、行銷專業的芳香療法產品，因其專業的知識及公認的地位，令其 Tisserand 品牌產品很快地在英國成為第一大品牌；品牌的公信力與可信度，用其專業的程度與社會教育的推廣，很快的在英國獲得極大的迴響，同時也滿足了消費者的實際需要。本公司基於知識的傳播、正面教育的功能，翻譯出《芳香療法的藝術》一書，一方面就教於學術先輩以收研討之效，一方面分享讀者，共同品味來自古老而優良的芳香療法，以與好朋友共享樂趣。

孔子說：「德不孤必有鄰」，此書出版的衷曲盡在其中，不必贅言。

林松泉

鄉村國際有限公司

為 Tisserand 在台獨家代理

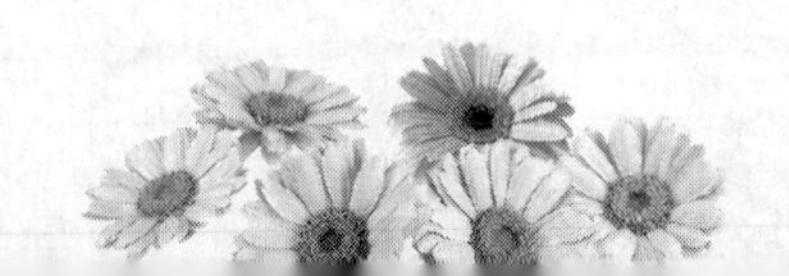

目　錄

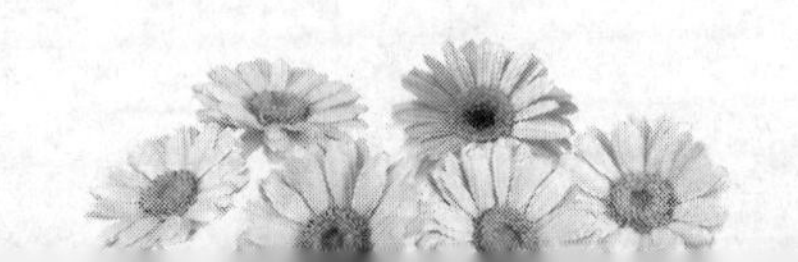

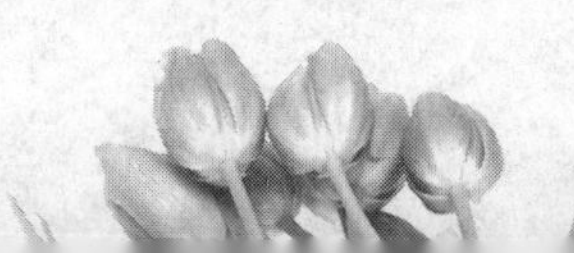

The Art of Aromatherapy

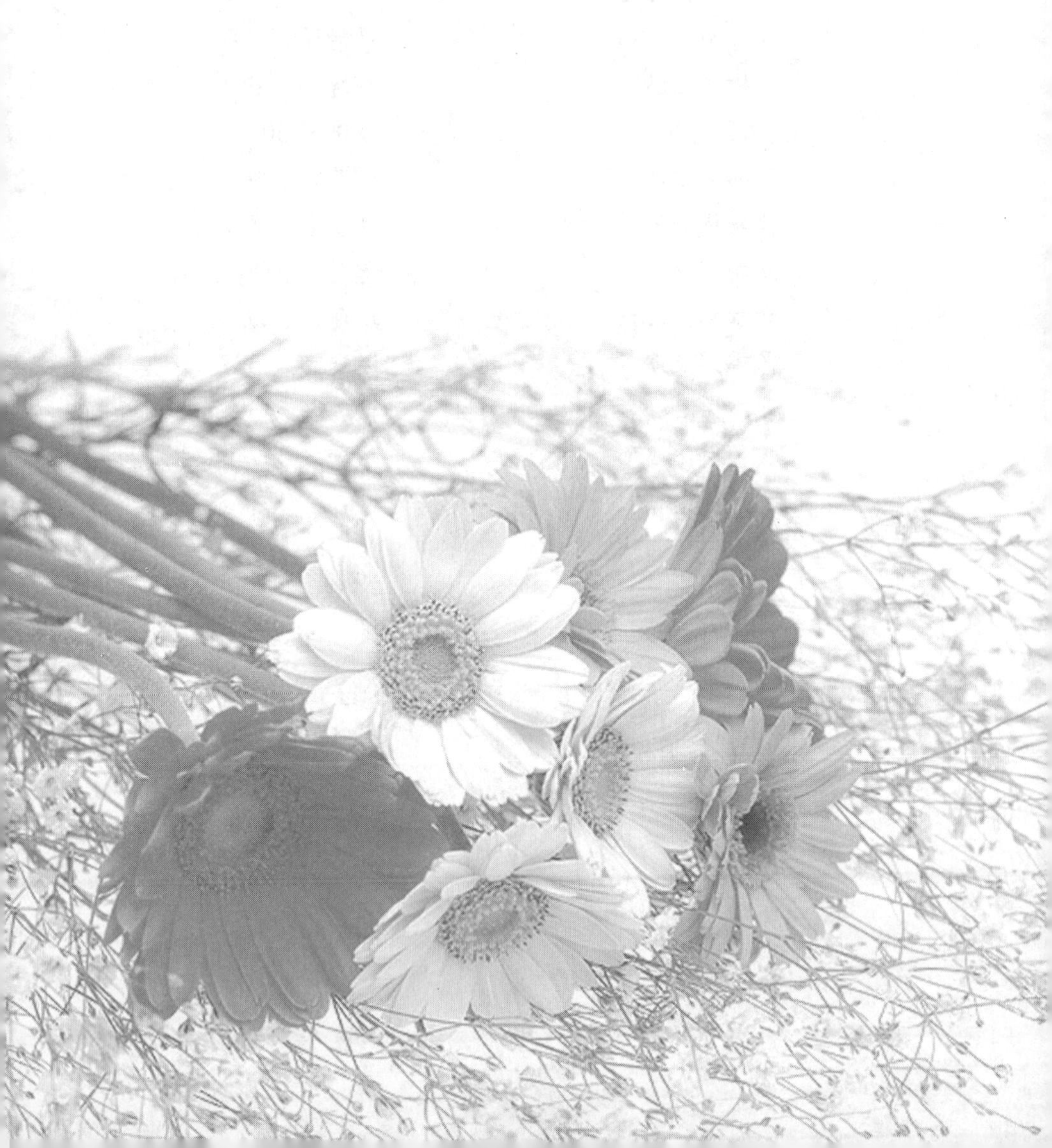

前言

「父親從壁爐上拿下一些小瓶子，並且將幾種液體混合於一個小碗內，然後，他摺疊一小塊法蘭絨，將之浸溼在液體中，並且把法蘭絨敷在這個人的側面。半小時之內，這人的疼痛便退去了，並且臉上不再出現猙獰的痛苦表情。我激動地抓住桌子，無法將我的視線移開他的身體：這真是個奇蹟！

『爸爸，這是你做的嗎？』

『親愛的，是那個使這些植物生長的人讓事情發生的。』」

出自《人與植物》一書

莫瑞斯．馬薩格

曾經有一段時間裡，科學和藝術之間是沒有區別的，同樣地，在知識和能力之間也沒有。一個人他可能同時是理髮師、牙醫、外科醫生或是藥草學家；或者他可能同時是偉大的畫家、哲學家和數學家。古老的藥商，也就是現代社會中的藥草學家和藥劑師的結合體。隨著十六和十七世紀的變遷，藥草學家的角色逐漸越來越少，而藥劑師的角色則變得越來越多。

當我們把知識分解成藝術和科學時，科學會變得更強大，更有影響力。一開始時，我們發現有電話、電腦以及電視等等是非常方便的，而事實上也正是如此，但是，就像一個有新玩具的小孩子一樣，我們會錯用我們的能力，我們不曉得如何去控制以及克制，或者是我們也沒有將之用在它們所被創造出的用途上。取而代之的，它們成爲擴散災禍的工具，因而引發戰爭、政治偏見、經濟風暴等等。

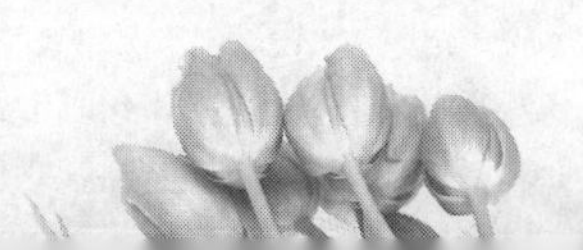

「知識」一詞在某些方面似乎被過分窄化了。它現在意指著某些我們知道的東西——一項事實或者是事實的集合。事實上，它並不完全意味著任何實際的能力。我們現在處於一個金錢、權力以及科學事實都已走到盡頭的階段，而不是將它們好好加以應用以獲取更舒適、寧靜以及喜樂的生活。我們的心靈已經脫離了我們的身體，使得我們的生活變得困擾，因而也使我們變得越來越神經質。而當醫生試圖增進他們對於疾病方面的知識時，疾病的狀況反而變得更爲頑強和普遍，而且由於新藥物不停的宣導和銷售，使得這些藥物所造成的損害比例也不斷增加。

在近幾年來，已經存在或者是開始了與這個趨勢相抗衡的力量。像是占星術、針灸療法和一些有機農莊所提倡的有機療法，而「天然」這一名詞，似乎已成爲大多數廣告的核心，而天然食品（還有可能有其他食品嗎？）的數量也因而大量激增。

我們已朝一個方向走得太遠，而我們才剛剛開始要予以改正及平衡。這其實是一個自然的過程，就像一個鐘擺的擺動那樣的自然。然而，這個鐘擺的擺動就像是巨大的長柄大鐮刀一樣，將世界從中切開，看起來要停止這種擺動的唯一方法，就是我們當中的每一個人都要找到一個平衡點並且停留在那裡。

雖然這本書主要是涉及芳香療法的美學藝術面，並依照我自己所傾向的直覺式理解模式，我並沒有忽略它的科學面。近年來對於芳香精油的醫藥性質方面已投入相當多的研究，此外，對於植物醫療價值的探討興趣又再次復甦。醫藥科學長久以來一直存有一種觀念，認爲醫藥應由化學合成，完全不需要植物或是植物的萃取液。而隨著「回歸自然」的潮流，我們發現藥劑師除了在試管中尋找新藥物之外，也會在森林中或是農田裡找尋材料。

在幾世紀之前的藥草學家們，對於植物以及自然界都有深刻地尊重與愛戀，而且在某些方面似乎比我們現代人還更理解。他

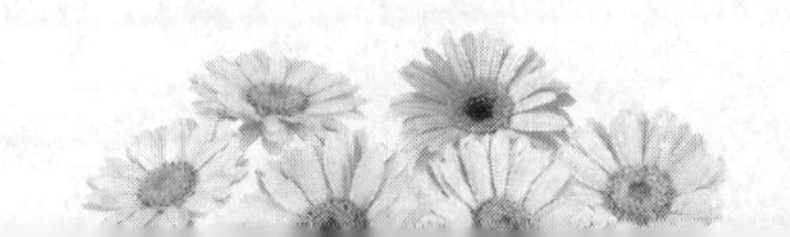

們知道在哪裡可以找到他們所需要的野生植物。他們知道在哪一個季節及在哪一個時段應該去摘取它們；他們知道各種藥草的主宰星球及這會如何地影響它們的性質。實際上他們並不知道各種藥草植物的化學成分，或者爲什麼它們會具有某種特質。但是，他們知道與疾病相關的事情，而且知道哪些藥草會對哪些病痛有益。這些知識完全沒有科學依據，除了不斷嘗試錯誤及由前輩處獲得的經驗，而也許絕大多數是出自他們自己的直覺經驗。

這都是出自他們的經驗以及靈感，使得他們得以成功地將占星術與藥草植物學結合在一起，並且還因此形成他們的醫療方針。而因爲過去他們的知識幾乎完全是基於經驗法則（現在仍然是），因此它是一種較爲實際的知識，而不是科學實驗中的不斷嘗試。我們發現，常常一個被倡導銷售的藥物，在幾年以後便被宣告停止出售，這是因爲它已經被發現是對人體不安全的；相同的情形在食品添加物中也是一樣的。時間的考驗仍然是最有保障的，而自然的醫藥就像自然食品一樣，都是安全的選擇。

當我開始著手進行本書的彙整時，我決定盡可能地蒐集各種不同來源的資料，從香水書籍到醫療藥典，從美國到中國，從最早期的手抄稿到最近的科學研究結果。而我很快就發現，這樣做，將會是我一生都無法完成的工作，但是我決定，我也希望，能夠將每一份來源的資料都兼容並蓄地涵蓋在我的書籍裡。從瓦涅醫生的研究中，我受惠很多（瓦涅醫生的《芳香療法》一書是我著手進行本書的第一本參考書），此外還有羅維斯提教授的研究，以及其他許多相關的研究和文章。

芳香療法這個主題，至少在英國，長久下來一直與魔法和神秘有深厚的聯想。這可能有助於吸引很多的注意，但是這也同樣引起許多的混亂和誤解，而使得大多數的人都寧可停留在對此無知的狀態裡。我衷心希望這本書將有助於使人們的疑惑獲得充分

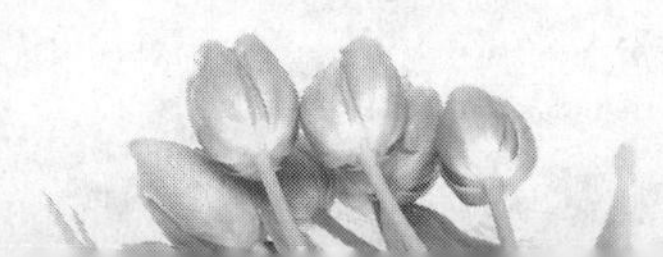

的解答。

因此，芳香療法是什麼？它已經不再僅僅是藥草植物學的分支了嗎？基於它是藉由藥草本身的效力去達成醫療的效果，在這樣的概念下，這樣的陳述是正確的，但是卻缺乏比較上的意義。事實上，國立藥草學院（世界上最好的藥草植物學校之一）裡並不教導精油的應用，而絕大多數的藥草學家也很少用到精油。此外，草藥使用的是整株藥草植物，或是它的萃取液，而精油幾乎不在這個範疇之中。

芳香精油就像是血液在人體中一樣。它們並不是整個植物體，但是它們自己卻是整體的、有機的物質。就像血液如果沒有妥善保存時便會死亡一樣（喪失它們的生命能量），芳香精油在植物體內也是展現出整體植物的特性，它們就像是植物體所具有的個性或者是精神。芳香精油是植物體中最精緻以及微妙的部分，而它在醫療上面的作用是以一種層次較高、較精緻的方式進行，而不像整個、有機的植物體，或是其中的萃取液一樣，芳香精油一般而言對於心靈和情緒上會產生較強的效用。藥草植物和它們的精油在藥學屬性方面大體相同，但實際應用時的療效則頗有差異。

芳香療法的不同之處在於，當要對體內的問題進行治療時，可以選擇採用內服或是外用的方式來進行。就如蓋特佛賽（他是現代芳香療法的先驅）所言：「雖然芳香精油塗抹在身體表皮上，但是由於它們具有超強的滲透力，可以直接滲透進相關的區域，而直接對鄰近的器官產生作用。」我們的頭腦，也就是神經系統，是由胚胎的外胚層所發展出來的，同時，皮膚也是由這裡所發展出來的。相同的起源意味著它們在生命延續的過程當中，會一直保持很緊密的聯繫，因此，若是將芳香精油直接塗抹在皮膚上，即使是沒有滲透的作用在進行，芳香精油應該可以作用於

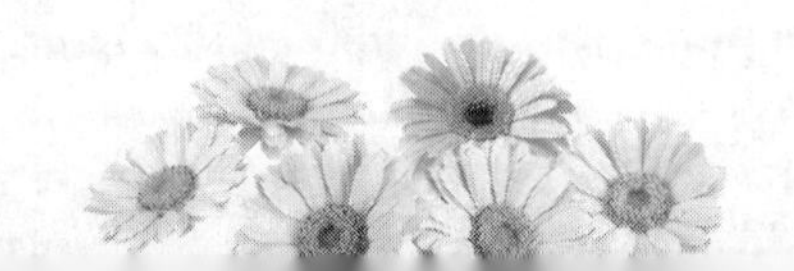

皮膚所包覆的器官上。這種情形可以從希爾頓的定律推論得之，希爾頓定律是指連結關節的神經也會影響附著在關節處的肌肉，以及覆蓋於外的皮膚。

這是一本出自個人觀點的書籍，因而我很少會猶豫去直接表達我的意見，我自然也不期望所有人同意我所說的任何事。雖然上述的芳香精油性質主要出自於科學的研究，但是它們並非全都經過科學證明。我寫這本書並沒打算將它作為一本醫療的教科書，任何患有重病的人，都應該去諮詢合格的醫療從業人員，雖然我是一個強烈相信自然治癒能力的人，但我卻發現有些個案中是由於知識不足，因而造成對於自己或者是他人的傷害。

芳香療法是不能與下述事物分開的：自然治療學的基本原則、按摩、飲食以及我們對於生命的整體態度。這也就是為什麼許多研究仍致力於這些相關的事物。事實上，任何問題的界限，常常都是由於個人畫地自限，而且，對於任何事物的探討若不提及相關的主題，將會更形困難。

我們的肢體與顏色、氣味、味道、情緒、元素、器官、植物、疾病等事物都有所關聯；當然，類似的推論不可能完全符合我們的期望，但它們全都有助於發現宇宙的規範，在那些看似毫不相關的事物當中，找到它們個別的關聯性。實際上，我們在此談論的是性質及共鳴。你們要如何知道兩件東西是否有著相同的性質或是共鳴呢？我們僅能根據感覺，也就是我們一般所稱的第六感或直覺。當我們越能發展直覺時，我們就越能看見宇宙的規範以及完美，如此，我們的生命將能變得更深入而且富足。

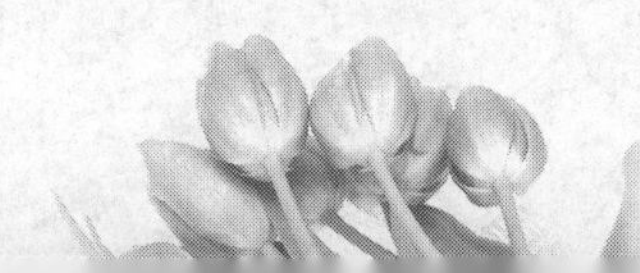

The Art of Aromatherapy

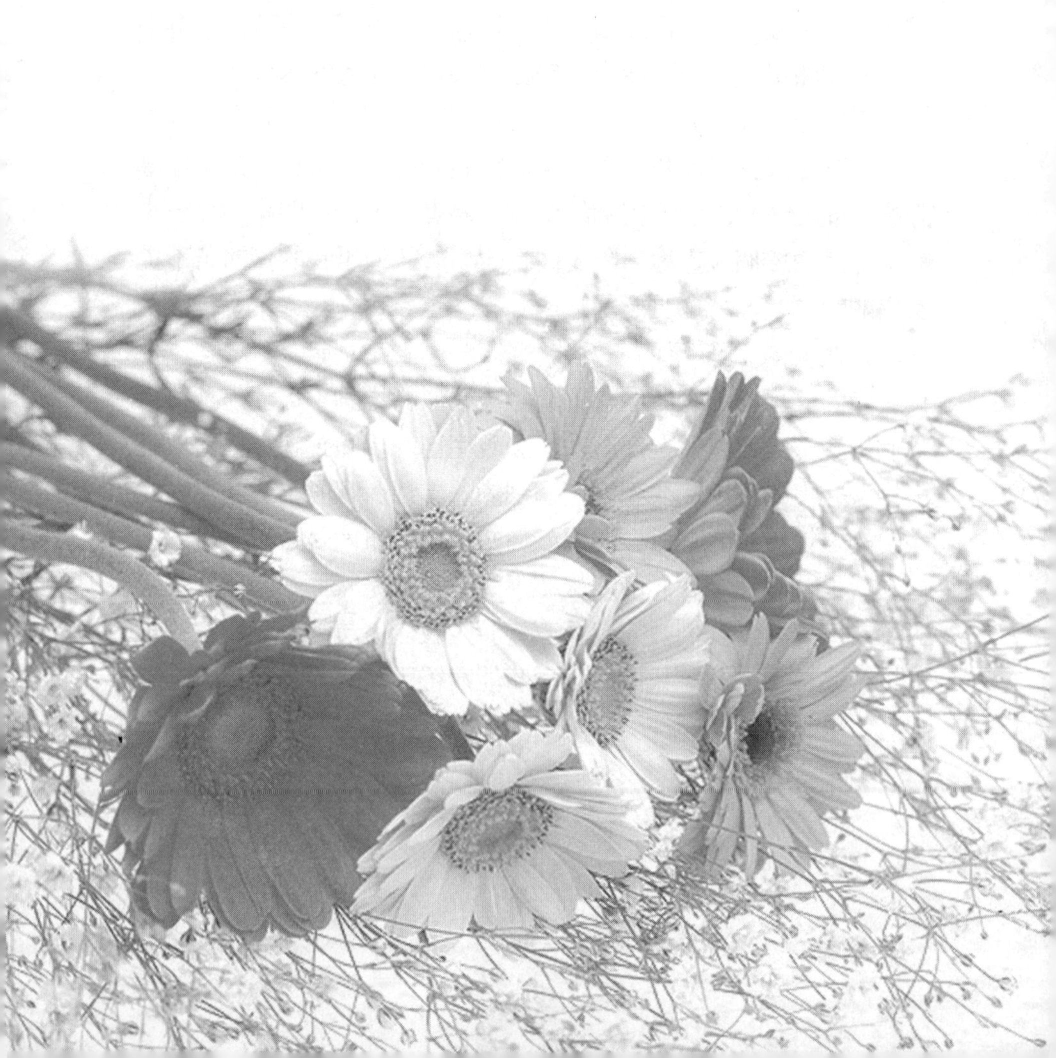

簡 介

我在一九七五年開始著手進行這本書的撰寫，算算也已經有十多年的時間了，在這十多年的時間中，芳香療法已漸漸受到人們越來越多注意，而且也越來越被大衆所接受，現在，人們更將之視爲「另類醫療」的一種形式。在這段期間中，許多的雜誌以及報紙等媒體關於芳香療法的文章報導，以及廣播或是電視等的訪問，還有一些同樣是關於芳香療法的書籍的出版，這些都使得本書的內容越來越臻於完整。

本書在另一方面也有同樣的成長，那就是變得越來越爲國際化。本書的第一本譯本是德文版，很快地，便也出現了義大利文版、西班牙文版、荷蘭文版等等，而最近還出現了日文版。另外一版也是在美國開始發行的，而且單單僅是英文版就已銷售超過了兩萬本。

無庸置疑的，本書對於近來芳香療法的發展以及演進扮演著舉足輕重的角色，因而也造就了近來對於健身、健康食物以及自然療法的普及。

有越來越多的人現在都開始接受所謂的另類醫療，而這其中最有可能潛在的危機是，有些人可能會盲目的相信所有新發現的自然療法，他們期待這些自然療法會產生神奇的療效，而這些神奇的療效他們並不是期待其來自於醫師的處方籤，而是期待其來自於扎於穴道的尖針或是芳香精油。整體而言，自然療法並不是，而且也不可能會產生有如魔術般的療效。當身體長期遭受到來自於酒精、香煙、垃圾食物、焦慮、工作過度、或是熬夜等的危害時，身體對於自然的處方將會有較低的反應力。要希望完全

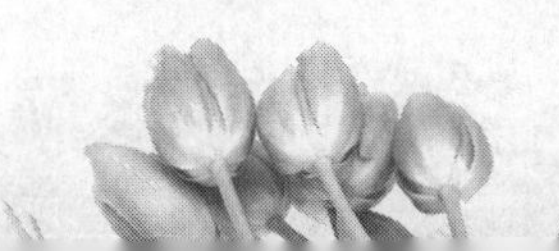

根治，這是需要花費很長的時間，而與此同時，這還需要病人的瞭解以及配合。

有兩件事情是我必須明確加以解釋的：

首先，芳香精油已經被幾千人用來當作一般的家庭用藥，而且我沒有發現任何案例中有人因爲正確而妥善地使用芳香精油而造成傷害。我相信我們大家對於自身的健康都是非常重視的，而也基於這樣的原因，我舉辦了爲期一天的研討會來教導大家如何使用芳香精油。芳香精油的用途很多，不但可以當作室內芳香劑，還可以用在沐浴以及按摩中，而對於一些較輕微的症狀，芳香精油還可以作爲一般的家庭良藥。

其次，我們都必須明白，自我治療雖然是有一定的功效，但是也有它的限制。因此，若是一般輕微的症狀，你們可以進行自我的治療，而一些較爲長期、較爲嚴重的病症，你們則必須去尋求專業的協助。本書的用意並非在於當作一本對於像是癱瘓、癌症以及結核病等等病症來進行自我治療的手册，對於疾病以及療法感到有疑問時，還是應該請教你們的專業醫師。

芳香療法在許多不同團體中，便會有不同的採行方式，其中包括醫師（在法國，有上百名的醫師是受過專業的芳香療法訓練）、心理治療師、美容師、按摩師、芳香療法師等等。而爲了能夠寫出一本適用於一般大衆的芳香療法書籍，我的寫法在專業治療師眼中勢必會顯得過於粗淺，而也必須捨棄對於專業研究者經常使用的術語，因此，本書中有一部分比較淺顯易懂，而且對於一般的讀者而言比較有趣。

芳香療法是非常廣泛的，我們不僅可以用許多不同的方式處理精油，像是用來口服、用來按摩、用來吸入、用來沐浴等等，芳香精油本身還可以有三種層次的功效。就「芳香療法」本身的字義上來研究，我們就可以發現香氣應是扮演很重要的角色。我

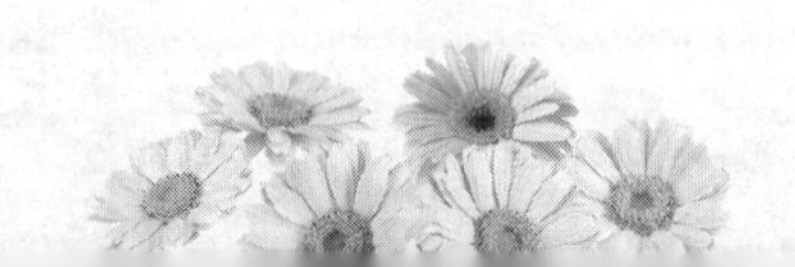

們可以將之視為一種影響心靈的藥劑，精油也確實可以使我們「感覺」更好，而「感覺」更好的話，對於我們的生理症狀就會有很大的治療影響，因為有許多的生理症狀事實上在某些程度是由於壓力所造成的。

芳香療法並不單單具備心靈療效，芳香精油對於生理上的狀況也會產生許多實質而直接的影響，而且有些芳香精油還是人們經常使用到的抗菌劑。相對於使用抗生素而言，使用芳香精油作為抗菌劑是更為妥善及安全的一個選擇。

芳香精油可以平衡體內的精微能量，就像是用尖針扎在穴道的作用一樣，這是我近幾年來不斷在研究的一個主題，而這也是我目前在芳香療法課程中所教授的一大重要主題。

在這本新版的書籍當中，由於安全的考量，胡薄荷精油已經被刪除掉，而「配方」一章節中有多處的修改，而且也轉換為較淺顯易懂的文字解說，此外，還補充了許多新的內容和解釋。

我看著這本書的發展，就像是看著一個小孩成長一樣，不但要有耐性，還偶爾有一些些的挫折，但是整體而言，這過程還是驕傲而美好的，而我最大的希望，就是本書可以幫助諸位讀者用更廣闊的視野來看待芳香療法。

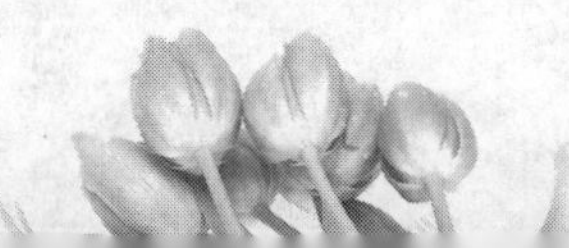

The Art of Aromatherapy

第一章　關於精油

「上帝藉由世上的植物，無限恩慈及慷慨地賜予人們食物、衣物及良藥。」

出自傑拉德的《藥草》一書（西元1636年）

精油用在一般消費品上，主要分爲三類：食品、化妝品及醫藥。在食品上，精油常用來當作天然香料，比方說柑橘醬中的檸檬精油、柳橙精油及萊姆精油。就化妝品而言，精油會有兩種用途，較常見的是用於香水中，此外，還會做爲天然的活化性成分；而牙膏當中，精油也一直是常見的香味添加劑。以醫藥上的作用而言，精油不只用來當作矯味劑，而且也可直接做爲醫療用品。就如衆所皆知的，丁香可減低牙痛，薄荷可解除消化不良，而尤加利對呼吸道最有幫助。除此之外，精油也用於爲數不少的專利醫藥中，包括防腐用乳劑及藥膏、生髮水、皮膚病用藥膏、皮膚紅腫用藥膏等等。一般而言，精油在醫療上以外用爲主，然而，最近的一項英國專利，卻將多種精油用於膽結石的內服藥劑中。

精油具高度揮發性與顯著的氣味（它們在室溫下便可蒸發），此外，精油與一般的油脂大大不同，它們的質地較接近水，而不同於油脂，化學結構相當複雜，但一般而言，它們大都含有醇類、酯類、酮類、醛類及萜烯類。植物體的有香成分是在葉片中的葉綠體裡形成，在葉片中，有香分子與葡萄糖形成醣類，並且被運送到整個植物體中。

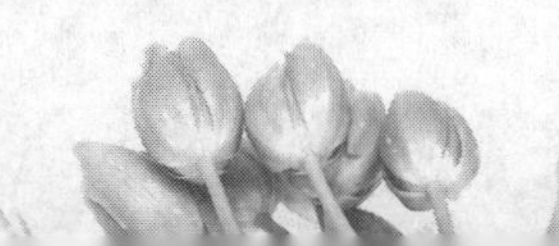

大多數的精油是無色的，僅有少部分（特別是原精）是有顏色的，有些是紅色（比如安息香），也有綠色的（比如佛手柑），還有黃色（比如檸檬），以及藍色（比如德國洋甘菊）。精油皆可溶於酒精、醚類以及固定油中，但是卻不溶於水。

精油以小油滴的型態儲存於多數的植物體中，尤其是那些我們用來烹調及醫療用的植物，精油有些儲存於植物根部（比如菖蒲）、葉片（比如迷迭香）、花瓣（比如薰衣草）、樹皮（比如肉桂）、樹脂（比如沒藥），除此之外，有些精油儲存於果實的外皮中。要驗證甜橙中存在的精油，我們可以準備一支點燃的火柴棒及一小塊甜橙皮，我們擠壓甜橙皮時，儲存在甜橙皮中的精油便會噴出，當濺上火柴棒上的火時，由於精油具有可燃性，便會燃燒。植物中，花朵及藥草的氣味，取決於儲存在其中的精油成分，香料植物的氣味也取決於其所含精油。

精油通常藉由蒸餾的方式提煉出來，首先是將植物體置於蒸餾槽內，並將高溫的蒸氣通入其中，精油便隨著水及其他物質蒸發出來，將蒸餾液冷卻後，由於精油不溶於水，因此，便可輕易將精油及純露分開。除了蒸餾法之外，精油也可藉由高揮發性的溶劑萃取出來。比方說用酒精沖洗植物體（通常是花朵部分）直到精油完全溶解在酒精中，再將酒精之萃取液藉由分餾的方式分離出精油；所謂的分餾，便是將萃取液在特定的溫度下加溫，而在此溫度下，僅有精油會凝結，溶劑則否，便是所謂的原精。

另外還有一種萃取的方式，主要是針對柑橘類，完全靠手工完成。先將果皮與果肉分離，再將果皮榨出汁液。現在這種方式大多由機器完成，偶爾也有蒸餾果皮的做法。

精油儲存在植物體內時，它的化學成分是不斷在改變的，隨著時間及季節，精油還會在植物體的不同部位間移動。正因爲如此，我們在萃取精油時，便需在特定的時間，擷取植物體的特定

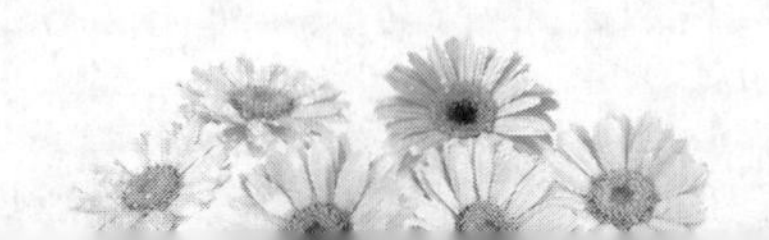

部位進行萃取，通常需考量特定的季節時分、天候狀況、甚至需在一天當中的特定時刻內來摘取植物。土壤狀況、氣候變化及栽培方式皆會影響精油的化學成分及香味，這便是爲什麼保加利亞的玫瑰和錫蘭的肉桂會比其他國家出產的品質更佳。

各種植物所含的精油從 0.01 %到 10 %以上都有。以玫瑰精油爲例，玫瑰花瓣中所儲存的精油含量甚少，二千公斤的玫瑰花瓣中，僅可萃取出一公斤的精油。

有些精油，如玫瑰、茉莉、康乃馨及晚香玉，其狀態特別濃稠，這些被稱作原精的精油由於極度濃稠而且價格高昂，所以使用時只需少量即可。保加利亞的玫瑰精油，在溫度較低時，會凝結成固體，因此使用前需予以暖化。

熱、陽光、空氣及溼度都會破壞精油，所以，儲存精油的容器必須是深色並且與空氣隔絕的，此外，儲存的環境必須乾燥及陰冷。

世上有數以百計的芳香類植物，但僅有少部分被用來進行精油的商業生產，在藥草中有三分之一都是屬於芳香植物，其中沒有任何一種的氣味是相似的，而且個別的藥學屬性也都是截然不同，各種精油所具備的特質，就像不同人之不同個性。世界上所有的動物，包括人類，都有其物種的獨特氣味，與一般所謂的體味無關。就我們而言，平常甚少察覺自己及他人的氣味，但是在下意識當中，這些氣味卻會影響我們對他人的感受，而且這種影響力遠大於我們所能理解的程度。

無庸置疑地，在植物的世界中，氣味也有實用的意義。動物（包括人類）常對被稱爲費洛蒙的氣味產生性的反應，由彼得・湯普金斯及克里斯多福・柏迪所寫的書《植物的秘密生命》中指出，精油也正是扮演這樣的角色：

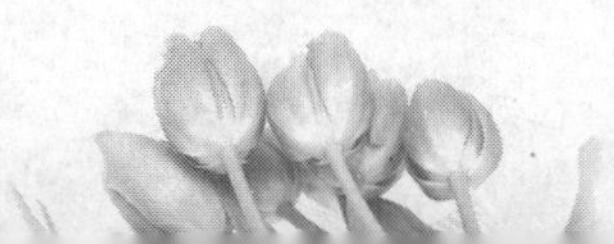

「尚未受精的花朵會散發出強烈的氣味，這氣味通常會延續八天之久，或直到花朵枯萎凋謝，一旦受精的花朵，便會在半小時之內停止散發出香味。」

這種看法較一般熟悉的角度大不相同，以較爲動物化的角度來觀察植物，然而，我們確實可以找到一些具有動物特徵的植物，比方說捕蠅草，便是專以昆蟲爲食。但是一般較被接受的看法是，植物所散發出的氣味，主要是爲了吸引特定的昆蟲，而這些在植物間游移的昆蟲，便帶來植物受精的機會。商業上應用最廣泛的，是用精油來吸引或驅除特定的昆蟲。就植物體而言，精油的特殊氣味也是一種防禦的機制，可驅除一些對植物有害的昆蟲。

也有說法是，精油是植物進行新陳代謝時產生的代謝物。是否精油的功用僅是植物的代謝物？我很難相信具有複雜的化學結構而又如此讓人喜愛的物質會只是代謝物，我寧可相信，芳香植物是造物者給人類的禮物，可當作香水或藥草來使用並享受，而且精油也幫助植物傳宗接代，這樣想的話，你還覺得人們喜歡欣賞花朵的芬芳，是一個巧合嗎？

1965年俄國發表了一篇文章，專門探討精油成分在植物生理學上的作用，記錄了有關杜松、芫荽及藏茴香的研究結果。文章中表示，精油成分並不只是植物代謝過程之產物，這些有香分子其實是影響植物發展的重要因素，精油成分從植物葉片中蒸發出來，其實是一種防禦的機制，用來抵抗植物可能遭遇的細菌感染及害蟲。芳香植物的氣味會形成一種具保護作用的「靈氛」，就像所有的生命體均有不同色光的靈氣保護一樣，這個「靈氛」也可使植物免受過度的冷熱威脅。

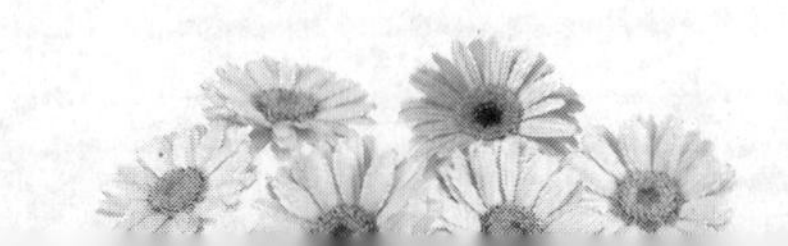

「從最真處發出最真的聲音，從最真處發出最真的芳香，就像人們可以從暗處由聲音來辨人，所以在暗處，植物便是由氣味來分辨，每種植物都藉由此種方式來延續他們祖先的靈魂。」

以上短句出自十九世紀一位德國醫生，古斯德夫‧費希納。他是一個全身充滿靈力的人，而且可以用肉眼看到植物的「靈氛」所在，對他而言，植物是一種在一地靜靜生長的生物，並且可能還對人們來去匆匆的生活感到百思不得其解。他寫到：

「除了奔跑、喊叫和狼吞虎嚥此種靈魂的存在外，為何不會有靜靜地開花、釋放出清香，並且以露珠止渴、因刺激而發芽的靈魂呢？」

費希納並且還提出另一個問題供大家思考：相較於人類世界光憑不夠優雅的文字溝通（也許戀人們例外），植物藉由香味作爲溝通的方式，並且藉此告知自己及他人的存在，不是一個更優雅的生存方式嗎？

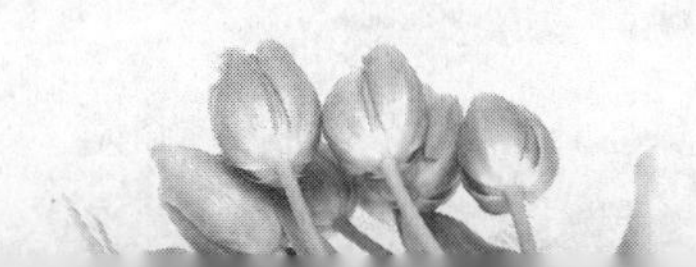

第二章 亙古以來

「我們的老祖先發現了絕妙的藥草，可以止住他們疼痛的絕妙藥草，那是杜松子、金盞菊、小米草、鳶尾草和土木香。」

盧迪亞·吉卜林

數千年以前，我們的祖先早在發現如何生火和烹飪之前，便知道哪些植物可以食用以及如何食用。甚至在人類初期，便已由簡單的經驗中得知，哪些是有毒植物、哪些會招致嘔吐或腹瀉，以及哪些植物可以幫助消化。遠古的人們，運用他們的嗅覺及視覺來判斷，周遭植物是否就是他們正在尋找或是可以食用的植物。

無法考證人們究竟是由何時開始將植物運用至醫療上，但在經過了數千年的演進，植物的療效才漸漸被人們重視。當人類發明起火後，他們應該就可能在偶然中燒到芳香植物，發現其中有些適合和食物一起烹調，或發現有些植物會散發出怡人的香氣。歐洲並沒有芳香的樹脂類植物，也許歐洲人的祖先用的是迷迭香及百里香。

藉由燃燒芳香植物，他們會發現這些植物的其他特性，有時是發現這氣味對呼吸有幫助，有時是這氣味讓人昏昏欲睡或是使人振奮。（「煙燻」病人是遠古時最早被記錄的藥草療法，通常是用來驅魔。）燃燒芳香植物也有其他用途，也許是爲了奉獻給太陽或大地，也許爲了慶祝新生兒的誕生或敵人的死亡。當人們注意到藥草浸汁或煎劑對身體的功效，以及煙燻藥草對心靈狀態

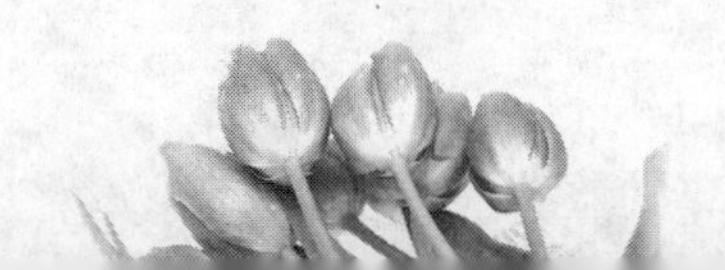

的影響，早期人類自然會認爲芳香植物具有某種法力，作爲奉獻的祭品，它們具有實質的意義，也與早期的儀式及法術有關。時至今日，在世界的某些地方，人們仍在月亮及星星落於特定位置時才進行特定藥草的採集，同時必須吟唱特定的歌謠；有時，採集不同的藥草，需吟唱不同的歌謠。

我們遠古的祖先應當比我們更能精確地分辨氣味，雖然文明帶來了某些方面的精進，但是卻無法增進人類直覺的準確性以及提昇知覺力。我們並非使用鼻子去「聞出」風向、敵人的位置及其他動物的蹤跡（雖然仍有少數南美洲的民族是用嗅覺來追蹤）。高級的香水也許可增進我們對複雜氣味的鑑賞能力，但是我們早已失去嗅出敵人所在、有毒植物或是特殊病症的能力。人們自古即傳說，嗅覺與「第六感」的關係非常密切。

在新石器時代，約是6000至7000年前，東方的人們已經發現可以藉由壓榨的方式生產出橄欖油、蓖麻油及芝麻油；而亞麻類的植物，既可用來製衣，也可生產亞麻子油。在當時，若人們已懂得用藥草烘烤麵包，也將藥草用於烹調及醫療，那麼極有可能當時的人們已開使生產芳香油。無庸置疑地，當時的人們已用含有脂肪的油類塗抹在身體及頭髮上。在發現這些油脂經過一段時間之後會腐壞，並且發出難聞的氣味之後，遠古的人們便極可能開始以廚房烹調用的、煙燻用的及醫療用的芳香植物來作爲替代品。一旦新石器時代的人們開始生產這些油品，他們必然也會發現，用這些油品在身上按摩時產生的效果，和他們用藥草的作用會大致相同。

在大英博物館中，我們可以發現在西元兩千至三千年前，出土於埃及爲數頗多的大理石瓶，一部分看起來像是油膏的容器，另一部分較垂直的容器則很可能是存放芳香油的容器。當時埃及人文明先進的程度是不可思議的，事實上，當時所建造的金字

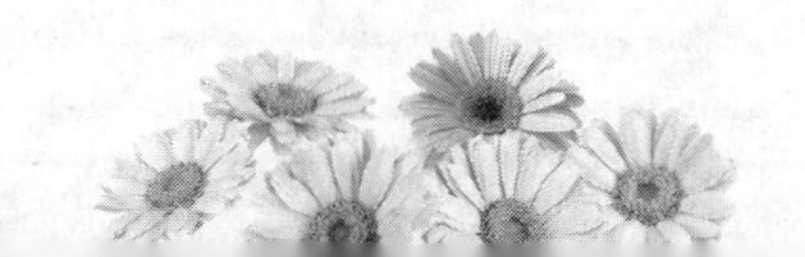

塔，仍存在著許多現今科學所無法了解的疑點，就如尤金・瑞梅爾所言：

> 「當猶太人及其周遭的民族仍過著簡單的游牧生活時，埃及人正在享受盛世的奢華，而他們的後世子孫，成功的保有祖先的王權，卻無法締造出超越祖先的盛世。」

這些金字塔是如何建造出來的？這些為數衆多的巨石是如何如此完美的契合？又是如何形成一個含有無數隧道及墓室的金字塔形？截至目前仍沒有一個令人滿意的答案。也許對於金字塔形狀我們可看出蛛絲馬跡，那便是有助於屍體的存放及防腐，若果眞是這個原因，當時的埃及人又是如何發現這個現象呢？

當我們看著埃及人的建築、雕刻、文化及藝術，我們會發現這是一個高度發展的文明。與此同時，也有一本世界最古老的書在此時完成，那便是中國黃帝的《黃帝內經》，黃帝知道許多現今科學才正在了解的東西，他的書裡面記載著許多疾病發生的原因及治療方法，這本書是中國人及所有藥草學家最重要的指南。

當中國人發展針灸時，埃及人也逐漸累積有關精油的知識。第十二王朝是埃及的黃金時期，此時，化妝品被廣泛使用，用的最多的是眼部墨條（類似於現在的睫毛膏），通常是綠色再加上多種油膏調和而成，他們也用赭紅色來塗嘴唇及臉頰，並且用指甲花來替指甲染深橙色。白鉛也用來將臉塗白，但由於毒性高，較少被使用，我們甚至發現許多漂亮的化妝箱，都是第十二王朝的遺物（西元前兩千年）。這些化妝箱中都裝著石製的瓶和罐，裡面裝著上述的化妝品以及香膏。

當西元一九九二年圖唐卡門陵墓被發現時，人們找到許多香瓶及香膏罐，有些裡面還裝著香膏。這些香膏在西元前一千三百

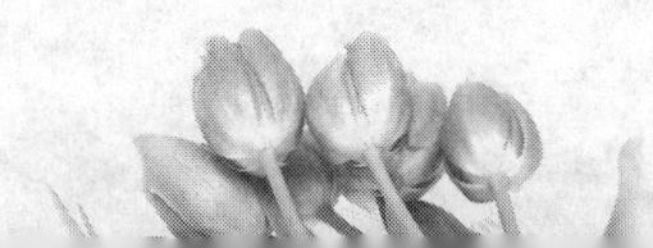

五十年，也就是三千多年前，圖唐卡門陵墓被封閉前才放入的。這些罐子都由石灰做成，內含物皆已固化，予以分析後證實爲乳香與穗甘松，這些油膏和百分之九十的動物脂肪調在一起，氣味雖已消失大半，但仍可被偵察到。

剛開始時，這些油膏應當都是非常珍貴的，僅有皇室成員，也許還有高級祭司才可以使用，漸漸地，它們越來越大衆化，而被一般大衆所採用。一般多用在化妝品、按摩油和藥用等。最早運用到醫療上的紀錄，可追溯至建造大金字塔的庫夫法老王時代（約在西元前兩千八百年）。這些歷史紀錄顯示，法術被視爲與藥物一樣有效。爲了讓治療達到完整的效果，通常治療師都會反覆誦唸咒語四次，這種誦唸咒語的形式在很多文明中都曾出現，非洲部分地區的巫師及藥草治療師，直到今天仍在使用。古巴比倫的石碑中記錄著治療發燒的配方：

「這個病人……，覆蓋在病人的臉上……燃燒絲柏及藥草……上帝會驅逐這個惡魔，這個惡靈便會離開，……一個良善的靈魂會再重現。」

古埃及第十八王朝的衣伯的紙草文獻記載著，埃及的治療師對於藥草的使用有豐富的知識，以下是對眼睛發炎的治療法：

「沒藥、『保護者』種子、氧化銅、檸檬種子、北方絲柏花、鍗、蹬羚糞、大羚羊頭、白油。」

使用方式如下：

「置於水中，靜放一夜，用布過濾後，將水塗上眼睛，連用四

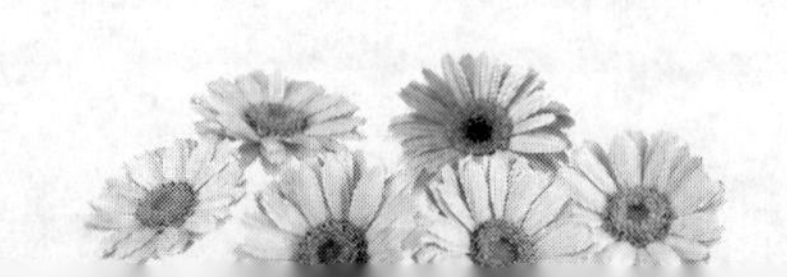

天。」

沒藥是至今仍用來作爲抑制發炎的藥方。此外，在同一份文獻中，也記載著以下的美容配方：

焚香球、蠟、新鮮油、絲伯毬果

使用方法如下：

「揉碎攪拌並倒入新鮮牛奶中，在臉上連敷六天。」

此處所指的焚香球便是沒藥或乳香，或是兩者之混合，搓成小球狀可置香爐內燃燒。這個配方和現代天然美容配方有很多驚人的相似處。另一份紙草文獻，約寫於西元前兩千年，留下一位作家去那比亞的紀錄，他寫道：

「我來此是為了帶來三種精緻油及各類香水，還有神殿內用來供奉神明的香料，你沒有太多的沒藥，你所有的皆不過是一般的香料，阿西布送給我一整船的沒藥、精緻油、多種香水、眼影及長頸鹿尾。」

世界上最早使用香品的是祭司們，他們可說是史上第一批調香師及芳療師。當香品的使用愈來愈普及時，這些人也被當時的醫師僱用。以上的處方與芳香樹脂的性質有許多相似之處，顯然已被人們使用良久。在基加的人面獅身像底座上，一塊花崗岩石板記載著土木斯法老王（約爲西元前1425～1408年）用香膏獻給獅身神的事蹟。此外，此時的人們也將芳香植物大量用於醫藥和

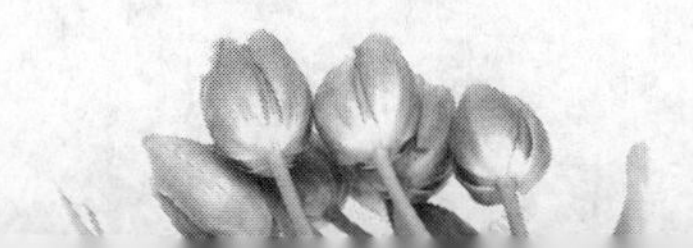

化妝品上。在第十八王朝，約爲西元前一千五百八十年，埃及在財富、貿易及權勢上皆有進一步的發展，文學、藝術、繪畫及雕刻上也十分興盛，與此同時，使用香品的知識也明顯增加。

第十八王朝後的一千五百年間，埃及人在芳香植物、調製香水及油膏的知識上，不斷精進。醫藥和香料之間一直沒有明顯的區隔，而有些香品的特性可能兩者兼備，這些香品都被裝在玻璃、瑪瑙及石膏等硬物做成之瓶及罐中，有時也置於象牙或木雕的器皿內，當時流行的香品包括：沒藥、乳香、雪松、野馬鬱蘭、苦杏仁、穗甘松、指甲花、杜松、芫荽及菖蒲等多種植物。香料及樹脂的貿易逐步成型並且擴大。在海利奧佩利斯城，也就是太陽之城，香料一天要燃燒三次，日出時燃燒樹脂，中午燒沒藥，而日落後則燃燒由十六種植物混合而成稱爲「古非」的香料，這個形式後來也被希臘及羅馬所採用。法國的化學家，勞合，認爲「古非」的組成應爲菖蒲、錫蘭肉桂、薄荷、熏陸香、杜松、金合歡、玫紅旋花、指甲花、莎草、芫荽、沒藥、香茅以及葡萄乾！布魯塔克認爲「古非」有助於睡眠，可平息焦慮並帶來好夢。

埃及人在製作木乃伊的過程中使用雪松油也被廣泛記載著。雪松油較有可能是藉由壓榨的方式所得，雖然他們也可能採用一種原始的蒸餾方式，而考古學家確實在墓穴中發現一些容器，內含的殘留物似可支持此一假設，如果眞是如此的話，埃及人就比阿拉伯人早2000年發明蒸餾法。大多數埃及和希臘、羅馬時期的芳香油都是將芳香藥草及樹脂浸泡在油脂中，埃及常用的油脂是蓖麻油。

此一時代並非僅有埃及人使用芳香油，在巴比倫的一塊石板上，約莫在西元前一千八百年，便有刻上進口沒藥、絲柏以及雪松油的訂單，這顯示出雪松油的提煉及芳香藥草的國際貿易在四

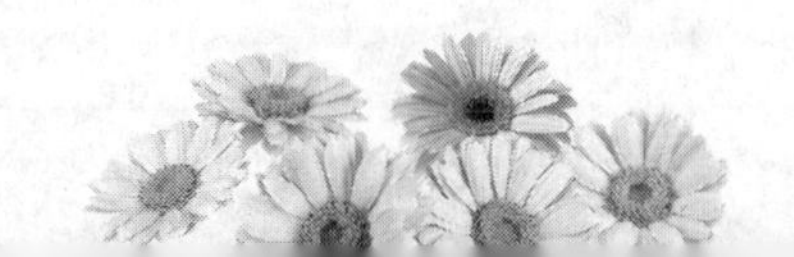

千年前便已在進行。雪松油在埃及以及巴比倫的價格都相當高，都用來做爲塗抹身體及頭髮的保護油及油膏，與調製最高級的化妝品，還被塗在紙草上，以防被昆蟲啃食。雪松油、沒藥及其他芳香植物在木乃伊製作過程中的使用，更證明了它們具有防腐的作用。我們目前發現保存最完好的木乃伊是用最多香料及樹脂所包裹的木乃伊，這也可讓人聯想到這些樹脂令肌膚永遠年輕的回春可能。埃及在祭祀及葬禮中大量地使用香精，這些使用的數量已約相當於人們在化妝保養時的用量。有一個最常使用精油的方式，而且是埃及男人在使用的，就是把固體的油膏置於頭頂，油膏會慢慢地融化，香精便覆蓋住整個頭部以及全身。

猶太人在西元前一千兩百四十年逃出埃及，他們花了四十年時間才旅行到他們的應許之地，在他們到達應許之地不久，摩西便由上帝那兒得到許多的指示，其中還包含聖油以及聖香料的製作方式：

「上帝對摩西說話，告訴他製作三種基本香料的做法，五百銀幣的純沒藥，兩百五十銀幣，也就是一半的甜肉桂，兩百五十銀幣的甜菖蒲，經過聖殿的祝福及混合橄欖油後，便成為聖香膏，在藥劑師藝術地調劑之後，便成為聖香油。」

這種配方調製出的油膏只有用來侍奉上帝時才用，一般人之間是不會使用到的。但是今日，就算我們想要也已無法複製這個配方的油膏，因爲對植物品種有太多的不確定以及不同意見，當我們看到「沒藥」和「菖蒲」時，這些植物似乎與我們現今同名的植物有所不同。這種聖油是用來奉獻給亞倫和他的兒子，由他們代代相傳的世襲祭司職來保存。這個儀式是由最高的祭司長來執行，將足量的芳香油膏由頭頂澆下，由鬍鬚一直流至男士的衣

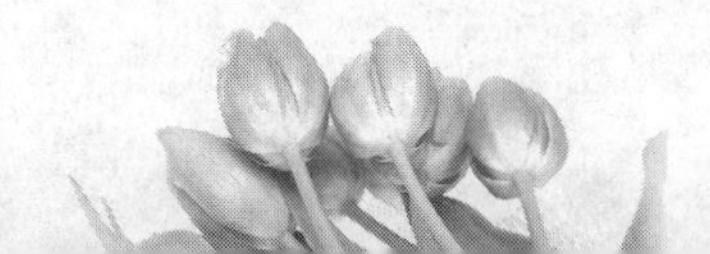

裙襬。

「上帝並且對摩西說，拿著這些甜美的香料，史塔特、歐尼卡及白松香，將這些甜美的香料與乳香混合，每種材料皆取相同重量，將之做成香精，再經由藥劑師藝術之手的祝福，使它純潔、並且神聖。」

以上的香精配方也是僅用在宗教用途上，任何一個違背此項規定的人都將被他的同胞所遺棄。此處所指的香精，就拉丁文字源而言，指的是會產生煙霧的焚香，但這香精眞正成分現在也已失傳了，其中盡是讓我們困惑的字眼，如「史塔特」、「歐尼卡」以及「白松香」，但我們相信，大致上以上所指的皆是芳香樹脂。

希伯來婦女的淨身儀式要花上十二個月，前六個月，婦女們用浸泡過的沒藥油規律地塗抹全身，而接下來的六個月中，有很多不同的芳香植物還會被使用。希伯來婦女很少採用盆浴的方式，由於她們多處於沙漠地帶，因此她們習慣上會穿戴上一個小亞麻袋子，袋子裡面裝著沒藥以及其他的芳香植物，藉由繩子掛在脖子上，再掛於胸前。由於胸前的溫度較高，因此小亞麻袋子便因體溫而發出淡淡幽香。

所羅門之歌大多富含詩意，其中更有多處與芳香植物有關：

「這一小叢沒藥像是我的摯愛；一整夜停留在我胸前，我的摯愛對我而言，就像葡萄園中的一棵鳳仙花……」

「他的雙頰像是一床香料，像是甜美花朵；他的雙唇像百合，而且滿溢著芳香甜美的沒藥……」

「我是沙崙的玫瑰，也是峽谷中的百合；我的佳偶在女子中，

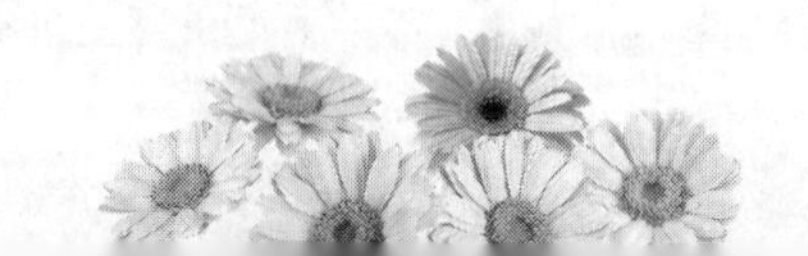

好像百合花在荊棘內……」

「你園內所種的結了石榴，有佳美的果子；有穗甘松、鳳仙花、番紅花、菖蒲和肉桂，及各樣乳香、沒藥、沉香與上等香料。你是園中的泉、活水的井，從黎巴嫩流下來的溪水。」

希臘人和埃及人學了許多與香精調製、香精特質、及芳香植物作用相關的基本知識。在西元前四世紀造訪埃及的希羅多德及得摩卡特便說，埃及人是香精調製的大師。此時埃及人開始懂得萃取花精的藝術，艾度夫神廟的壁畫對此便有生動的描繪。顯示埃及人從白百合萃取香精，白百合是最古老的庭園植物之一。但我們不清楚這些是香精還是純露。周遊各國的希羅多德也提到，亞述人的婦女會用木樽將絲伯、乳香及雪松混合搗碎，再倒上清水，靜置到它凝固。她們將之塗抹在臉上及全身，便會發出淡淡的清香。次日將之洗去後，皮膚不但變得柔軟滑順，並且會留下怡人的芳香。

埃及人都相信，芳香油膏的配方及使用最初應是歸天神所管，因此，他們相信芳香油膏具有神奇的功效。希臘人相信，所有芳香植物本來都是屬於神的。根據希臘神話，人類發明香精，這要歸功於神，而且根據古老的信仰，人類知識的獲取，是來自於「艾兒」，維納斯女神身邊的一位仙女。尤金・瑞梅爾還告訴我們：遠古時期，唯一被認定可以生產香精的花朵，就是玫瑰。古詩人荷馬稱之為「依蘭諾」（精油），有時還會再加上一個形容詞，稱為「玫瑰」或是「神饌」。希臘人和羅馬人都不曾提及蒸餾一事，如果埃及人已知道蒸餾精油的技術，他們必定沒有傳給他人。也許當時僅有埃及的幾位高層祭司知道蒸餾精油的技術，而當羅馬人征服埃及後，蒸餾精油的技術便伴隨著祭司，永遠長眠地下，直到一千年之後，蒸餾精油的技術才再度被人們所

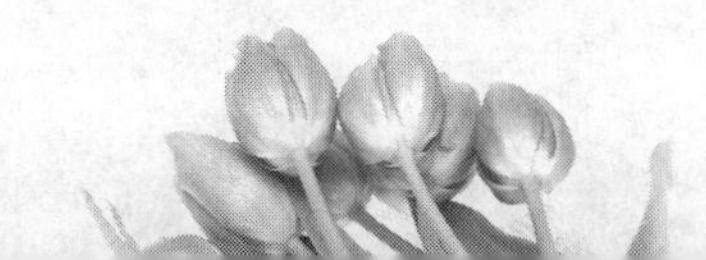

發現。

將芳香植物用在醫療和化妝品上，在埃及和在希臘是一樣地流行。希臘人似乎對於身體哪一個部位該塗上香膏非常講究，當時的迪奧瓊斯便很喜歡將油膏塗在他的雙腳上，而且對於嘲笑他行為怪異的人，他還建議他們說：「若你將香精抹在頭顱上，香精會在空氣中漸漸散去，得到這種好處的，只有天上飛的鳥而已；若我將香精抹在身體下部的腳上，香味會漸漸感染到我的全身，還會飄進我的鼻子。」安那克里昂，對於香精的經濟效益似乎不會如此計較，他建議將香精塗抹在胸前，因為我們的心臟便位於此（無論是身體上的或是情緒上的）。對於追求健康的希臘人而言，他們習慣在身體不同部位抹上不同的香精，就如安提凡思所言：

「他要泡澡時：將腳掌浸於鍍金的大浴盆中，雙腿塗上埃及的香膏、下巴和胸前塗上厚厚的一層棕櫚油、雙臂塗上甜薄荷油、眼窩和頭髮塗上馬鬱蘭、膝蓋和脖子則抹上百里香。」

無論是希臘人、羅馬人或其他使用香精的古代文明，當然還有近代，對於男人和女人一樣地大量使用香品，這也就不足為奇了。

就如我之前所提及的，許多古代的香精都被用於醫療領域。由於它們全是天然成分的組合，所以和現代芳香療法的產品並無分別。希臘最有名的一種香精是由它的發明者，美加力士所命名的，稱為「美加力油」。除了具有香精的作用之外，還能減輕皮膚發炎，並且治療傷口。這樣的現象及結果，並不讓人驚訝，因為這種香精中含有沒藥的成分。羅依・錢德可以精確地提出這個香精的成分：

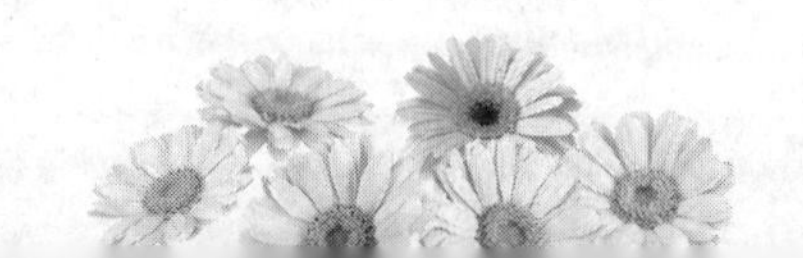

「巴勒諾油是一種植物油經由十天十夜的加熱，將其中不純的成分去除，再倒進沸騰的樹脂。將沒藥壓榨數天，取用其中稱為『史塔特』的油狀物質，再混合上肉桂及中國肉桂。」

這個芳香植物的配方記載在出土的大理石板上，以及希臘醫神，艾斯古雷皮爾斯的神廟，還有愛與美之女神阿芙羅戴蒂的神廟中。傳說艾斯古雷皮爾斯是太陽神阿波羅和女神所生的兒子，他出生在安碧多羅絲城，這個城市最後成為一個大市鎮，並且是一個有多處醫療浴池及醫療中心的SPA城市。這些藥用香精由一個承襲古老法術的女祭司流傳下來，行之久遠，與一般的香水與藥物分庭抗禮。安碧多羅絲眞可謂希臘芳香療法的聖殿啊！

有一個在SPA發生的著名聖蹟，是迷兒朶的故事，她是一個謙卑的希臘工匠的小女兒，每天早上，她都會帶著新鮮的花環去供奉阿芙羅戴蒂神廟，由於家境貧窮，無法提供更豐富的祭品。後來，她的下顎長出一個腫瘤，這讓她非常傷心，因為她本來是一個極為漂亮的少女。某日晚間，阿芙羅戴蒂女神出現在她的夢中，並且告訴她，要她在下顎間塗上她所獻祭的玫瑰。夢醒後，迷兒朶便照指示做，她果然再度恢復她本來的美貌，而且成為賽瑞斯最鍾愛的妻子。

馬瑞修斯，一個著名的希臘醫療師，他發現芳香植物，尤其是花朶，常有興奮或是鎮靜的效果。他提到玫瑰和風信子可激勵疲憊的心靈，而大部分帶果香或香料味的花朶，也都具備這樣的特性。水仙和百合，則具備相反的效果，如果吸入較高的劑量，會讓人反應遲緩。西流柏吐士則認為，花朶的香氣是存於花瓣表面，經過陽光的溫暖才漸漸散發出來。而植物根部的芳香物質需藉由身體的體溫或是焚香時的火源才能散發出來。他並且建議用棕櫚油來吸取花朶的香精，如此不但可以得到純度較高的香精，而且香味較爲持久。他寫到：

> 「我們可以預期香精本身的芳香效力，可能具備一些醫療特質。從含有芳香物質的膏藥與敷劑之療效，證明了這個推論，它們可以驅除腫瘤以及膿腫，對體表以及體內也會產生顯著的影響。舉例而言，如果我們將芳香膏藥敷在胃及胸前，我們所呼出的氣也會發出芳香的氣味。」

充滿傳奇的埃及艷后，克麗奧佩拉，和香精也有密切的關係。埃及艷后是埃及王朝最後一位女王，雖然並沒有埃及正統的血統。古老香精及化妝品的製作，在埃及艷后時期才又再度發展起來，雖然隨後就又殞落。埃及艷后其實較像希臘人，而不像埃及人，她統治著一個當時面臨垂死的王朝，她強烈的性格足以壓制凱薩及安東尼，她還是策動謀殺柏達勒米十五世的主謀者。傳言中她並非絕色美女，但她巧妙地運用誘人的香味來成功地色誘安東尼。在一項記載中，埃及艷后有一次不惜耗費鉅資高達四百丹那力（埃及錢幣，非常大的金額）製作香品，只爲了使她手部的肌膚柔軟芳香，就她當時的財力而言，絕對是負擔得起的，因爲「香膏花園」是歸她所有，以目前價值估計，絕對會超過上百萬英鎊。安東尼戰敗後，埃及艷后及安東尼雙雙死於西元前三十年，此後，埃及就成爲羅馬的一個省份。

羅馬人使用香膏，比希臘人更爲奢侈。他們常將香膏置於瑪瑙、花崗岩及玻璃製的瓶中，泡澡的香精則置於稱作「水盒」的象牙圓形容器。羅馬的香精種類繁多，以費拉堡爲例，此城的四分之一土地都種植百里香，在卡布，這個以奢侈品聞名的城市，百里香則遍佈整個街道。羅馬人常用的香膏有三種：一種固態油膏，稱爲「瑪莎小姐」；一種焚燒的油膏，稱爲「史蒂瑪它」；

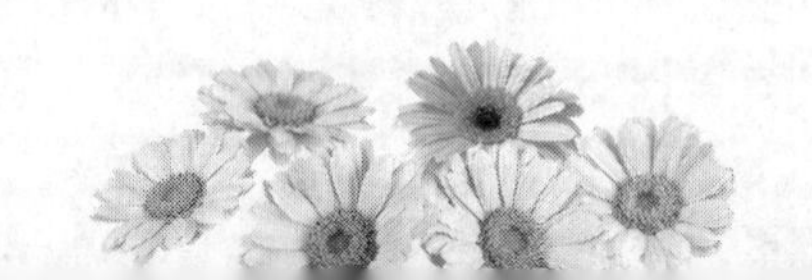

還有一種香粉，稱爲「迪史柏瑪它」。除此之外，還有一種固態油膏被稱爲「蘿迪安」，帶著一種玫瑰般的花香，還有由百合提煉出的「衲西絲」。但有可能羅馬人用最多的油膏是「桑尼安」，這是由多種植物混合提煉而成的，包括蜂蜜、菖蒲、肉桂及沒藥。另外還有叫「那迪農」的香膏，是由菖蒲、廣木香、荳蔻、香蜂草、穗甘松及沒藥所組成。這些材料的準備可是所費不貲，單單僅是一磅重的材料可能就需花費大約四百丹那力。羅馬人將這種香料塗在身體、頭髮、衣服、床舖，甚至是他們的國旗以及家裡的牆壁上。此外，在身體的按摩上也使用大量的油膏，不論他們是在家中或是在公共澡堂中沐浴。

歐微德，專寫情詩的詩人，寫了一本關於化妝品的書，但是僅有其中一部分流傳下來。他提出乳香是最有效的美容保養品；因爲能取悅神祇的，必也能嘉惠我們這些草木之軀。他將乳香、沒藥、玫瑰花瓣以及亞摩尼亞膏混合在一起作爲保養皮膚的聖品。在面膜的成分中，蜂蜜一直扮演著不可或缺的角色，而歐微德的一份美容配方，是將蜂蜜、羽扇豆的種子、豆子、紅色硝石及鳶尾草根混在一起，敷在皮膚上具有去除黑斑的功效。

「塗抹」（anoint）這個字，意指搓揉或是按摩。無論這個詞語是用來描述宗教儀式、治療的動作或按摩肌肉的動作，但這個字用在描述精油按摩上可是由來已久。當然，古代最偉大的治療師之一便是耶穌基督。祂也用芳香精油來進行治療：

> 「祂將手放在他們身上，他們的病便得醫治；祂對其他人說了一些話，他們便再度恢復健康；而有一些人，祂叫他們到水池裡洗淨，還有一些人，祂則在他們身上抹上聖油膏。」

在最後的晚餐之前，耶穌自己也被塗抹上聖油膏，有一個故

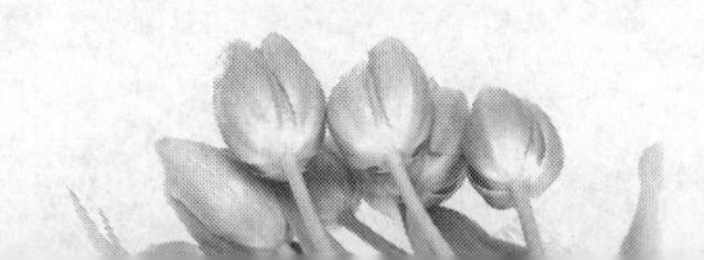

事正顯示塗抹聖油膏具有靈性上的用意：

>「給馬莉亞一磅的穗甘松油膏，這可是非常昂貴的材料，油膏塗抹在耶穌的腳上，馬莉亞再用她的頭髮擦拭耶穌的雙足；此時屋內充滿了油膏的芳香。」

在當時，有些較不明事理的門徒，甚至責難馬莉亞浪費如此昂貴的油膏。

在《耶穌傳》一書中指出，傑士曼花園（Garden of Gethsemane）其實是茉莉花花園翻譯錯誤的結果，作者並且指證歷歷的道出，封閉耶穌基督墓穴所用的石頭，原本是用在製造茉莉花精油的過程中。在茉莉花的花園，人們將茉莉花採下後，放在一長而淺型的石槽裡，再將棕櫚油倒入其中。人們在石槽中滾動石頭，以便將精油的成分從花朵中壓榨出來，而棕櫚油的作用則在吸收精油的成分。無論這個傳說中的花園是否眞實存在，這讓我們對於當時茉莉花精油製作的方式有一個明確的概念。相當有趣的是，現代我們也是用浸泡的方式來製造茉莉花精油，因爲我們發現熱會破壞茉莉花精油。

當羅馬衰敗，羅馬人流離到君士坦丁堡時，也將關於精油的知識傳入當地。在當時輝煌的拜占庭，香料在日常生活中佔有一個重要的角色。對神聖羅馬帝國而言，香料及樹脂方面的貿易是一個重要的經濟指標。在當時，蒸餾法不知是尙未發現或是已經被人們遺忘，但是阿拉伯的一位醫者，阿比西那，由於對近代科技的發明有諸多貢獻，而聞名於西方世界。這位優異的科學家，在五十八歲的有生之年內，完成了上百本的巨著。那時，阿拉伯世界不斷在科技上有長足的進步，蒸餾法的發現，也就是他們在化學方面進步的一項成果。在阿比西那的首次實驗中，選用了西

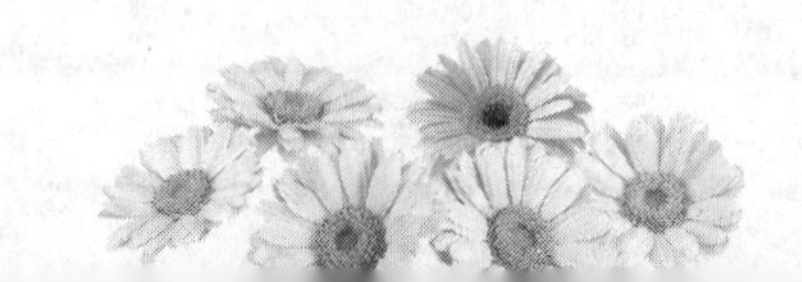

方世界最重視的花朵，玫瑰。當然，他也嘗試將心力放在研究其他的植物上，並且還用蒸餾法萃取出精油或是純露。毫無疑問，這方面的發明很快便運用到商業用途上，阿拉伯香水的盛名也就因此流傳開來。玫瑰純露是當時最受歡迎並且大量生產的純露之一，在而後十字軍東征時期傳入歐洲，伴隨著其他來自東方世界的香水及精油。歐洲商人很快便發現這種商品的商機無限，也由於仕女們普遍地喜愛，在十二世紀末期，歐洲人便開始自行生產香水。在西元一一九○年，奧古斯都頒給法國的調香師一紙特許狀。初期，歐洲香水的香味多是參照東方調的氣味，直到十三世紀末期，歐洲人才發展出自己的流行趨勢，密契爾及蘇瑞等地大量種植薰衣草，薰衣草水也成爲當時最受歡迎的純露之一。

香水使用的歷史不僅存在於西方世界，中南半島以及中國等等文明當中，香精及香水存在的歷史甚至比埃及更早。由他們在針灸上的知識來判斷，中國比埃及更早開始知道運用芳香植物進行治療。印度最早的藥草書籍大約在埃及王朝末期的時代完成，書中的記載絕大多數都與芳香植物有關。印度最常用到的是檀香木，除了焚香的用途外，無論是美容或宗教儀式都會使用到，在宗教儀式中是用來塗抹在國王及高級祭司的頭上，而古代以色列人常用的穗甘松也普遍被使用。印度的一個美容配方裡，便包括檀香、蘆薈、玫瑰以及茉莉。另一個用岩蘭草根作成的油膏則具有退燒的功效。

在非洲，塗抹香油在身體上仍然非常受到歡迎，同時還可以減輕日照下產生皮膚乾燥的現象。他們較常塗抹的是用藥草或芳香木塊燻過的椰子油或棕櫚油。哈金申所寫的《伊索比亞十年錄》中，談到當地人用的一種稱爲「托拉撥瑪」的香膏，他說：當越來越接近一個村莊時，最先會感受到的，便是「托拉撥瑪」的氣味，這種氣味會隨著微風飄散過濃密的樹叢。阿拉伯人則是模仿古埃及人，將香膏作成尖角的形狀放在頭上，以便當香膏漸漸融化時可以全身都被融香。在其他熱帶區域，這種方法也常常被人們所使用。大溪地的女人每天都會洗頭髮，她們洗完頭髮之後，都會抹上一種由椰子油及檀香所組成，被稱爲「莫若依」的油膏。

在十四世紀及十五世紀間的許多文獻中，都有提到許多香油的知識以及製作的方式。這些都是屬於浸泡油，將芳香植物在油脂中加熱，經過幾天或幾小時的過濾之後，便是可以使用的芳香油。這是埃及或是之前的人們最常使用的製造方式。而令人驚訝的是，此時製造精油的方式似乎還有很多種，以下節錄自一本不知名而作者也不詳的書籍中，這本書大多由拉丁文所完成，裡面卻出現許多蒸餾設備的圖畫，雖然這本書歸屬在十五世紀時期，但是極有可能在十四世紀時就已完成。（爲了重現原稿，在此將部分文字以現代語法表達，以使內容更爲貼切。）

「熏陸香油製作方式：取一盎斯的熏陸香，再加一盎斯的白色乳香及亞歷山大乳香粉末，混合後加熱並過濾之，便可使用。」

「如果要用來治療胃痛，則要使用薄荷與大高良薑一起來做成油膏。」

「如果是治療肌肉的疼痛，則可選加迷迭香。」

「這種精油和油膏不但可治療胃痛，還可塗在肩膀上及腳踝上，或是體內生病器官的前面及後面，這可治療多種疾病，包括肝臟、脾臟及胃。」

熏陸香是一種樹脂類物質，與乳香非常相似。從上述段落我們可以發現到，自古以來，人們就在體表塗抹香油，來治療體內

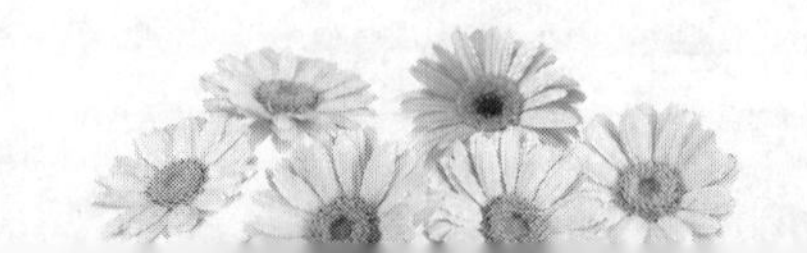

的問題。薄荷可用來治療胃痛，乳香可治肝病、脾臟以及其他多處的疾病。這些精油藉由按摩的方式，由內臟外面的皮膚進入身體內部。舉例而言，胃痛的治療方式，便是在上腹部以及相同高度的背部用精油按摩。這種由前側及後側按摩的方式，在今日的芳香療法中也是如此，而我們相信，早在十四世紀之前，人們便用這種方法治病。

在許多藥草誌手稿中都可找到類似的精油配方，此外，還有其他一些生物，比方說曬乾的蜜蜂、蒼蠅、蜥蜴，甚至還有屋頂磚牆的粉末。牙齒粉末也是常被使用的材料之一。以下也有一例是出自一本作者不詳的書籍，書名是《藥草大全》，整本書都是有關芳香精油的應用。

「以下是各種具有不同療效的藥草，不同的精油生產方式。首先要介紹的是月桂精油的製作方法……」

「取出乾燥過或是綠色的月桂果實，並將之壓扁。依鍋子的大小，並加入半加侖至一加侖的油脂，將鍋蓋蓋上，並將鍋子放於爐火上，用大火加熱，加熱三小時至半天。用乾淨的布過濾，冷卻之後，將油膏置於罐中保存。」

胡薄荷精油製作

「將胡薄荷的花朵與上半段浸泡在兩倍量的油脂中，油脂應先用大火加熱，加熱三小時至半天。如此可將胡薄荷中之寒氣驅除。此種精油適合想懷孕的婦女使用。」

芸香精油製作

「將芸香葉片切成小片，並在油脂中浸泡七天至八天，將之置於大瓶中，以便製作成其他油膏。」

「這種油對於寒冷所造成之疾病很有效，尤其是腹絞痛、癲癇、以及腸絞痛。」

「可配著灌腸劑使用。」

西洋蓍草精油製作

「將乾草置於燃燒的煤炭上使之生煙，再將西洋蓍草用此煙燻，煙吸附在西洋蓍草上並使西洋蓍草潮濕，把西洋蓍草置於瓶中。這種精油對雀斑、關節炎及鱗癬很有效。」

這最後一種精油提煉法是一種簡化的蒸餾法。雖然在此時期人們已發現蒸餾法，但蒸餾法的用途僅在於用來生產純露，而非芳香精油。芳香精油最常使用之生產方式爲將芳香植物浸泡在滾燙的油脂中。十六世紀的一本《重要的藥草》中，有記載一段紫羅蘭精油的生產方式：

「紫羅蘭精油的生產方式如下，將紫羅蘭花放置在油脂中，並且加熱，就作成紫羅蘭精油。」

《貝肯氏的藥草集》是最早一本有關藥草方面的印刷書籍，本書眞實的作者不詳，根據推斷，可能是一位名叫安東尼的藥劑師，但此書是在一五二七年由貝肯氏出版成書。此書內介紹多種玫瑰精油的生產方式：

「玫瑰精油的生產方式如下，有些是將玫瑰花在油脂中加熱，有些是將玫瑰花浸泡在油脂中，再用裝滿水的大汽缸加熱，這種油質非常好。有些是將新鮮玫瑰和油脂一起壓榨，再放入玻璃瓶中，在日光下放置五十天，這種油質對擦傷非常好。」

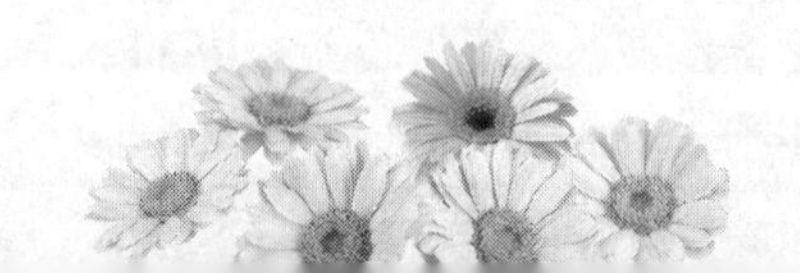

無論是用何種方式來生產芳香精油，顯而易見的是，芳香精油在十四、十五、十六世紀中都被廣泛的使用。芳香精油多是以外用爲主，用來治療體內的疾病。大多數情形中，精油和純露都是人們在家裡自行調製或是由藥劑師調製。

湯瑪士・牛頓是在布里斯托的一位煉金術專家。在一四四七年，他出版了一部巨著，裡面有他對香氣觀察的一些描述：

「所有具有香氣的東西都有自然的熱度，像是樟腦及玫瑰；所有冷的東西都具有特殊香味，就像作家擁有靈魂般。藉由氣味可以學到如何分辨物質的細微及概略，氣味甜美的物質較氣味不良的物質有較高的純度及靈性，就如顏色改變你的視野，氣味也可能改變你的嗅覺。」

這些中世紀的藥草學家及煉金術專家所重視的，不外乎是物質本身的「冷」或「熱」，以及粗略和細微的概況；相較於今日與此相當的科學家們，他們考慮的是病毒和藥物間的關係。在我們發現的一份十三世紀的法文手稿中寫到：「乳香是一種精油，歸類爲熱的物質，而且是第二級。」每種藥草都被歸類爲不同等級的冷、熱、乾及濕。乾及熱的特質，在中國人來說，屬於陽；冷及濕的特質，在中國人來說，屬於陰。熱一共分爲四種等級，第一級的熱是最低的，第四級爲最熱。相同的，冷也被分成四級。這些冷熱的等級，和中國人的陰陽之間，並無法歸納出一定的規則，因爲歐洲的藥草學家會將藥草分爲熱而濕或是冷而乾，所以用中國人的方式區分便會是陰中帶陽，或是陽中帶陰，而無法有一絕對的區分。

英國植物學的始祖，威廉・透納，是十六世紀的一位藥草學權威。依他的解釋，第一級的熱：「增進體內自然的熱力，進而

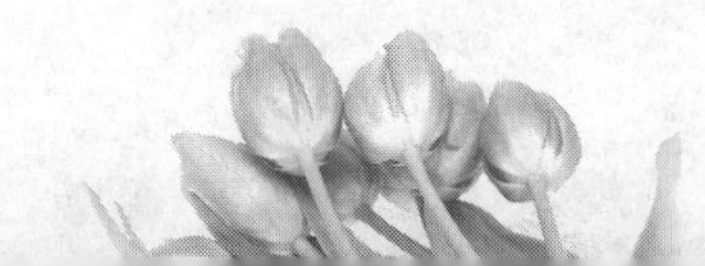

達到幫助消化及增進其他自然的生理活動。」第二級的熱：「是炙熱的一部分，可打開留在毛孔的殘留物。」第三級的熱：「非常炙熱，會使人乾渴。」第四級的熱：「會引起脫皮，並傷及內臟。」在精油中，芥末油被歸為第四類。

對於冷的物質，他則寫到：第一級的冷：「冷卻體內的熱度，進而影響消化能力。」第二級的冷：「明顯地降低體內的炙熱。」第三級的冷：「停止體內自然的生理活動，關閉身上所有的毛孔，使神經及感覺遲鈍。」第四級的冷：「凍在一起，驅除體內所有的熱氣，如果取用多量，足以使人致命。」以上和中國人所謂的陰以及陽可說是完全吻合。其中的熱以及濕可歸類在中國人的「氣」，冷以及濕可歸類在中國人的「水」，熱以及乾可歸類在中國人的「火」，冷以及乾可歸類在中國人的「土」。（作者將中國人的五行，簡化成氣、火、水及土。）冷熱的特質以及這些等級，也可由四種心境來表現：開朗（氣）、遲鈍（水）、易怒（火）、憂鬱（土）。由以上心境的程度，可看出一個人有過多或過少的氣、水、火、土四種物質，如此，便可診斷出應採用何種療法，在中醫而言，也正是用這種方法來診治病人並依此來給予治療。

另一個中世紀藥草學家所要注意的，便是植物本身的外觀形狀。這個觀念的主要由來是，人們相信藥草本身的形狀、顏色、以及其他的特質，與人類身體的部位及所產生的疾病有對應的關係。正也是因為如此，有些藥草植物被命名為肺草（兜蘚）、肝草（獐耳細辛）、以及腎草；這些藥草與這些器官的形狀相似，而這些藥草也對所對應的器官的疾病有所幫助。雖然有些人認為植物的形狀與人體器官是否相似是一個很主觀的判斷，而且要相信這種假設和要相信它的荒謬是一樣容易的。然而，這仍然有許多值得注意的巧合存在著。茅草根和尿道及輸卵管的形狀相似，

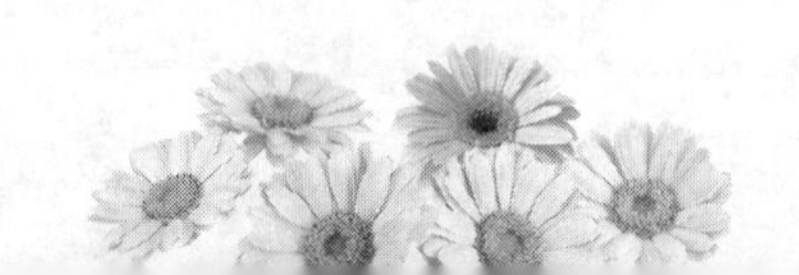

而茅草根也確實能治療尿道及輸卵管的疾病。絲柏毬果對於卵巢有特殊的影響力，而兩者的形狀也極爲相似。具有藍色花朵的植物，如薰衣草及纈草，具有鎮定神經的功能；而紅色的植物，如肉桂、丁香、安息香則有溫暖及振奮的效果。植物形狀學的教條已被捨棄並不令人驚訝，因爲我們不能歸納說所有藍色的植物，都具有鎮定神經的功能。就紅玫瑰而言，事實上是具有鎮定神經的功能，而沒有振奮的效果。除此之外，具有白色的花瓣包圍著橙色的花心的洋甘菊亦同，而且，玫瑰精油是綠色的，而洋甘菊精油則是藍色的；事實上，從精油的顏色來判斷，要比看花朵的顏色來得準確。

行星的影響也是不可忽視的。尼可拉斯・卡爾培波是近代最偉大與最後一位星象藥草學家。雖然在有生之年，由於他藥草植物的知識而備受尊重，但人們卻鮮少注意到他在占星學的觀察。我在這裡不可能有什麼機會來轉變這些不相信的人，也沒有需要對已相信的人說教；但占星術在療癒方面具有很大價值，我們應比現下投入更多的重視。

除他在藥草植物方面的偉業以外，卡爾培波在西元一六六○年出版了名爲《大師的藝術——醫藥，應用於美學》。在書中標題爲「給所有貞正賢淑的女性」的前言中寫到：

「為自然界所存在的這些秘密，這些教我們如何美化，並且讓我們使自己更美麗動人的秘密，而我們今天能將這些秘密掌握在手裡，我將這個秘密分享，希望能使我如此尊敬的所有女士們獲益。因此，女士們，請參考這些配方，並好好加以利用。如果這些配方沒有效果，請妳們再也不要相信我，這是我最不願意招致的。以上出自我最真的熱誠，女士們，妳們最忠誠和奉獻的僕人敬上。」

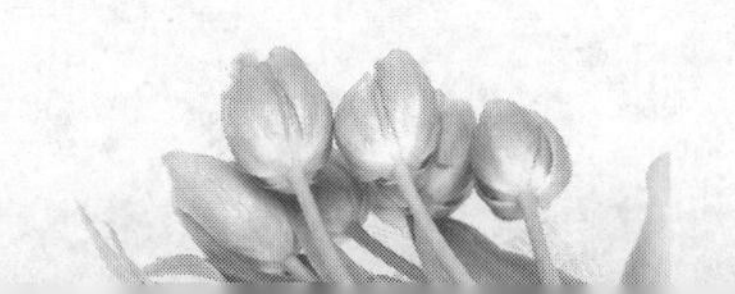

書中記載許多的配方；有針對給頭髮上色的，有使面色紅潤的，還有關於香水及香粉的。也有許多關於手部、臉部、腳部及頭髮的油膏及精油的配方。這些配方絕大多數都含有芳香藥草、樹脂、油脂、及水。舉例而言：

使胸部變小，並減緩發育

「將鐵杉汁液和樟樹油混合後靜置，加上白色的乳香和臍草及辛辣的醋，便會妨礙胸部的成長。」

另一使頭髮再次生長的配方

「各取一盎斯的杜松油、堅果油，半盎斯的白蜂蜜、酸模汁，兩盎斯磨成粉的歐細辛野芹菜種子，混合之後，將之塗於患部。」

另一關於富貴手的配方

「熏陸香、玫瑰油以及白蠟，每一種取足夠量，將之製成油膏。」

在這本書的「配方」部分，又詳載了更多的配方。在絕大多數卡爾培波的配方中，都會添加玫瑰油，而玫瑰油最常用來當作消炎劑，此外，不單是玫瑰油，還有很多其他的芳香植物油，都是屬於浸泡式的油。只有極少數的精油被提及，尤其是薰衣草精油，在當時已常被拿來做藥用。除了熬煮和浸泡的油，卡爾培波也有提及用精油來治療身體疾病。 以下便是他推薦的一種預防藥：

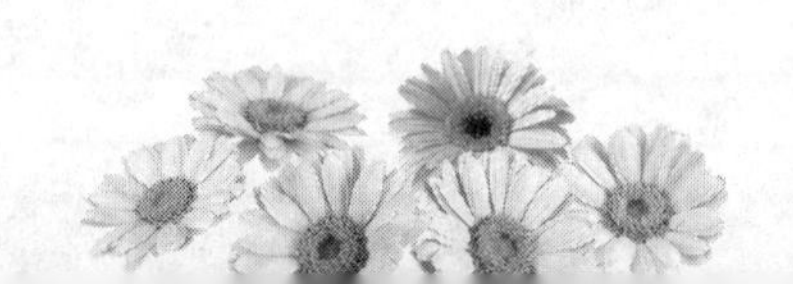

瘟疫時用的預防香丸

「取岩玫瑰及蘇合香，每種都取一『特拉姆』（一種單位，約八分之一盎斯），再取半『特拉姆』的丁香、及各七克的樟腦、穗甘松、肉豆蔻，將它們碾成粉末，並和玫瑰水混合。玫瑰水需先用特拉加康斯膠樹和阿拉伯膠樹浸泡過。將之製成藥丸。」

瘟疫是中世紀時非常嚴重的災禍，在它的發生期間，人們都使用煙燻法摧毀這個想像中的惡靈或者致病的毒物，這毒物人們相信是在空氣中。在十七世紀的一位醫學家兼作家便針對這樣的假設提出他的對策：「使用會發出微量的硫的物質，例如辛辣的藥劑與樹脂。」在這些物質間他舉了一些包括：安息香、蘇合香脂、乳香以及所有芳香植物的根部和枝幹部，他並且說到：「這些藥用成分來自於植物體中易揮發部分，揮發至空氣中，人們便可藉由吸入香氣來防止感染瘟疫。」

在歐洲的黑暗時期，也就是大瘟疫流行期間，當時命令每晚下午八點起需在街頭點燃火焰，並且維持十二小時。燃燒松木及林木所發出辛辣的氣味，被人們認爲是有效的。在聖保羅教區內，每兩週便要進行一次煙燻的動作，煙燻的成分包括硫、蛇麻草、胡椒和乳香。被磨成粉狀膏狀的香料，會在室內和在街道上經常地被燃燒。在病房和醫院裡，人們經常燃燒芳香植物製成的蠟燭，人們也將香丸用銀鍊掛在脖子上，當時，對於香料有非常大的需求。任何可用的芳香植物，都被用於不同的形式上來抵抗黑死病。人們非常淸楚，芳香植物是當時最有效的預防劑。然而實際上，這些方法到底多有效，我們也只能臆測，但是在許許多多的紀錄中，都顯示與芳香植物長相左右者，特別是調製香水者

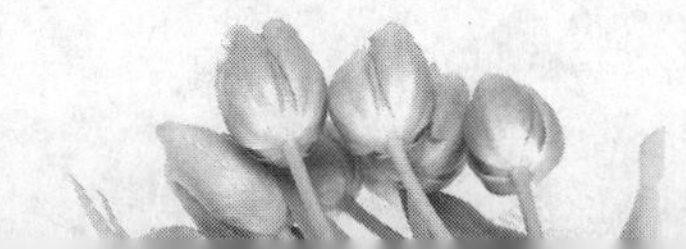

確實能免疫。既然所有芳香植物都具有抑制病菌的功能，它們當然極有可能保護人們以防瘟疫的侵襲。直到十九世紀，醫師們仍會在他們的枴棍頂部綁上充滿芳香植物藥劑的小袋子，把它充當個人專用的抑菌劑，當要診治任何有可能經由接觸而傳染的病患時，便可將之拿來摀住鼻子。

在邁入十八世紀時，精油才被廣泛地運用在醫療過程中。一六九六年所羅門寫的藥方大全中，有一配方名為「中風香精」，其中的成分便包括肉豆蔻油、琥珀、玫瑰、肉桂、薰衣草、馬鬱蘭、龍涎香、安息香、芸香、丁香、檸檬、麝貓和麝香。

「技巧性地混合所有材料，將香精的濃度調到剛剛好。所有材料中，肉豆蔻油是由擠壓的方式製造出來的，所有其他的都是經過化學處理的。藉由將精油塗抹在鼻孔和脈搏部位末端，精油可振奮及舒緩所有精神、生理、身體重要器官以及肉體。它可治療由冷所引起的抽搐、麻痺、麻木以及其他疾病。」

書中還提及一個治療失憶的配方。配方中所提及的芳香植物，數量多得驚人，簡而言之，包括七種樹脂、三種草根、八種藥草植物、三種種子、七種花朵、八種油以及番紅花。依其指示：「將需磨成粉末者，磨成粉末，將之混合並在蒸餾器中用小火加熱，將香精油成分與水分離。」這裡所指的香精油成分是由多種精油所組成。但是，實際上這樣的處方是否眞能治癒健忘症或癱瘓是值得懷疑的。十七世紀是英國藥草學家的黃金時期，卡爾培波、帕金森和傑拉德都是出自這個時期，人們對藥草學的知識在此時期有長足的進步，而且其光彩甚至超過化學。也正因爲藥草學如此受歡迎，很多江湖術士及庸醫便趁此機會大發利市。尤金・瑞梅爾寫到：

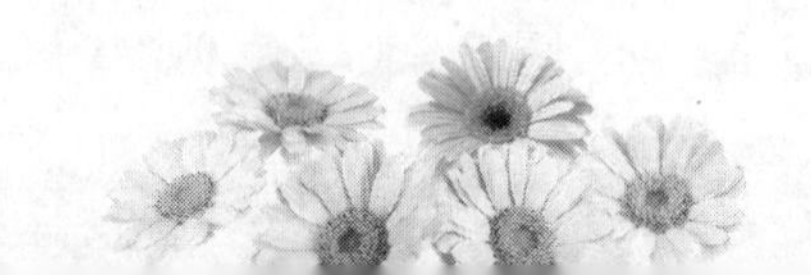

「許多巡迴的商人或是江湖術士都穿著鑲金邊的高級紅色外衣，他們通常伴隨著豪華的馬車及隨從，在音樂聲的伴奏中，對人群推銷香水及販售假藥。他們最常販售的是香粉、萬用藥、藥丸、鴉片、古龍水以及灌腸藥。」

所羅門書中的處方，便是別具療效的配方以及假藥的集大成之作，而這也確實地反映了當時的眞實情況。

在當時，由於這樣的江湖術士的出現，藥草植物學家便開始漸漸失去人們的尊重，尤其在醫療專業領域中，雖然大部分的醫師在診療時仍然會使用許多藥草植物。在約瑟夫．米勒於一七二二年所寫的《藥草》一書中，便提到許多的精油，其中有十三種精油乃官方認可的。這些精油包括洋甘菊、肉桂、茴香、杜松、月桂、胡薄荷、迷迭香和百里香。還有四種需由官方認可的浸泡油，包括：洋甘菊、蒔蘿、沒藥、玫瑰及肉豆蔻。

在十九世紀期間，許多精油的研究方式比以前更科學。懷特拉氏在一八八二年首先出版的《醫療物質》一書中，便提及二十二種官方認可的精油和三種非官方認可的。官方認可的精油包括：洋甘菊、肉桂、杜松、薰衣草、檸檬、薄荷和迷迭香。在懷特拉的《醫療物質》一書出版後的一百六十年間，醫療科學發生了長足的進步，落後的術語如：「加熱」、「乾燥」及「打開阻隔物」等，都早已不被使用。就如懷特拉對沒藥的評論：

「就如其他的樹脂一樣，可提供能量，可激勵黏膜的表面，使疾病狀態中，免疫系統鬆懈的情形改善，而抑制分泌過多的黏液如痰等，這樣，支氣管的黏膜炎和慢性的膀胱炎皆可獲得改善，與此同時，還可減少白帶，降低子宮頸黏膜表面的分泌物。」

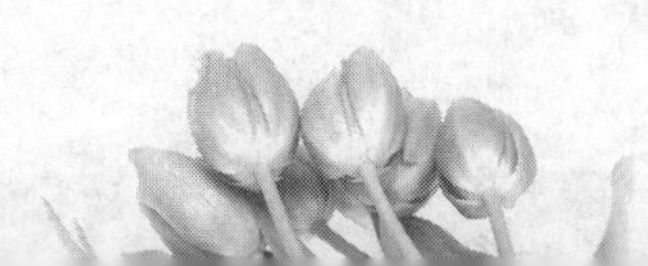

在此時，傳統藥草植物的處方在科學的檢驗中，有的得以證實它們的療效；有的結果則不如預期。最常見的情形是，藥草植物被捨棄，而被療效較強的化學藥物取代。然而，精油的情況卻與藥草植物不大相同，除了少數藥草萃取物以外，在這一百五十年間，精油的療效反而是愈來愈經得起科學的檢驗。

精油在世界藥典中載浮載沈的滄桑史至今猶然，大多的情形中，芳香精油是被排除在外而非涵蓋在內的。除了極少數的例子之外，藥典中的精油僅是用來作爲驅風藥以及香味添加劑。隨著數目不斷縮減，這些醫療用的芳香精油被視爲具備較低的療效。然而，這並不足以反映芳香精油本身的醫療價值，或者它們在醫藥上被使用的程度。事實上，自從本世紀中的變動以來，已有大量的研究在進行，尤其關於芳香精油本身的抗菌性質，用來證實芳香精油的特質和它們的效能。

這個研究主要是在十九世紀的末葉開始，由化學家和藥劑師所起首，其中包括法國的卡帶克和莫尼頁，以及之後的義大利醫生蓋提和卡喬。在一八八七年，錢伯樂出版了他極有價值的研究結果，這研究主要針對擴香精油在抗菌方面的表現。在十九世紀期間，香精工業展現了穩定以及可觀的成長。在那時候，香精完全都是用天然物質所製成。當時人們不斷尋找能生產精油的植物品種，並且找土地來栽種，他們選上了法國南部，一個稱爲「格拉斯」的地方。這地方到現在仍然是芳香精油栽種和萃取的中心。當精油工業不斷在成長時，位在格拉斯的一些公司也不斷爲他們的香精開始尋求新的應用。其中一家公司便是「蓋特佛賽之家」。

蓋特佛賽是一位化學家，最初他的興趣和研究是針對精油在化妝品上的使用。然而，發生了兩件事情，進而幫助擴展他的這個研究。首先便是，化妝品中經常含有抗菌劑，很快地，蓋特佛

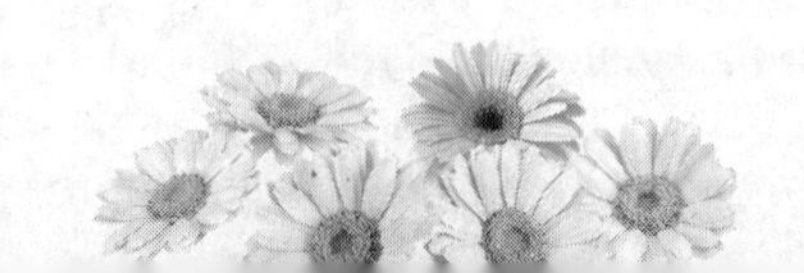

賽便發現許多芳香精油在抗菌方面，比一些化學抗菌劑有更大的功效。其次，在實驗室進行實驗發生的小爆炸，使他的手嚴重燒傷。他即時將這隻手浸於純薰衣草油中，後來發現，他的傷口有驚人的反應，不但沒有受感染的跡象，而且完全沒有留下傷疤。

「芳香療法」這個詞是由蓋特佛賽所創造的，也許這個用字第一次出現，是在他所寫的一篇文章中：

「法國的化妝品化學家們認為自然的化合物應該被使用在化妝品中，這個作用就如同在蓋房子時，要免於房子崩塌一樣。皮膚醫學的治療應向『芳香療法』發展，或是應該研究，在療程中加入芳香植物的可行性，讓開始研究它們的人有更多的展望。」

他在此呼籲自然療法中的一個基本信條，那就是，所有自然的物質都必須被完整的使用，不可摻雜其他的物質。對於化學家而言，這是一個非常不尋常的觀點，然而，從實驗中他發現，單一的成分，不像完整的原始精油那樣有效。他說：「整體的效用，比混合各個部分的效果更大。」

蓋特佛賽在一九三八年出版的一篇文章，刺激了他的一位朋友高迪薩在這個領域的進步，高迪薩是蓋特佛賽的朋友兼同事，在那不久前才在洛杉磯開立一間芳香療法的診所。他引用皮膚癌、壞疽和軟骨病的處方，並且成功地治癒多年被院方拒絕治癒的創傷。其他如面部潰瘍及被認爲致命的黑寡婦蜘蛛咬傷，都可經治療而變得無害，這一切，都要感謝薰衣草的抗毒能力。事實上，薰衣草油以化學方式與蜘蛛毒液結合後，會形成無毒的化合物。這也可運用蛇咬及昆蟲咬（其他的精油亦然）。

在一九二八年，蓋特佛賽出版了他的第一本書，書名爲《芳

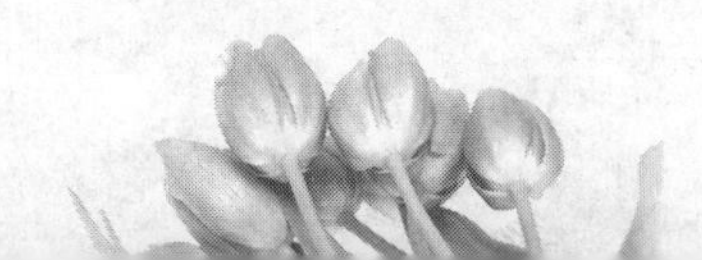

香療法》。之後，便有許多科學文章和很多其他書籍都與精油在療程中的作用有關。儘管他引發了衆人的興趣，但這興趣卻由於第二次世界大戰而受阻。在第二次世界大戰後的十五年間，與芳香療法相關的書籍很少出版，並且研究的風潮也很低。然而並非所有人的興趣都已喪失：這次，一位法國的醫生，便進行了許多年的工作，以再次建立這門藝術。

尙・瓦涅是一位醫生，他對於在治療上使用草本植物總是抱有高度的興趣。無庸置疑，他受到蓋特佛賽的啓發，開始在療程中使用芳香精油。

在戰爭期間，尙・瓦涅大量使用芳香精油來治療傷兵的創傷，很快地，他認知到，就如蓋特佛賽所想的一般，在這療法裡存有巨大的潛力。自那時以來，尙・瓦涅把芳香精油用於許多病理狀態的處理，其間，他寫了許多文章，而且寫了一本書《芳香療法》，在一九六四年時第一次出版。幾乎完全是由於他的功勞，才使現下將芳香療法如其所如地視作一種信而有徵的治療方法。

在義大利也出現一些研究芳香療法的學者，他們是蓋提和卡喬博士，他們在二○年代和三○年代時期的工作，特別值得提及。就如蓋特佛賽認知到精油在療程中的巨大潛力，蓋提和卡喬博士的研究範圍還包括將精油運用在護膚上以及藥用和心理上的影響。在米蘭，植物研究中心的主任羅維斯提，近年來也對芳香療法做出許多貢獻。大多數他的研究是針對義大利土產的柑橘類精油，包括：佛手柑、檸檬和甜橙。他很可能是第一位，實地在臨床實驗中應用芳香精油來治療憂慮症和沮喪狀態的醫生。

在瓦涅醫生對他的精油進行研究的同時，幾年前才過世的摩利夫人也在進行類似的研究，但走的並非正統的研究路線。她是個生物化學家而不是醫生，因此，對於口服精油這類用法持謹慎

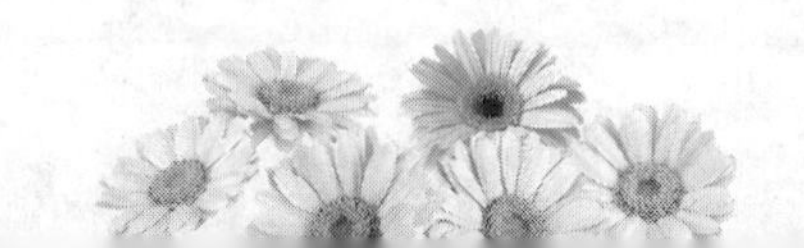

態度。她的興趣不單單針對醫療，還延伸到化妝保養品的領域。她在找尋一種外用的方法，而能同時兼具治療和保養的目的。當然，她並非第一個作如此研究的人，芳香植物拿來外用以治病和保養，比內服用法出現在更早之前。但是，摩利夫人的研究具有很大的價值。延續蓋特佛賽科學化的研究方法，她發展出一套按摩爲基礎的美容醫療療程，並且將芳香精油在身體上、精神上及保養上做出更完整的研究。一九六一年時，在刊登了許多文章之後，她出版了一本名爲《青春寶典》的書，在一九六四年，它的英語翻譯本問世，名爲《生命和青春的秘密》，而且隨即再版多次。在一九六二年，她獲頒國際美容與化粧學大獎，以肯定她對自然護膚的卓越貢獻。她所出版的多本書籍，都是源自於她由古老的印度、中國及埃及文獻中所得來的知識。正如一篇評論她著作的文章所述：

「法國和義大利的學者在研究這個領域的知識時，起碼比那些以為可在玻璃試管內研究人體奧秘的學究們，具備更多的想像力。」

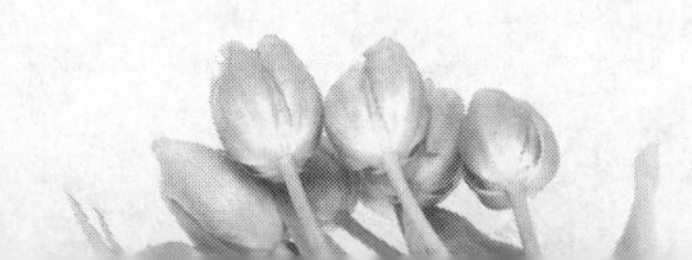

第三章 基本概念

「自然界的法則就是健康的法則，只要是根據這些法則生活的人，就不會生病。一個順從自然法則、保持身體各個部位的均衡的人，才能擁有真實的和諧；而和諧的身心就是健康，因爲造成疾病的原因就是身心的不和諧。」

The Aquarian Gospel

芳香療法是屬於自然療法學領域的一部分。因此，芳香療法的基本原理和針灸治療、藥草植物醫學、順勢療法等等有共通之處。這些基本原理可互爲補充，並且是由人類在生活中對自然界的了解而形成的。某種程度上，這些理論必定因人而異，不同療法會有不同的說法。然而，總括而論，這當中存有一個眞理，並且可和各家學說相互呼應。當我們愈接近這個眞理，我們就會愈確信它的存在，我們的了解也愈多。可以肯定的是，這個宇宙是在一定的原理下創造出來並且依循這個眞理維持下去，因此，這世界上僅可能存有一個眞理。那我們不禁要問，如果眞理是基於幾個互相矛盾的思想，它又如何可能存在？其實，矛盾只存在於我們對這個單一眞理的不同認知。

芳香療法學理的主要元素有：

生命力、陰陽、有機食物

生命力

沒有比生命本身更基本的東西了，這也是我們唯一可以與每一個人分享的東西。無論我們彼此間有精神上或者其他信念的差異，我們仍是相互存在的。甚或，我們大家都相信生命的存在：它是那麼地被我們視爲理所當然，儘管事實上已經是我們大家一直共同分享的一個信念，但是我們都很少想到要將之視爲一種信仰。生命的本質是完全無形的，我們看不見、摸不著、聞不到或者無法透過任何方法去分析它。然而我們大家都相信，太陽明天還會在天空升起，花還是在春天開，在下個五分鐘以及我們還將存在的生命中，我們仍會在沒有任何意識下繼續努力呼吸。這些事情都是生命的顯露，生命存在於一切中，但是在乾燥的糧食，或者石頭，或者一棵死亡的樹中，生命並未顯露，生命並未運行、流動或者顯現它的存在，這些物質的存在，僅僅是一種形式的表現。但是，在一件活生生的物體中，植物或者是人類，會表現、會活動、會移動、會流動，還會愛。

中國稱之爲「氣」；印度人稱之爲「帕那」；西方人把它叫做「能量」。無論如何稱呼，每個文化都是指相同的東西，相同的生命力，也就是維持我們每個人在每天的每一分鐘裡存在的力量。但是，只可能存在一種生命力，一種眞理，這個眞理是我們大家確信一樣擁有的。如果這個生命力存在（誰能夠否認它的存在？），它必定是萬事萬物存在的本質——那個將原子在粒子中結合的力量、將種子生長成大樹的力量、萬有引力的力量、重力或者磁力的吸引力、以及使我們產生意識的力量。這種相同的生命力也在每個植物中（以輕微地不同的方法）展現著。就如我們每一個人都有自己的個體特性，那麼每一個種類的植物，也有個別不同的性質和個別的特色。

萃取植物的芳香精油，便是要將植物的個別特性分隔出來，而這是一個需要小心處理的工程。生命力是非常敏感細微的東西，如果我們稍稍加以損傷，它便會失去它大部分的活力。因

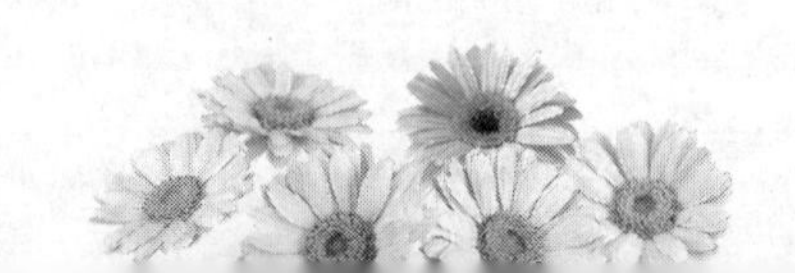

此，需要靠小心謹慎地萃取和保存，植物精油的生命力才能夠保存下來，但是，一旦精油受到越多化學方面或者物理方面的影響，芳香精油就會喪失越多的能量和它的有機協調性。

幸運的是，萃取芳香精油主要是爲了植物體的香精，因此在萃取過程中會謹慎不去損壞香精的香味，而這樣的保護措施又能確保精油中生命力的保存。

因爲芳香精油是屬於有機物質，因此能夠和我們的身體和諧地互動。它們經常在人體內產生正常化的作用。以大蒜和牛膝草精油爲例，它們都對高和低血壓二者有益。無論是有高或低血壓的問題，大蒜和牛膝草精油都會將身體恢復到正常的狀況。這種現象在合成藥物療程中沒有看見過，這應是大自然賜予人類的特別禮物。這就是爲什麼相對而言有機物質比較無害的原因，而且不像無機的化學藥物般具有強烈、精準、客觀的特性。儘管我們生產精油是因爲植物所具有的治療特性，但精油會依不同個體和不同人的需要而自行調整。

同樣是這種無所不在的生命力，讓身體維持在健康及協調的狀態，也就是這個力量使體內所有的生理活動發生；舉凡調節體溫、控制血壓、維持呼吸以及保持體內鈉、鉀和所有其他化學成分的微妙平衡。當我們跌倒而骨折時，外科醫生所能做的是再接起來，但實際上僅有自然的力量才能再次將兩端破碎的骨骼接合。事實上，我們不能治癒我們的身體，我們能做的，只是刺激身體自癒能力的發生。

人類的身體，就如許多其他生物一般，是在一個不斷變化和活動的穩定狀態中。如果沒有一個控制、管理及穩定的中樞系統，則體內自行進行的種種活動，都會導致體內的不平衡，而造成疾病的發生。這個控制、管理及穩定的中樞系統並不是我們的大腦，我們的中樞神經系統也僅是其中之一種維持體內和諧的管

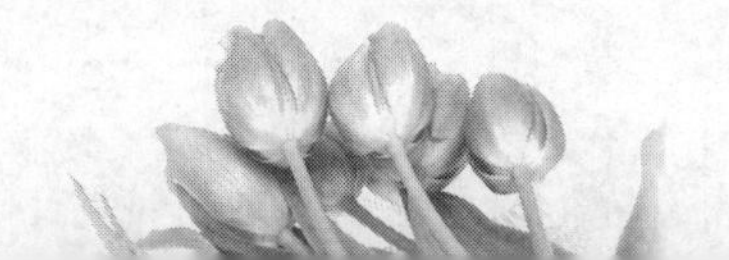

道。就像是在死亡狀態下，身體其實仍毫髮無傷，而且神經系統也仍然存在，但是，有一種非物質的東西卻已經不存在了。

如果我們承認這種生命力的存在，並且也相信這是唯一使我們身體健康的力量，那我們必須認知到，我們必須和這種生命力相配合而不是相抗衡。我們無法直接治癒我們的身體，我們僅可刺激存在於我們自身的自癒能力，並且讓它發揮作用。雖然我們認為生病是一件不好也不願意發生的事情，尤其是重病，但這卻是我們的身體在試圖重整體內的和諧及健康的契機。

正統醫學的醫療方式較傾向於壓抑住生病的前兆，但是，如果如前所說，生病其實是身體內一種重整的自癒過程，那麼，我們應該正面地去面對生病狀態。如果你多年來一直持續在食用垃圾食物而非一般營養的食物，那麼你很可能忽然會因為感冒、腸胃炎以及其他疾病而倒下。這種形式的重症通常伴隨著腹瀉以及嘔吐。你的身體會一直告訴你，它並不喜歡你所食入的食物，而且它還會試著排除一些已經殘留在體內的廢棄物質。當這種情形發生時，你通常會沒有食慾，此時，你需要的是一段時間的禁食，而且，禁食之後還需要作一些飲食上的調整。

一旦我們了解身體為何會有如此反應，及造成這種現象的原因何在，我們便可判斷出如何才是正確的治療方式。化學藥劑的治療都會忽視身體內部自身的自癒能力，而不是試著和自身的自癒能力和諧運作。抗生素便是一個例子，它除了殺死有害的細菌外，也同時殺死無害甚至有益的細菌。

也許，隱藏在每個生病的過程之中，我們體內都有一個與正統醫學的原則相同的自癒過程正在進行。芳香精油可用於抑制感染的情形，這方面與抗生素大致相同。我們現在仍不十分清楚芳香精油是如何抑制細菌的生長，但是由於芳香精油本身有機物的特性，它並不像抗生素一般會有那種不良的副作用。相較於化學

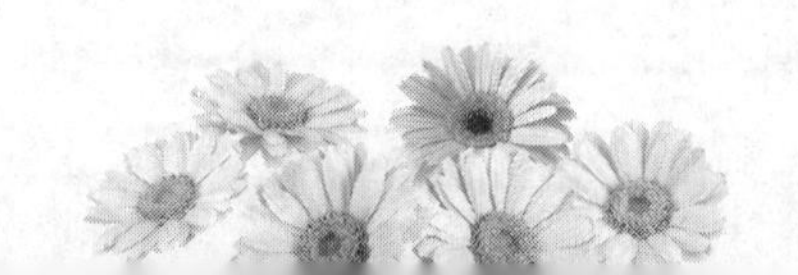

藥劑，芳香精油是去刺激身體本身的自癒能力，這可藉由將相對小量的芳香精油塗抹於皮膚的表面，就能增加身體的抵抗力的事實加以證明。而在正統醫學的醫療狀況下，這種劑量根本不足以抵抗感染。

陰和陽

西方人選擇直接採用陰和陽的東方發音說法，是因爲在西方的文化當中，並沒有相關以及類似的詞語。在西方世界最接近的說法就是正面和負面、主動和被動，但這之中我們卻還有一些其他的意義，比方說，正面，我們通常認爲是指好的事情，而負面，我們通常認爲是指不好的事情。你認爲白天是好的而晚上是不好的嗎？我們習慣將事情二分法地視爲好事情和壞事情，但事情常常並不只有單一觀點。

世界是在一片渾沌劃分爲二時創造出來的，我們可看出世界的二重性，就以陰和陽而言，它存在於宇宙的每一處，存在於每一個原子，存在於每一個動作，存在於人體內的每一個作用中。除了世界的正中心、最完美的平衡點以及由未來變成過去的那一瞬間，陰以及陽展現在每一處。

在花朵的最中心，也許是種子或是花苞，有一個生長點，那裡是所有能量的來源，也正是植物生長的源頭。由那個生長點，種子會開始生長，花苞也會開始展開。如果將蘋果切成兩半，我們便會發現，蘋果的長成是由中心向外長成圓球狀的。但是，如果用同樣的方法剖開花苞、種子、果實或是蔬菜，並試圖找出它的生長點，我們會……一無所獲。那裡實際是存在一種東西、一種能量、一種意識，而它的表現方式，就是陰及陽。爲了尋求自身的健康以及和諧，我們必須找出陰陽的平衡點。

我們可以在季節的輪替、天氣的變化以及晝夜的交替中看出

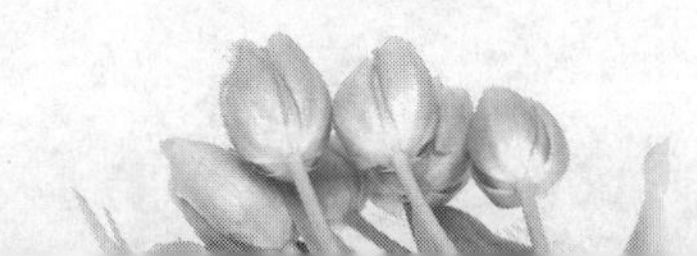

陰和陽，我們可以在植物的生長中看出陰和陽；種子的生長需要土（陽）和水（陰）。種子生長時，芽最先長出，之後，微小的根部才開始發展。種子向上（陽）的生長恰好和根部向下（陰）的生長互相平衡。當種子開始由土裡發芽時，它周圍的環境便變得完全不同了。它開始受到空氣（陰）、陽光及熱（陽）的影響。枝芽（陰）開始長出葉片（向外：陽），之後的花苞（陰）展開成花朵或結成果實（陽）。當果實變得越來越成熟（陰）直到它最後落到土地上（陽），這個循環又再次開始。

陰和陽也可在人體的運作中發現。人體內的呼吸以及循環便提供了一個完美的例子。心臟收縮以及擴張，血液由紅色變爲藍色再變回紅色，空氣吸進又呼出。所有活的有機體中，每一個運作都可展現出這兩種力量。毫無疑問地，了解各種身體作用的相互關係以及它們在身體上的影響，健康或疾病，對任何醫療過程是一個相當重要的資源。而將芳香精油區分出陰和陽的屬性，是將芳香精油應用在疾病治療上的基本概要。

沒有東西是完全屬陰或是完全屬陽；這種屬性完全是基於相對的比較。當我們說某物屬陰時，事實上是指它的特質中屬陰的性質較多。而屬陽的藥草植物或者是芳香精油也會同時具備屬陰的特質。此外，陰以及陽之間會存在有一種恆常的轉換。如當太陽升起時，陰的性質便縮減，而陽的性質便增加。當太陽到達天頂時，陽的性質達到極盛；在子夜時，則是屬陰。這兩種特性總是一直存在的；並非突然由一種性質變化到另一個性質。

陰以及陽總是彼此相互平衡的，雖然兩者之間並不會彼此抵消。就像暴風雨來之後隨之而來的是平靜，炎熱的天氣會使身體散失更多的熱，極端的飢餓是需要由大量的進食來滿足！對每個行動而言，都存在著同等和相對的回應。如果是由於屬陰的原因產生疾病，身體便會盡力增加陽的特性之一來作爲補償；雖然這

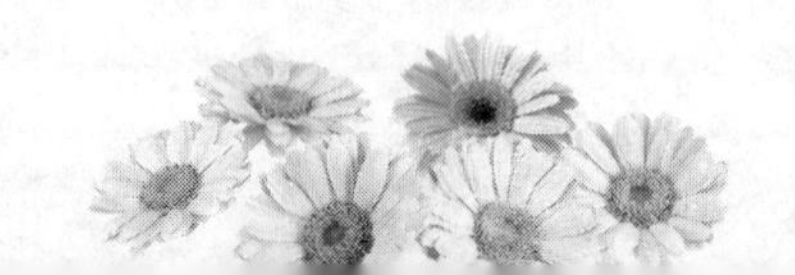

樣做不一定能將這個疾病解除。在某些情況下，這也可能增加這個陰以及陽之間的極性，而使身體產生不平衡的壓力。

便秘經常是發生在腹瀉的期間；而通常發燒之後，正常體溫的活動便會低落。嗜睡而沮喪則常發生在興高采烈及輕微興奮的期間；這便是我們所稱的狂躁症。一個人也許已經患有重病而不自知，這是因爲陰的增加已經由陽所消除。慢性病便是由於體內一種嚴重不平衡的狀態被巧妙地加以平衡了：也就是體內存有等量的陰以及陽，但是卻不在體內正確的位置，例如心臟太過活躍而腎臟則不夠活躍。因此整體來看陰和陽的程度也許是平衡的，但是身體仍然有疾病存在。在這種情況下應該給心臟一個屬陰的良藥（安靜、冷卻）和給腎臟一個屬陽的良藥（刺激、加熱）。如此才可恢復眞實的平衡，帶給身體全然的健康狀態。與此同時，造成體內不平衡的原因也須治療，以防止疾病再度復發。這個因素可能存在於身體、心理或者是病人的環境中。

陰和陽在傳統上是表示相對性：

下圖顯示出陽之中有陰和陰之內有陽，並且雙方是完美地平衡另一方。在圖中心的 S 形表示兩個特性之間的動態平衡關係。這同時表示出純正的生命力的情形——沒有絕對的正面或負面，而是確切地位在平衡的中心，既不屬陽也不屬陰，而屬於二者，因爲如果沒有那條 S 的線型，它們兩者都不成型。這圖是沒有長、寬、高的，它是無限地薄和無窮地延續，因爲這圖表示出貫穿過一切的生命力的波形。這是一種二維螺旋的表現型態。

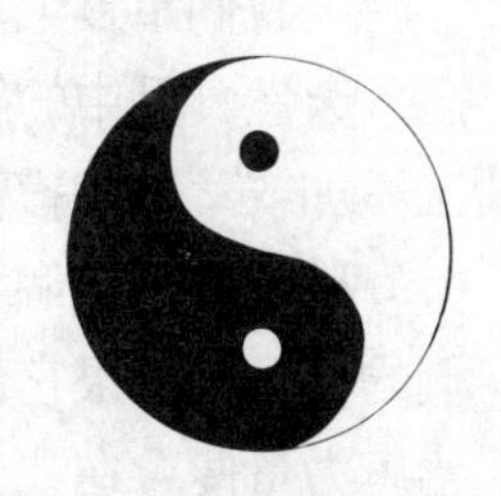

有機食物

「在上帝的餐桌上，提供了我們飲食：樹上的水果、田地中的麥粒和青草、動物的牛奶和蜜蜂的蜂蜜。除了上述的一切，則是屬於撒旦的，引領著罪過和引發死亡的疾病。但是，你們從上帝豐盛的餐桌上所吃到的食物，會帶給你們的身體力量以及年輕，並且，你們將永遠不會遭受疾病。」（來自耶穌基督和平的福音）

近來，已有越來越多人認識到關於有機飲食和健康之間的重要性。雖然之間存在許多不同的學派：長壽健康飲食法、素食主義、全素主義等等。無論如何，各家學派都贊同完整食物的重要性，並且越未人工化越好。作爲一個素食主義者已經並非僅僅不吃魚類和肉類。事實上，最近已有一個新的學派主張我們應吃完整的食物，包括魚類和肉類，雖然沒有摻雜的純肉不容易取得，而且要在午餐時吃下整隻豬是非常困難地，更別說是在晚餐時吃下整頭牛。

過於精製的食品（例如麵粉、白糖等等）是非常欠缺生命力的；並且，即使添加人工合成的維他命、礦物質或者麥麩，仍然無法補足這種原始的能量。含有人造香料以及色素和防腐劑的食物會漸漸地毒害我們的身體。當我們在黑醋栗汁之中添加維他命C時，我們事實上是在破壞以及干擾自然物質中存在的平衡和協調。天然食品中的組成物，是以完美的比例存在的；無須藉由人工添加或萃取來獲得。

相同地，這個道理適用於我們所採用的醫藥，一如適用於我們的食品。如果它們是自然的、有機的、和未處理過的，它們的治癒力量便會在我們體內協調運作，並且幫助體內的自癒力來恢復體內的和諧。自然的食品和醫藥已經在我們的生活中存在數千年了，而人工的食品和醫藥僅存在於近幾世紀中，時至今日，它們的有效性和無毒性仍然受到嚴重質疑。許多食品添加物和藥物

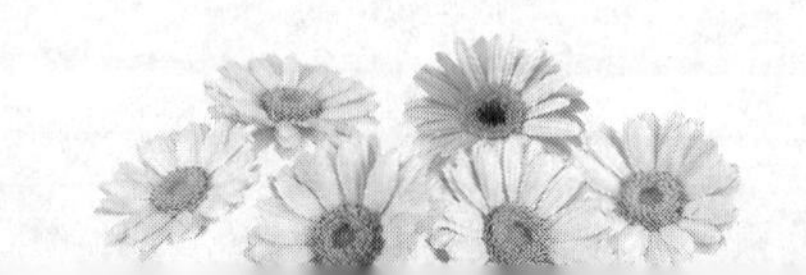

已經被禁止使用，因爲它們被證實對健康是有害的。那我們今天正在使用的藥物又如何呢？是否在二十年後也將被禁止使用呢？

在此指的非天然食品，是指某種對身體健康會產生影響的人工處理食物。這樣處理過的食物會增加身體消化和吸收的負擔，而使消化和吸收過程的效能變低。消化不良和非天然飲食會造成營養不良和毒血症。過於精製的澱粉類食物，比方說像白麵包以及蛋糕，有可能引發腹腔方面的疾病；尤其是存在於精製麵粉中的小麥蛋白質，這種形式是不能被消化的，這便是現在許多成年人以及幼兒都一直發生腹腔方面疾病的原因。食用糖類的習慣，尤其是白糖，最終可能導致糖尿病的發生，這種現象會影響身體控制糖類的新陳代謝能力。

肝臟的主要功能是新陳代謝消化過的食物，若是長期處於必須連續不斷分離出化學製品，尤其是藥物的狀態，它的效率會因而降低。這種情形不僅導致新陳代謝的失調，而且也影響肝臟其他的一些功能。因而造成由營養失調、消化不良和新陳代謝不良所導致的貧血。它可能造成的另一個結果是肝硬化，這與喝下過多的酒精也有關聯，而過多富含油脂的食物，也會引起膽囊的問題，甚而是膽結石。

現下有名爲《冠狀動脈心臟疾病及飲食》的政府出版物出版，其中有超過三百五十篇的相關文章。這個研究事實上是此領域界的標的，並且糾正出一般醫學專業界所忽視飲食及疾病間的關係。他們的忽視是可以理解的，因爲在醫學學派中，幾乎沒有研究是與飲食有關的。然而這個情形也非常遺憾地導致許多醫生認爲飲食和疾病是完全無關的，除了極端營養不足的個案。

在上述的報告中得出如下結論：許多因素會造成局部缺血的心臟病。這些因素之一是肥胖症，是由於經常攝食過多的糖類。另一則是高血壓，這可藉由在飲食中降低食鹽的攝取得以解決。

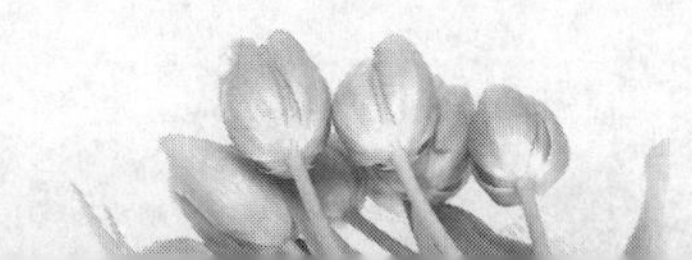

報告也指出，疾病和攝取過多油脂是有絕對的關聯，尤其是飽和脂肪酸（基本上是動物脂肪，相對於植物脂肪）。報告中還建議，英國飲食在脂肪消耗上的持續提升，應該要減少。此外，研究中還指出，飲食中不飽和脂肪酸（基本上是植物油）的增加，可以降低血液中膽固醇的成分。然而，文中也清楚指出，飲食中的改變不一定會減少罹患缺血性心臟病的機會。

一般都相信，在飲食中攝取過量的動物脂肪和糖類，是引發心臟疾病的首要因素，尤其當這兩種因素同時存在時。人們相信白糖比其他各種較不精製的糖類更有害於人體，所以現在愈來愈流行不同種類的棕色糖、人造乳馬琳和奶油等富含多元不飽和脂肪酸的奶油。一般也認爲海鹽是比食鹽較無害，當然仍需適量的攝取。即便你並不是心臟病的潛在病患，維持血壓、體重以及血液中膽固醇的含量在正常以及健康的水準，對你也是無害的。

另一種不健全的飲食會造成的是毒血症。毒血症的狀態是身體組織中的有毒物質達到異常高的水準。這些有毒物質通常不是不該存於體內，就是應該在體內漸漸減低至一個安全水準。一般而言，體內壅塞的毒素是由於有毒物質清除作用的效能降低所導致。這種狀態也許是由於吃得過多，或者只吃不良的食物所造成，有時這種情形還會導致肥胖症，此外還可能導致如蜂窩組織炎或其他皮膚的疾病。這種狀態其實是一個惡性循環。如果整個身體系統，包括排除毒素的器官被漸漸毒害時，這些器官便不再能恰當地發揮作用，而另一方面來說，體內毒素的壅塞也只有靠體內的排除作用才能夠減輕。

毒素可能有兩個來源。首先，它們可能是由食品中的人造色素、人造香料以及防腐劑或者其他化學物質進入人體，或者，也可能是存在於化妝保養品中的毒素透過皮膚吸收而進入人體。大多數的有毒物質，可藉由身體的作用而部分地加以排除，其餘的

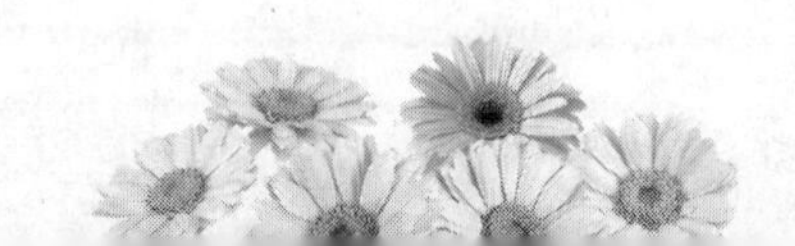

則在人體組織中漸漸地累積。其次，當白麵粉或者是白糖這種物質添加在食物中時，它已不再具有一個有機的形式，而且是難以消化。爲了試圖吸收這些食物，身體實際上還要消耗一些儲存其中的維生素和礦物質。以鐵質爲例，鐵質無法在沒有足量銅的存在下消化。在這些食物被消化之後，通常都會伴隨著毒素的生產。

一般人不會由非天然的飲食中察覺其致病性，這是由於仍有其他的作用在維持身體的健康。有些人僅僅會感到疲勞、無精打采、沉重以及易怒，即使他們沒有明顯的疾病。其他人則會受到更深地影響或開始有皮膚方面的疾病：這個現象是由於身體在努力透過皮膚，去除存在於血液中的毒素。如此，當我們僅針對皮膚疾病作治療，並且壓抑皮膚疾病時，將妨礙身體試圖治癒自己的能力，而使問題更形惡化。

對這種有毒物質殘留體內最基本及簡單的治療之道就是禁食。我無須細述禁食的歷史，但是，這是一個存在久遠的療法，並且，根據耶穌基督和平的福音中，耶穌也曾用這種方式治癒疾病。隱藏在禁食後面的理論其實很簡單。由於個別差異的情況不同，個人的身體能夠在一到四星期毫無進食的狀況下，仍保持正常的機制。許多人都處在營養不良的狀態，那是因爲他們的身體不能吸收他們所吃下的無機食品。這種吸收不良的狀態是由於吸收機制的緊繃，以及長時期不良飲食所造成身體部分的損壞。禁食的過程將帶給這些消化器官休息的機會，並且，使身體的自然治癒能力得以修正吸收機制的不良狀況。在某種意義上，禁食有時反而能治癒營養不良的狀況。然而，禁食期間超過三天或更長，需在醫療人員指導下才可進行。禁食，意指除了水，不食用任何東西，而理想的水應該是純的礦泉水。嚴格地說，如果食用任何東西，就不算眞正在禁食，然而，多數人會將飲用果汁飲料

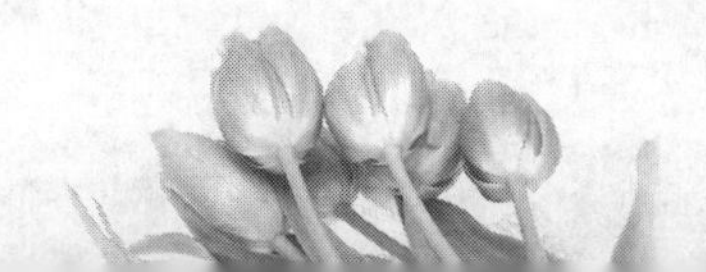

包括在禁食的療程之中。葡萄汁是在禁食期間的最佳選擇。每三小時便應飲用約一酒杯份量的果汁，當然只要覺得口渴時，也可以喝水。在禁食之後，切記要進行健康及有機的飲食，否則，由非天然食品對身體所造成的損害，又將再完全重現。

健康及有機的飲食，基本上便是食用水果、蔬菜、穀類、豆類和一些高蛋白質食品。水果中主要是指新鮮的水果以及少量的水果乾；時令蔬菜皆可食用，無論是烹調過或者未烹調的。穀類包括：米飯、小麥、大麥、燕麥等等；而且米飯或是麥類都應該完整地食用，雖然小麥和燕麥在處理過後也許更美味。豆類包括大豆、豌豆以及扁豆，可選用新鮮或乾燥過後的大豆及豌豆，大豆類有多種選擇，包括黃豆、扁豆以及菜豆。豆類是攝取蛋白質最好的來源，尤其是黃豆。其他高蛋白質食物還包括堅果類、乾酪及一些種子（例如芝麻及葵花子）和酵母。其中酵母含有最高百分比的植物蛋白質，酵母萃取物也被製成許多種類的商品。不可避免地，沒有人可完全遵照這個健康飲食的形式，大多數人還會食用麵包、牛油、乳馬琳、白糖、茶、咖啡等等。以上所述主要是提出了一個理想飲食的形式，如果能夠越接近上述形式，我們的飲食就越健康。（註一）

（註一）在療程指南中提到的「無毒飲食」，便是上述的飲食種類。最重要的，是要排除酒精、過量的茶及咖啡、白麵包、白糖、其他過於精製的食品，以及肉、魚、家禽和其他具有化學添加物的任何食品（如人工色素及人工香料等等）。

以下我歸納出食物中含蛋白質之比例，主要用意是在讓人們知道，不食用肉類，我們也可確保攝入足量的蛋白質。當然，所有的必需氨基酸都須攝取，但是並非僅能由一種食物中獲得，你

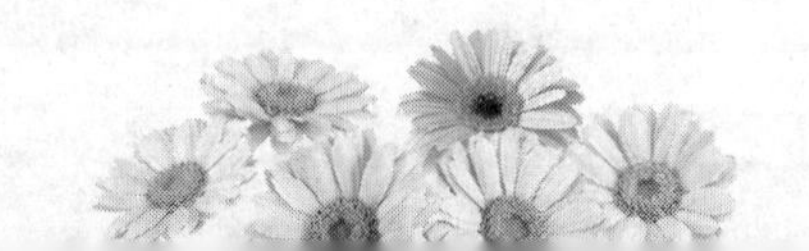

可針對以下的要點，在飲食中選擇多樣的植物蛋白質。

黃豆	35.0	椰子粉	18.8
烤雞	29.6	烤豬排	18.6
炒花生	28.1	鬆軟的白乾酪	15.3
乾酪	25.4	牛肉	14.8
葵花子	25.0	燕麥片	12.1
烤羊肉	25.0	鮮蛋	11.9
菜豆	24.0	培根	11.0
乾扁豆	23.8	米	8.0
扁豆	21.4	牛奶	3.3
杏仁	20.5		

＊以上數字是用百分比表示，資料來源為農漁產食品局之年度營養出版品。此外，酵母蛋白質含量在52％ 。

以上所提供的飲食內容是均衡而且有機的，我們無須再去擔心是否已攝取足量的鈣質、維他命B_{12}或是其他營養素。事實上，人們對於飲食的關心和顧慮，我想應超過我們每日所需維他命量的三倍以上吧！如果體內有疾病，我們便需利用特定的維他命，但這些特定維他命的取得，最好是透過富含維他命的食物，而非一般的維他命藥丸或膠囊。

我總是非常驚訝於有些人可以靠漢堡以及咖啡來維持健康，而其他人則在承受身體的病痛，即使是一些依照有機飲食的人；然而事實上，一般而言，是我們的心理狀態，特別是我們的食物在影響飲食和健康之間的關係。當我們越焦慮時，我們便需求更

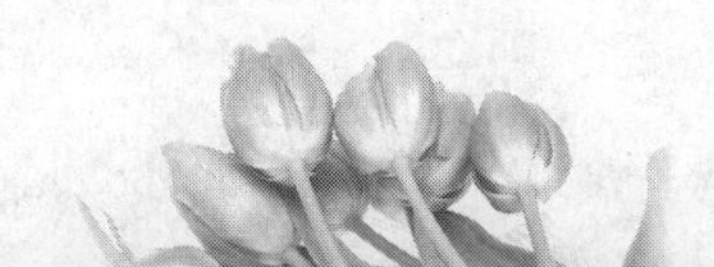

多的維他命，而我們也更有可能因而生病。一種無憂無慮又知足的態度，也許比有機飲食更能將我們引導到健康的生活。

古老的煉金術士爲找出點金石的努力，以及將一個元素變質成另一個元素以形成黃金的努力而受後人景仰。李奧・華生甚至認爲，將金屬變質其實僅僅是要將人類推向完美的一個象徵。科林・威爾遜認爲，煉金術其實是人類試圖與能力的來源、與心靈深處的意義及目標進行接觸，以超越日常意識中的二元性和曖昧不明處。點金石，事實上是打開這個神祕知識之鑰的一個象徵符號。

科學家們一直嘲笑將元素變質的想法，直到西元一九一九年，歐尼斯特・拉塞福證明元素變質可由用阿爾法粒子撞擊元素來達成。一直以來，煉金術士們不斷在尋求元素變質的要素，而科學家們始終在嘲笑元素變質的主意和想法，拉塞福和他以後的其他人，卻在實驗室中完成了元素變質的實驗，而變化的過程也在他們自己的身體裡面發生。現下，當你在看這本書時，這個變化也在你們身體裡面發生了。這個變化存在於這顆行星上的每個植物和動物中。我們曾是那麼熱烈地在向外尋找的東西，居然在我們裡面發生了。就如煉金術士的點金石般，心靈知識的鑰匙，僅存在於我們之間。

路易士・可文，以發現植物和動物間元素的變質而聞名，雖然這個現象古代的中國人就已經知道，但他還發現人體之中，肝臟也存在著這種現象。可文發現小雞能夠將鉀變質。在其他實驗中，他還發現植物在茁壯成長過程中，能夠生產出一些元素和化合物，而且是僅僅攝取蒸餾水後達成。

如果元素的變質在人類肝臟中確實發生，那便可解釋爲何有數百萬的人們仍可設法在粗糙及不充分的飲食下生存，我並不特別指未開發國家的人口而言。就另一方面而言，肝臟受到損傷，

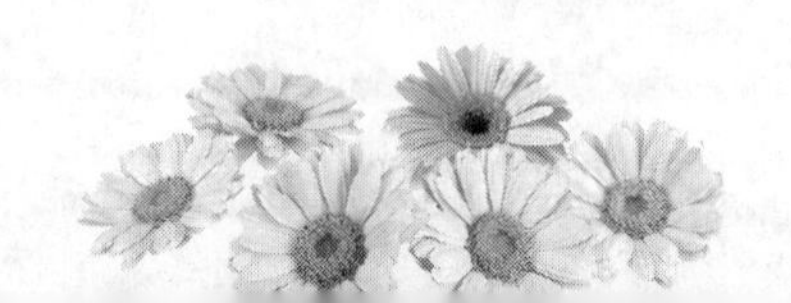

比如說由酒精中毒引起的，可能導致變質能力的退化。酒精中毒與營養不良常聯繫在一起，這通常是因胃口不佳的緣故。只要有營養不良或身體中的營養不足，便應該檢查肝臟的健康狀態。

就我們所知道的，肝臟的主要功能在於新陳代謝消化過的食物，破壞某些物質和合成其他物質。它的功能還有：蛋白質去氨基、分解脂肪、合成維他命Α，形成蛋白質、鋁、以及血球素的血漿、凝血、纖維素原、肝素、抗體和排毒等。由於肝臟高層次的活動，因此產生比身體的任何其他部分更多的熱。如果元素變質發生在身體中任何地方，那一定是在肝臟中，因爲僅有在此身體才有非常高層次的能量。元素的變質提供身體一個自然的方法來滿足它所需要的物質，這種功能主要是由肝臟提供。

只要供給肝臟所有基本物質（蛋白質、碳水化合物、微量元素等等），肝臟便很可能由身體製造出任何需要的物質。然而，如果這些物質提供給肝臟時不是以一個有機的形式存在，這些非有機的物質將會削弱肝臟的新陳代謝能力以及將特種物質變質的能力。我們無從得知生物界是如何進行元素的變質，但是我們可以確信的是，這絕對和拉塞福使用的方法大不相同，因爲拉塞福使用的方法在身體內是不可能的。這個獨特的方法必須發生在有生命的有機體中，合乎邏輯的假設是有機食品將更適合也更容易使這個過程順利進行，而非天然食品卻可能破壞這個過程。

比非天然食品的影響更大的，其實是心靈。憤怒、憎恨、挫折、嫉妒、憂慮都很可能使肝臟損壞，或妨礙肝臟新陳代謝和元素質變的能力。任何形式的擔憂都能夠產生身體的疾病。在最近報告中指出，許多嚴重的精神病患，傾向於在沒有明顯身體疾病前便死亡，精神病患的死亡率也比我們所預期的高得多。

在處理營養不良，或者是完全營養不足的個案中，飲食上的添加或是飲食中的變化還是不夠的。雖然這些調整是應該而且必

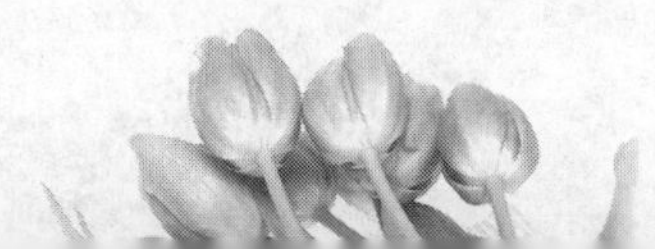

需做的，但是還有特別針對肝臟方面的治療，相關的情緒困擾也要適當處理。而針對這兩個目的，芳香精油皆具有治療的效力，此外，在這種情況下短期的禁食也很有用，有助於使個人的心靈以及身體更加清明。

事實上，我們在某些實驗室條件下能夠將元素變質的事實，並不能解釋元素變質的變化在活生生的有機體中如何發生，因爲在這些有機體中並不存在如此高的能量。讓人受挫的是我們尙不能理解發生這種情形的原因，但是我們確實知道這眞的發生了，而這也顯示出我們對於自然以及生命的眞相多麼無知。也許，我們將會透過鐪反應器或者回旋加速器在實驗室中找到答案，然而另一方面，我們也可能在煉金術士們那麼熱切尋找的神祕知識中找到它。

「這個智慧國度是如此崇高，
以致於沒有理性或科學可以通達此境。
他將不斷挑戰自己，藉由一無所知的知識，
他將不斷攀升，他將不斷超越。」
（十字架的聖約翰）

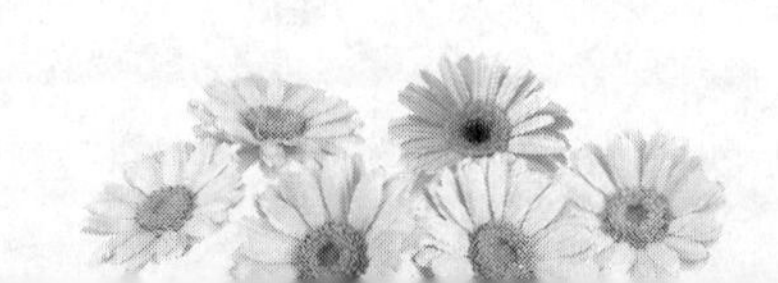

第四章　氣味

「氣味可以產生讓人滿意的效用，而且植物世界的香味更是至高無上，它可以讓人感到如此舒適，沒有任何藥劑師能夠調製出和它們具有一樣特質的藥劑。」

約翰・格那達

原始的人類使用鼻子的頻率必然比今日的我們高出許多。即便是我們想要透過嗅覺來跟蹤彼此的蹤跡，我們會有多少成功的機會呢？我們大多數人都處在一個高度污染的環境中，攝取非天然的飲食，如果你還有抽煙的話，你還會有較差的嗅覺。但是透過禁食的方式，在此期間，你才能夠再次發現你自己感覺的敏銳度，尤其是你的嗅覺。此時，你便眞正能夠欣賞一個新鮮蘋果的氣味，裡面所具有的深度、美感以及細緻。這就像是到另一個世界裡的驚鴻一瞥：你會發現，你所感受到的世界，其實完全取決於你用來感受這世界的感官。

這便是感官對於我們的重要性。我們的鼻子也許並不如我們的眼睛以及耳朵般重要，但是也絕對具有它的價值。我們的嗅覺，事實上，比想像中的味覺扮演更重要的角色。當你患感冒而鼻塞時，你的舌頭仍能明確地分辨出食物的味道，但是，嗅覺的功能卻被削弱了。雖然我們可能已知道，哪些是我們喜歡的食物、哪些食物可搭配出均衡飲食，但是當我們在烹調及處理食物時，我們仍然非常依靠我們鼻子的引導，此外，我們對美食的享受也是一種基本的嗅覺現象。

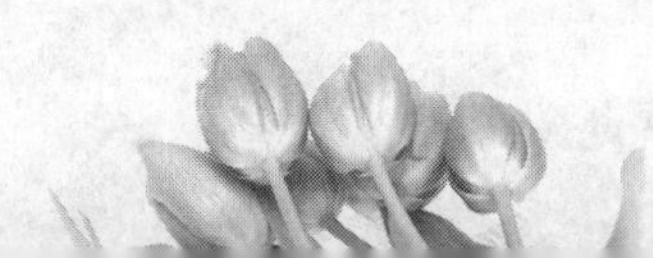

就如同耳朵可以區分噪音和音樂，那麼，鼻子的功能則是在區分好的氣味及壞的氣味；壞的氣味通常都與缺少衛生、腐爛以及疾病有關。在最近，舉例而言，空氣污染的問題越來越嚴重，但即便是在中世紀，煤煙、汽車煙霧以及工業用的廢氣，也都沒有使臭氣瀰漫在歐洲的城市當中。在清道夫幾個月的持續罷工中，我們才再次省思，曾經居住在一個城市中，具有什麼樣的意義。唐・麥肯錫對十九世紀初期的愛丁堡有以下的評論：

「整個我們所稱為排水系統的水塘是非常簡單的。完完全全簡單地。我們必須處理掉生活上產生的廢棄物、渣滓和垃圾，這些我們稱之為『穢物』的家庭廢棄物，這對我們可敬的愛丁堡祖先們而言，是個容易解決的問題。在黃昏以後，居住在這片土地上的家家戶戶，僅需將窗戶用力推開，在『小心有水』的尖叫聲中，污水便接連不斷地倒下來，而這些穢物便在濺潑聲中掉到下面的街道裡。」

我們最常用怡人的氣味來中和不良的氣味，如果十七世紀初期的英國人還未養成沐浴的習慣，但是至少也已經開始使用多種不同的香水。埃及人用香膏及香料將死者製成木乃伊，他們用帶著芳香的物質來對抗瘟疫，而教堂以及皇室和個人的處所，都會用帶著香味的物質薰香。此外，人們也認爲各種疾病都帶有它們個別的氣味。唐・麥肯錫寫到：

「上一世代的醫師大多認為斑疹傷寒帶有一種死寂、討人厭的氣味，而天花的氣味更是可怕……還有其他疾病的氣味，然而，這些氣味並不如此強烈而且也都不大一樣……急性風溼病便是其中一種具有酸性氣味的疾病，我發現有時我能在急性腎

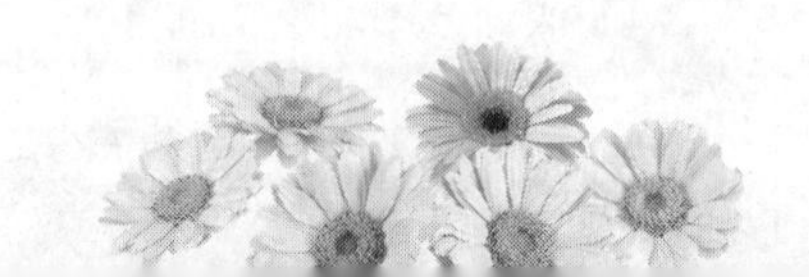

臟炎中也偵察出它獨特的氣味，是一股類似穀糠般的氣味。而大出血散發出的氣味，特別是對於產科醫生而言，更是不可能被誤認。」

就糖尿病患者而言，我們可在他們的呼吸以及尿液中發現如同指甲去漬油般丙酮的氣味。

培根則說，在發生瘟疫的期間，有時會伴隨著一股香甜的氣味:

「就如之前所說的，在幾次大瘟疫發生的期間，都沒有伴隨任何的氣味。而有些報導中指出，有些地方在瘟疫發生期間會有氣味出現，這種氣味通常就如同甘美多汁的蘋果所具有的氣味；而有些人則認為，這個味道就如同五月花的味道一般；也有人覺得這種如白百合花、驢蹄草和風信子等鮮花般的味道，便是瘟疫的病源。」

我們在這裡能夠再次看見順勢療法的原理，也就是用相似物治癒相似物。

呼吸、排汗、尿液和排泄物的氣味提供了一個研究的主題，不過，對於現今的診斷卻無臨床上的幫助——這個方法已較少採用，雖然在數世紀以前，醫生大多用這個方式爲診斷的依據。

大多數一些具強度傳染性的疾病，都會伴隨著一種令人不悅的氣味，這是否意味著這些可以散發怡人香氣的治癒藥劑也是最具抗菌的效力嗎？這些藥劑不僅能掩蓋住不良的氣味，而且還能有效地消滅細菌；因此，這些藥劑常被用來作爲空氣清新劑、芳香劑和抗菌劑。

儘管人類的嗅覺並不像狗或者蛾那般的敏銳，但是理論上，

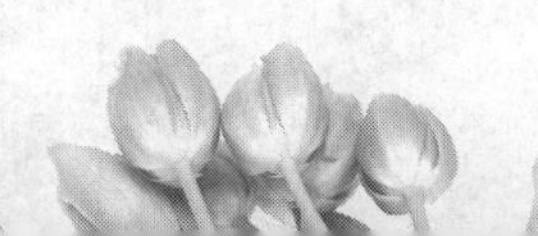

我們的嗅覺應屬相當敏銳。人類鼻子可以偵察出溶於水內，兩千萬分之一的乙二硫醇的存在，並且可以區分出這並非清水。但這是一個較爲例外的例子，較具代表性的數字是萬分之一，若是較高一點的濃度，如千分之一，人類的嗅覺已可辨認出是何種物質了。此外，人類的嗅覺也能分辨數千種的不同氣味。

令人驚訝的是，我們對於人類視覺及聽覺的現象已有較多的了解，但是仍然並不確切地明瞭嗅覺的生理現象。這並不是由於我們對於嗅覺器官的結構缺乏足夠的知識，而是嗅覺器官的功能對我們而言，仍然像是謎團一般。鼻腔頂端是由黏膜所覆蓋，在這黏膜的薄層裡伸出很微小的毛髮；我們還不確定這微小的毛髮究竟是由黏膜之下生長出來，或是生長在黏膜上。這些微小的毛髮形成柳條狀嗅覺神經細胞的頂端，那裡的每一個嗅覺神經細胞，都含有六到十二根不等的毛髮。這些毛髮實際上是神經中樞細胞延伸出來的組織，因此，嗅覺神經系統，在所有感覺神經系統中是一個例外，在嗅覺神經系統中，神經元細胞和刺激源之間產生極爲完全直接的相互作用。每一個神經元的另一端都是直接導引至腦中的嗅球。嗅覺系統接受刺激作用後，便能產生對神經系統即刻而直接的影響。

要有空氣的流動，嗅覺才能持續下去，這是由於散發出氣味的分子在一個很短的時間內，便會將它的能量用完，因而它們必須被新的分子所取代。另一個有助於理解氣味的屬性是「嗅覺消退」。如果我們多吸入了同一股氣味幾秒鐘，我們對於這股氣味的嗅覺便會開始消退，而也可能就徹底地消失。這個現象在一些特定的氣味上較爲明顯。而唐・麥肯錫注意到，當我們嗅到最不喜歡的氣味時，上述這種「嗅覺消退」的現象卻幾乎好像完全不會發生！

上述事實顯示出，相較於我們的其他知覺，嗅覺具有較高的

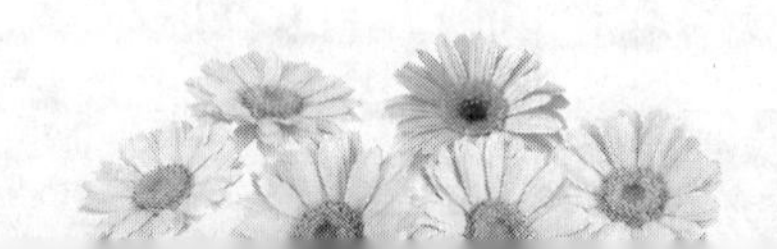

動態。嗅覺的發生是即刻的，然後也會很快消退，嗅覺並不像其他知覺一樣是持續不變的。以嗅覺消退的現象而言，我們能夠藉著聞不同氣味來改變嗅覺消退的影響，但是，我們還有「嗅覺疲勞」的現象。即使持續聞不同味道的東西，過了一段時間之後，我們的嗅覺仍會變得越來越不敏銳，到最後幾乎已不能再聞出任何味道了。我們的身體告訴我們，要產生嗅覺的反應，只要一點點的份量便已足夠。調香師絕少採用百分之百的純香精，而總是使用稀釋過的調香成分。「嗅覺消退」和「嗅覺疲勞」對調香師而言仍然是一大考驗。此外，他們還必須考量的一個事實是，大多數的氣味會直接對身體產生某種作用，尤其是對神經系統。

在西元一九七五年七月份的《香皂、香精及化妝品》雜誌中，便刊出一篇針對此問題的文章：

「我們必須記得，無論是遠古或是近代，在諸多研究中，都一再強調芳香精油及它們的化學成分在藥學上的作用。在這樣的理論基礎下，各種精油都具備不同程度的抗菌性、誘導性、催眠性、催情性、滋補性、起泡性以及止痛性。因此，我們並不驚訝，這些材質無論是化學合成或是天然的，吸入其散發的蒸氣後，有些會在體內產生某種攻擊病源體的狀況，而使體內器官產生過敏現象。上述情形所指的便是瞬時中毒和區域性的發炎現象。」

除此之外還有頭痛、噁心和過敏症。吸入過多的精油蒸氣會造成頭痛或其他症狀。而一種接著一種的，吸入許多不同種類的精油蒸氣，還會更快地產生更明顯的症狀。

這一點是應該要強調的，因爲芳香精油是屬於強效性的治療劑，因此，我們應該適當的加以使用。吸入多種不同芳香精油的

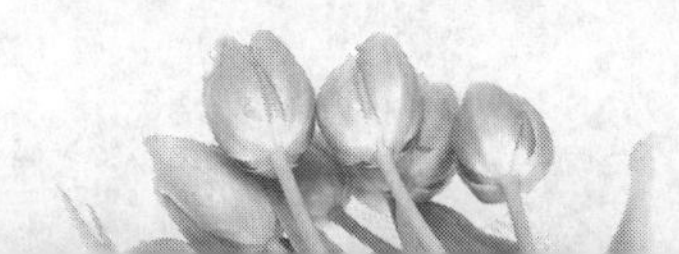

蒸氣必定導致神經系統的混淆，如果你堅持繼續嘗試下去的話，便會發現這將導致強烈的頭痛和極端噁心的現象。但是調和不同芳香精油的情形則不相同，混合的芳香精油是在同一時間用到許多不同的精油。在混合的精油中，不同芳香精油的特質是相互並存而且彼此間相互平衡的，因此，混合的精油事實上是形成了另一種具有各種芳香精油特性的精油，因此使用混合精油並不較單一精油的效果爲差。

據說黑人比白人更會調配出好的香水：這是由於他們對氣味的知覺較一般人更爲敏銳的緣故。因爲他們的嗅覺細胞和包裹著他們的皮膚細胞都有色素細胞。這種現象與視覺辨色的過程是相像的，也是與多種色素細胞有所關聯。目前我們對於嗅覺細胞中色素細胞的作用還不清楚，但是，我們可以推測它對於分辨氣味的重要性，正如同視覺色素細胞對於辨認顏色的重要性。從這些色素細胞，我們能夠在嗅覺和視覺之間找到一個相互的關係，也許它們僅是相同波動所表現的兩種不同類型。

我們發現，氣味分子所散發出的波動恰好與我們已知的電磁波規模吻合。丹尼爾· 麥肯錫便提出一理論：我們也許具有二類嗅覺感應機制，而且，兩類是同時進行作用的。其中一種屬於化學類，這取決於我們所眞正吸入體內的有香分子；另一種是波動的，透過這個波動的機制，即使散發氣味的分子沒有到達鼻子，我們仍能感覺到氣味。他並且引用雌性大孔雀蛾的情況爲例，雌性大孔雀蛾可引來幾英里遠外的數十隻雄性大孔雀蛾，即使牠們正逆風飛行，而這個狀態下雌性大孔雀蛾的氣味根本沒辦法發散到雄性大孔雀蛾處。

上述理論不可與現代的嗅覺解碼波動理論混淆，現代嗅覺理論主張，帶有氣味的分子，它們在不同的介質中，會產生不同頻率狀態的波動，並藉由波動將訊息傳達給嗅覺細胞上的嗅毛。這

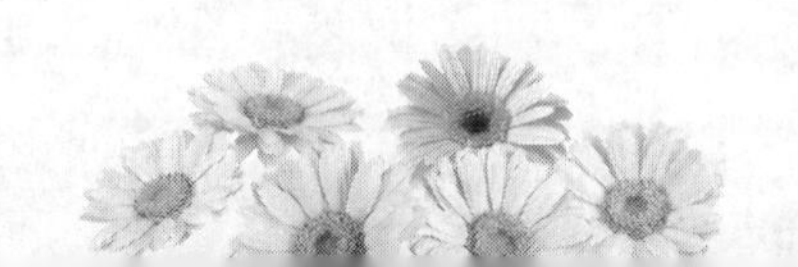

個理論現在廣為流行，但也爭議不斷，因為它有個強勁的對手跟它唱反調。萊特，一位美國的研究學者，在他一九五四年出版的文章中指出：如果嗅覺知覺是與分子波動有所關聯，在量子學和熱力學的基準上，則相關波動的頻率必定可以對應到光譜中遠紅外光的部分。到此，我們再次發現顏色和嗅覺之間存有某種關聯。遠紅外光的光譜其實與可見光光譜非常接近，而我們稱之為「不可見之色彩」。所以，如果氣味不是不可見色彩，那又會是什麼？在克立普和魯賓的《基爾良靈氛》一書中，他們表示，如果嗅覺的知覺和電磁波有關聯，那麼，人們應該可以用皮膚來感覺到氣味。這個理論聽起來荒謬，但其實不然。雖然我們知道皮膚對芳香精油可以產生反應，但還有一些讓人深感驚訝的事實，那就是有一些人能夠用皮膚看見東西。在俄國的實驗中，普通人可在幾小時內的訓練之後，便可以具有藉由觸覺來識別顏色的能力。據說，每一種顏色都有特殊的質地；黃色讓人感到「光滑」，紅色讓人感到「黏著」。此外，經由其他的訓練，甚至不必實際觸摸到物體，就可以區分出顏色的不同。蘇聯的科學學院曾經徹底地檢查過羅莎・庫索娃，她可以用她的手和肘看見東西，甚至她還能完全不用拿到報紙就可以閱讀新聞。如果人們能夠用皮膚看見東西，也許皮膚還可能具有嗅覺的功能。

以LSD為例，在這種迷幻藥的影響下，人類的知覺經常會變得模糊。因此有些人服用了這種迷幻藥之後，聲稱可以「聽出」東西的口味，「聞出」東西的顏色，並且「看到」音樂。很明顯地，嗅覺、味覺和聽覺之間是有某種程度的相互關聯，而且這三種知覺都具有療癒的潛力，而且很可能可將之結合起來。這實在是一個值得進一步研究的課題。另一個有關嗅覺機制的現代理論，則是認為嗅覺是與有香分子的形狀有關。阿莫發現圓形分子會發出樟腦般的氣味，圓盤形分子會發出花香的氣味，還有楔形

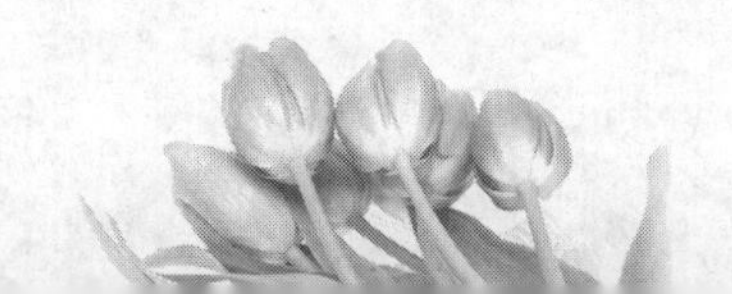

分子會發出類似薄荷的氣味。這個理論與波動理論並沒有相互矛盾，而且相同的嗅覺現象可以由上述理論解釋出兩種模式。無論是就嗅覺、視覺以及聽覺而言，分子的形狀其實也是波動現象的產物。

麥肯錫所提的精微波動理論和一般的物質波動理論相較，與我們所謂的第六感有較多的關聯，這是一種超出知覺的感覺。每個物體都具有精微波動的現象，並藉此顯示出物體分子的形狀、氣味、顏色或者是聲音。敏感的人不需要額外的知覺便能夠直接地發現這種波動的現象。有些醫生可以察覺出造成疾病的波動。他們可以直接區分出這種波動，不僅僅是找出波動的位置，而且還可以知道這是什麼樣的波動，有些醫生可以用自己的身體來產生治療的波動，或者使用一些媒介來產生這種波動，例如芳香精油。

芳香精油是自然的、有機的物質，就像母親乳房的母奶一樣，它們是植物的一部分，而不是從植物分離出的物質。但要在蒸餾以後將它們保存在恰當的狀況下，否則它們會失去有機的特性以及療效。雖然從植物中提煉出的芳香精油並不一定與植物本身的特質完全相同，但是，絕大部分的芳香精油大都承襲藥草植物本身的特性。芳香精油也許並不具有藥草植物的所有化學組成，但是，它們卻具有相似的波動，而這也是爲什麼通常芳香精油與藥草植物會有相同的性質。芳香精油雖然不是藥草植物，但是可以代表藥草植物的特性，而且具有與藥草植物相同的性質。芳香精油，顧名思義，是比藥草植物更爲濃縮及精微的物質；因此它的作用可以發揮出更高的層次，而且在情緒方面的效用也更爲明顯。

爲什麼要用天然的芳香精油？爲什麼不乾脆用聞起來好聞的任何物質或者是化學合成物，不論它是否屬於天然物質？主要的

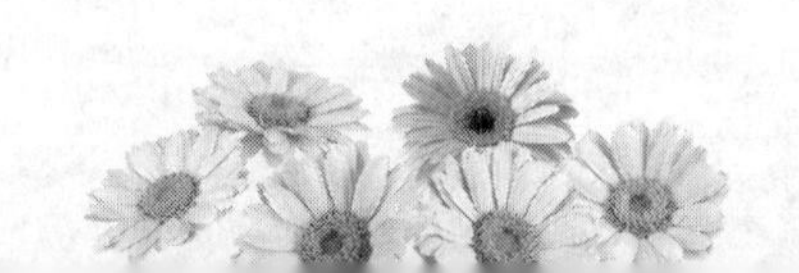

原因在於那些化學合成物或者是無機物質，並沒有具備任何的「生命力」；它們是沒有動能的。有機成分僅存在於天然物質中，就比如是芳香精油。「有機的」這個意義是指「組織性的」，這種特質是指在整體的物質中，各部分間會產生系統化的協調，因此，天然的物質具有一種人們不能複製的架構。我們能夠合成化學製品，但是我們無法重整物質的架構而將之變成有機物。例如，我們將一個蘋果置入榨汁機中，我們可以分別得到果汁及果泥。如果我們再將蘋果的果汁和果泥放在一起，還能再得到一個蘋果嗎？蘋果的架構已被完全破壞，而世界上沒有一位科學家能夠再度複製那個架構。我們現在由蘇聯基爾良攝影的實驗中得知，每一個具有生命的有機物質都會藉由光的形式散發出輻射線，這便是「生命力」的一種表現，就是這種力量給予我們生命。我們也知道，無機的藥物通常會產生不良的副作用，而且這種影響經常還會累積在體內，雖然在幾年之內並不會顯現出來。所有物質都是化學組成的，但是天然物質如芳香精油，卻具有僅有大自然才能賦予的架構，它們才具有生命力，此外，還有一種只能在生物中才能找到的脈衝。將有機物的無害歸功於它的天然性質似乎是一個合乎邏輯的假設，人類和一般的花朵一樣，都具備相同的生命力，人與花也可藉由這相同的生命力和睦共存，花朵將其無害的有機架構提供給人類有機的身體，以巴赫花精療法爲例，巴赫花的療效是源自於巴赫花本身的生命力（還有其他的有機架構）以及巴赫花本身的化學成分。

儘管大多數芳香精油的化學成分十分複雜，但現在人們已經可以對它們的化學組成作一完整的研究分析。現在可以藉由人工方式將正確比例的化學組成物合成芳香精油，而採行這個做法的唯一理由是爲了能製造出比天然精油更便宜的精油。人工合成精油的香味並不優於天然芳香精油，反而經常有相反的情形發生。

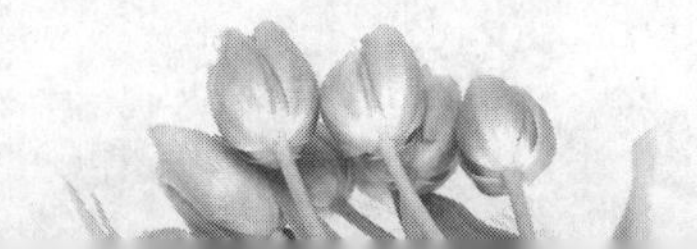

此外，人工合成精油是否仍具有天然芳香精油的療效，仍是未知數。

芳香療法的材料都是天然的，有植物精質以及植物種子榨出的基礎油。我們從不採用由動物體抽取出的芳香劑，例如是麝貓、麝香和海狸油。並不只是因爲這是來自動物的內分泌腺或性腺，而是這些芳香劑的產出都與動物體的死亡以及痛苦有關。而具有死亡以及痛苦的波動是絕對沒有療效的。正是基於相同的原因，如烏龜、鯨魚和魚肝上的脂肪我們也不使用。不用贅述，自然療法中的「素食原理」也是基於同樣道理。此外，我們也不使用礦物油，因爲礦物油也是出自死亡的物體，自然就沒有天然的生命力在其中，所以，也就不可能具有實際的醫療價值。

由於現代科學研究分析的能力，我們已經發現某些藥草植物對特定病症有很大的幫助，這強化了自古以來經驗累積下的大部分知識。舉例而言，我們現在知道由洋甘菊中萃取出的芳香精油裡面含有一種稱爲天藍烴的物質。天藍烴（此名稱是出自於它的顏色）是一種抗發炎的藥劑，所以洋甘菊可用來治療皮膚發癢、發炎以及結膜炎等等。（非常巧地，我們發現一個有趣的現象，天藍烴是藍色的，在光譜中，藍色剛好在紅色的對邊，而紅色則是表示發炎的顏色。）天藍烴也常常添加在皮膚保養霜當中。雖然藥草植物的功效來自於當中的特定成分，這並不表示將這個成分分離出來並加以合成後，會產生更好的功效。在瓦涅醫生所寫的《芳香療法》一書中指出（以下是我的譯文）：

「天然的、沒有摻入雜質的芳香精油，已經證實比其中的主要成分還更具有效力。……在一九〇四年，在卡柏大廳的發表會中，我們看見尤加利精油的防腐效果比它其中的主要成分，桉油醇的效果更佳。」

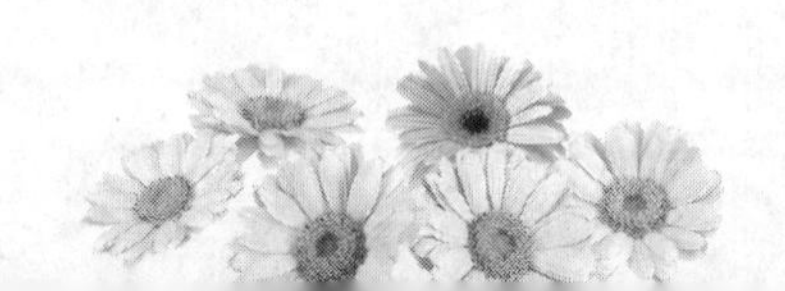

造成這種現象的原因，很可能是由於芳香精油中的微量成分對於主要成分發揮協同作用的影響。我們再回來談到有機並且具有整體性的完整物質，如果遭受到破壞之後，則會喪失本身一些效用。基爾良攝影術讓我們了解到，當樹葉周圍的光暈衰落時，樹葉便會枯萎。而相同的是，當有機物質的生命力，或者是周圍的光暈被破壞時，物質本身也遭受到破壞。

將純露或是芳香油塗抹在身上以治療內科的疾病，已有長遠的應用歷史。很可能芳香療法最早的形式是藉由吸煙或者煙燻法，在古埃及和巴比倫以及在英格蘭的盎格魯撒克遜人都有如此的療法。原本，吸煙和燃燒香料是相同的事情，主要用在治療精神方面的病症，可達到驅除惡靈以及淨化的功效。女人在月經和生產的期間，經常都要接受煙燻法。也許是因爲在這些期間，她們被視爲是不潔的；也有可能是因爲藥草植物在這些狀況下使用，會對周圍環境產生淨化效果。

西奧法提斯提到香精的醫療性質，以及藥膏和糊藥對腫瘤和膿瘡的影響。他寫到：「如果一個人在他的腹部和胸部放上一塊藥膏，他的呼吸中會產生一種淡淡的香氣。」在十四和十五世紀中的英國藥草學家，經常用塗抹芳香精油在皮膚上來治療疾病。這是《藥草》一書中所提及的其中一種芳香精油：

> 「如果男人將精油塗抹在受感染的私處前後，將可減輕疾病時的疼痛，如果女人也用同樣的方式塗抹的話，將可潔淨母體，使之易於受孕。」

以上所提的私處是指生殖器官；而母體則是指子宮。至於所提到的芳香精油，現在看來很難去分辨到底是哪一種，不過很有可能是「杜松」。在覆蓋著器官的體表前後用芳香精油按摩，是

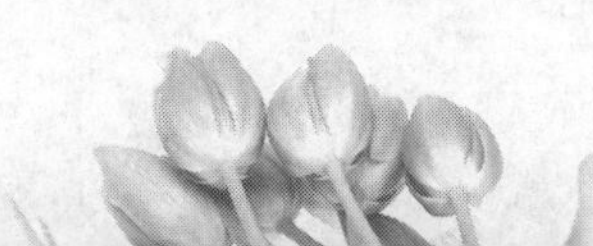

芳香療法中最有效的一種體外治療法。

藥草植物在浸泡以及熬煮之後，可用在洗澡或者外敷的外用治療。提倡這種類型的藥草植物治療法中，最享有聲譽的是一位法國人，莫利斯・孟塞格，他最近出版了一本自傳名爲《論人與植物》。孟塞格對於藥草植物的使用都是以外用爲主，他總是自己採藥並將之曝曬。由於他的處方如此地有效，便漸漸從村莊的小農夫晉升爲治療師中的翹楚，而他的病人涵蓋政商名流以及王宮貴族，像是英國總理邱吉爾等等。

在多年的藥草治療生涯中，他得以累積許多成功的經驗。他的一位同事將孟塞格經常使用的處方編輯成一份目錄，其中哮喘的治癒率達百分之九十八，失眠和偏頭痛的治癒率是百分之八十，溼疹是百分之六十，慢性風溼病爲百分之三十，不禁讓我們感到好奇，孟塞格的醫療成就實際上應歸功於藥草植物還是他個人呢？他藥草植物的知識大多是由他的父親傳授的，而他的父親也是傳承自他的祖父。

孟塞格僅僅使用少數幾種藥草植物，而其中芳香藥草約佔一半。這些芳香藥草包括洋甘菊、薰衣草、香蜂草、薄荷、玫瑰、鼠尾草和百里香。孟塞格的治療方式以外用爲主，包括腳部和手部的浸泡、臀部的浸泡、陰道的灌洗、濕敷、按壓和漱口。這些處方大多交由病人自行在家使用，而且通常至少每日使用一次。純露的使用和芳香精油的使用一樣歷史久遠而且是平行並進的。在蒸餾法發明以後，治療時使用純露較芳香精油來得更爲普遍，而且當時每戶人家都有自己的蒸餾室，富足的家庭則有特別的房間進行純露的蒸餾，而且還聘用專門的蒸餾師來進行這個工作。

我們可以藉由將芳香精油與水混合來製造純露，雖然與蒸餾得來的純露不完全相同，但是這二者之間有類似的性質和波動。純露在上述的所有用途上都有極佳的表現，其他進一步的使用細

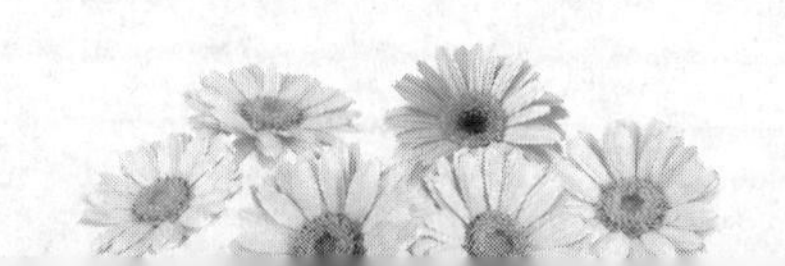

節在「泡澡」一章節中會做更多的說明。雖然嚴格地來說，芳香精油並無法溶解在水中，但是芳香精油與水混合後卻產生一種具有極佳療效的產物，而且可併用在許多其他的治療方法中。水可以說是吸收波動最好的介質，當然也是所有生命體中的基本物質。水對於芳香精油似乎有種催化的作用，有助於使芳香精油發揮出它的治療效力，同時還產生一種調和的作用，就像是將原本活體植物中的平衡狀態再次重現一般，純露甚至比植物體本身更爲精微和具有動力。

孟塞格基礎的治療是腳部和手部的浸泡。我們很難說清楚這些療程是如何發揮效果的，但是這些療程確實有效卻是不容置疑的，此外，腳浴和手浴比一般全身式的泡澡還更爲有效。有趣的是，我們可以注意到在針灸療法中，許多重要的針灸點都在肘下及膝蓋下方。

摩利夫人則似乎較少使用純露進行治療，她爲了找出外用療法中最理想的方式，便將芳香精油和植物油加以混合，因而發現皮膚具有親油性，而且植物油比礦物油更容易吸收。所以她認爲芳香精油按摩，可以讓身體同時享受芳香精油及按摩所帶來的好處。她還提出一個「個人處方」的概念：便是將適用於個人或是與治療個人疾病有關的四、五種精油混合在一起。她認爲生病並不僅是身體狀況的單一事件，而是與個人的生活模式、姿勢和個性有密切的關聯。世界上既然沒有人是完全相似的，因此每一個人都會需要一個「個人處方」。就如同順勢療法醫生的方式一樣，當病患的病情改變或進步時，她便會爲他們變換個人處方，因此幾乎沒有病患是使用相同的處方。

一開始時，摩利夫人僅讓病患用吸入法來吸收芳香精油，但是發現這種療程僅能提供暫時的康復，而無法達到令人滿意的結果。她處理的大多數病況是針對外觀上的問題：皮膚問題、肥胖

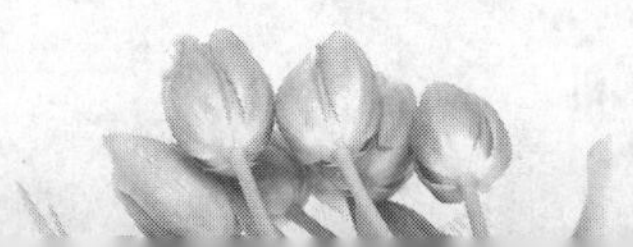

症、掉髮等等。她並不樂意推薦口服芳香精油的用法，但是她發現芳香精油仍能透過皮膚進入身體。她寫到：

「如果我們能讓芳香精油透過皮膚來到細胞之外的空間，並且進入組織間，並讓它們在恰當的時間及律動狀態下擴散出去，那我們便可以此建立一套新的療程和新的方法，至少是一種更安全、有效、不危險的方法。」

芳香精油透過皮膚的滲透作用速度較慢，且擴散面較廣，因此會比吸入或者口服更爲安全。可選擇用油脂或是純水來溶解芳香精油。以純露而言，其實只有有香分子能穿透皮膚，因爲皮膚具有防水性。

爲了使滲透作用得以有效地發生，皮膚本身應該是要處於理想的健康狀態。如果皮膚或是體液中壅塞著有毒物質，則在進行芳香療法時，需同時進行禁食或者節食。摩利夫人對各種物質，尤其是芳香精油對於皮膚的滲透性做了完整的研究。研究結果顯示，能透過皮膚的物質事實上也能擴散至整個身體，她解釋說：

「這個擴散現象是根據細胞外和胸腔間的體液以及血液、淋巴液和細胞膜的交互作用。這些滲透進皮膚的物質藉由體液而被輸往器官，且經由器官的篩選後保留下來。在一個健康人的體內大約要花三到六個小時才能完成整個過程，那麼在一個體液呈現黏窒的身體中，可能要花六到十二個小時才能完成。此外，我們臨床的經驗告訴我們，在完全穿透和半穿透的自然狀態中，這可能僅需要更短的時間去完成。」

芳香精油經由皮膚滲透進身體後，會藉著體液輸送到全身，

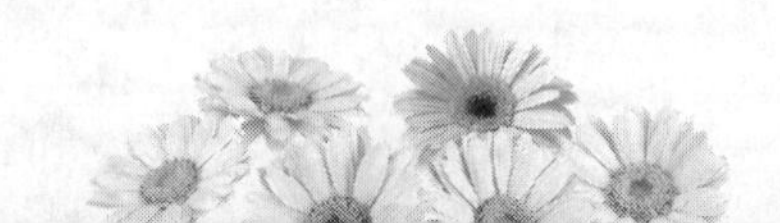

就如血管中的荷爾蒙一樣，只是芳香精油並沒有被限制在特定的體液系統中（比如說是血液）。這樣的方式也許比口服芳香精油還更爲有效，因爲在這種方式中，芳香精油是適當及穩定地擴散到我們全身。當芳香精油直接塗抹或是溼敷在病痛部位時，便可直接滲透到皮膚包裹下的器官上。

摩利夫人發現，她的「個人處方」經常反映了當事人的身體狀態，而不是在對抗其身體狀態。顯然地，這符合順勢療法中相似物治療相似物的規則。當濃度百分之一的芳香精油滲透進皮膚而在體液中擴散出去，它在細胞膜上的作用必定與順勢療法作用的現象極爲相似。事實上，當芳香精油的用量極少時，芳香療法的效力並不僅僅依據順勢療法的原則，而且還基於植物體本身的波動及含有的化學成分。

芳香精油的蒸散速度都不盡相同。蒸散最快速及重量最輕的芳香精油分別是尤加利精油及橙油，蒸散最慢和重量最重的芳香精油分別是廣藿香和檀香，在這些極端之外的所有其他精油，各個都以不同的速度進行蒸散作用。這個訊息對於調香師而言相當重要，他們以此爲依據來調配出一個不但香味持久而且同時兼顧氣味平衡的香水。他們將香精蒸散的程度分爲三類：高音類是氣味最輕的芳香精油；依此類推還有中音類以及低音類。低音類的芳香精油被用來當作定香劑，目的是要將蒸散較快的芳香精油固定住，如此使香氣盡可能維持越久越好。高音類的芳香精油是香水中我們會最先聞到的氣味。芳香療法師在混合精油時要注意到精油之間的平衡，不單僅是氣味的平衡，還有芳香精油內各種元素的平衡。

以上三種類別的芳香精油都各具不同的特色。摩利夫人建議：低音類的精油可作用於細胞與自主神經方面，進而對這些組織產生正面影響。低音類精油還可使人具有堅強及鎮定的特質，

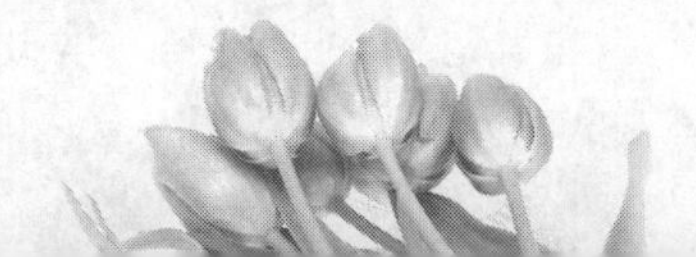

對於緊張、情緒不穩定以及容易激動的人極有幫助。低音類的精油包括了大多數的樹脂類以及木材類的精油：它們會對皮膚產生作用，在慢性病的治療上最爲有效。此外，它們也是人類最早使用到的芳香精油，對於治療經常長久站立或是童年時期造成的病症很有幫助，也常用在治療老人病。

中音類的精油主要會影響身體的消化、身體的運作以及新陳代謝的功能。大多數的香料類精油都屬於這一類，例如豆蔻、胡椒等等，還有許多藥草植物像是薰衣草和薄荷等等。除此之外還有羅勒，可用來治療注意力不集中或者是消化方面的問題，牛膝草可用來治療高或者低血壓，快樂鼠尾草可用來治療月經不順。在任何的調和精油中通常至少會有一種中音類精油，如此才能確保蒸散快速和慢速、沉重和輕盈的元素之間能產生連結。

高音類芳香精油的作用力是最快速的，對於治療極度無活力、憂鬱或者生氣低落的病症具有很好的效果，這是因爲它們具有刺激和提振精神的效果，高音類芳香精油包括迷迭香、杜松和鼠尾草。上述這些研究觀察的結果可用來當作調配個人處方時的指南，但是並不是在每一種情況下皆適用。因爲每個人各有自己特別喜好的氣味，在調配芳香精油時應將這個因素考慮進去，當然個人的身體狀況和精神狀況也須一併考慮，還有個性、生活態度及個人的病況等等。我們身體健康和生活狀況是密不可分的，而每一件事物都會對我們的生活產生影響。

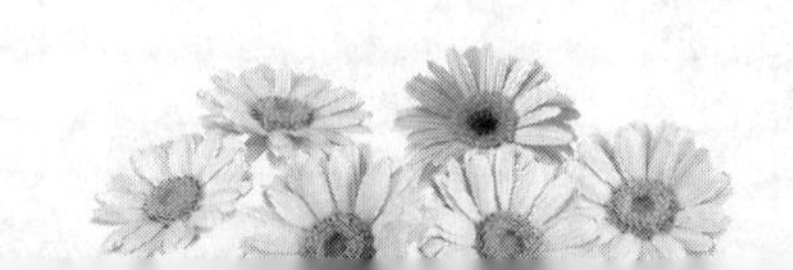

第五章　身體

「醫藥有助於協調人體中的各個部分，以確保身體機能的健康……」

「人體就像是羽管鍵琴，當琴弦過鬆或者是過緊時，彈奏出的音色便會走調，生病時的狀況便是如此……」

「現在，自然界的一切物質被人類大量使用以滿足人類的需求；人們在醫療的奧秘中可以找到一切……」

「當人體內的羽管鍵琴出現走調的情形時，可以試著在廣闊的自然世界中去尋找可能的良藥；對於身體的任何病痛，一定可以依此找到一個適合的解決方法。」

The Aquarian Gospel

在十八世紀期間，人們大量使用芳香類樹脂、藥草植物及其提煉出的芳香精油在醫療用途上。隨著十九世紀的進展再到二十世紀，逐漸形成一個步調緩慢但是受人肯定的趨勢。香精的貿易量膨脹，但同時醫療藥物的研究也變得越來越朝向化學製品的應用，而研究的重心也漸漸放在化學藥物的發現和合成。雖然早期的藥草學家主要考量病人的情緒以及冷、熱、乾、溼等屬性的程度，即便他們並不具備藥物與疾病的相關知識，也都能成功地治癒病人的病情，他們的做法並不是試圖壓制傳染病，而是去盡可能讓病人恢復健康——而這似乎是一個更正確的方向。

雖然早期的藥草學家有時會使用含有芳香精油的香品，並試圖用各種方式壓制住傳染病，但是由於他們忽略了劑量的重要

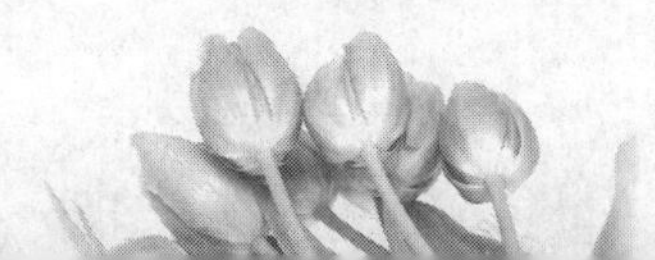

性，因而這樣的處方有時會導致失敗。我們若想試著修正早期藥草學家們的失敗，就要對每一種特定的疾病或症狀去調配出適當劑量的精油調和油，這樣的話，不但可以避免一般化學藥物所會造成的傷害，而且還能增進病人的健康。當然，芳香精油並非萬靈丹，有些時候我們還需要藉由外科手術或者抗生素等方式。但是，芳香植物中已經蘊含大量以芳香精油的形式存在的抗菌劑，而對於芳香精油的相關研究如此繁多，因此本書也只是列舉一二而非呈現全貌。

有些化學藥劑師會堅持他們了解所有的芳香精油以及它們的特質，而且實際上他們在每一種病症的治療中，都發現能找到比精油更有效、更強大、更便宜的化學合成藥物。但是他們可能不會告訴你，那種效用越爲強大的藥物，絕對會有越高的潛在性傷害，而且他們根本不了解相對於無機物質，有機物質對人體所能帶來的益處。

十九世紀時，當香水的貿易取代了大多數的芳香植物時，我們也同時看見由非天然藥品漸進式地取代了天然藥品。然而，若是要完全治癒人們的病痛，並不僅僅是治療身體的疾病，還必須能夠發現顯微鏡下以外的因素。就以一般的感冒症狀爲例，到目前爲止還沒有發現任何藥物可以治療此種疾病，如果有人眞的找出效力十足的感冒藥，那反而是一件令人遺憾的事情，爲什麼這樣說呢？那是因爲這樣的藥物將會壓制住人體自發的自癒過程。爲了找出這種根除感冒的感冒藥，我們已花費了大筆的研究經費，但截至目前爲止，那些饒富學問的美國人還是沒能發現任何的結果，這主要是因爲他們發現到至少有一百一十三種不同的病源會引發感冒！他們並非像古代醫師一樣以病人的情緒爲考量，而且更不能忽視的便是治療受風寒這樣的感冒症狀，是要用「熱」來加以治療。這並非指一般的熱，而是由天然藥物中所生

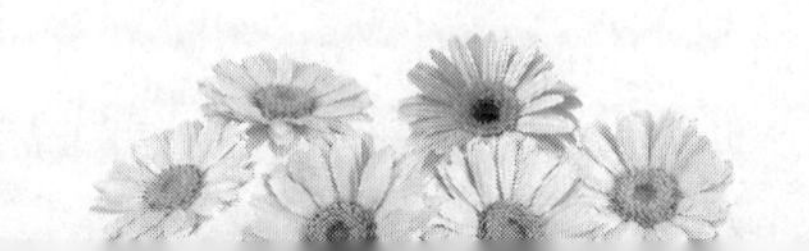

成的熱，例如像是黑胡椒精油以及丁香精油。相反地，當我們的身體過熱時，這就是我們所說的發燒，我們便應採用一個具有冷卻效果的天然藥物，像是尤加利精油。

若是要治療由病菌引發的疾病，芳香精油的選擇上不應僅局限於試圖去中和這個病菌。以結核病爲例，這是一種由結核菌引起的病症，而且僅有少數幾種芳香精油足以稍稍對抗這種病菌，但是若考慮一些其他芳香精油，像是沒藥油，便具有在體內中和結核菌的效用。這種結果的最佳解釋就是肺結核屬於冷、溼、水性的病症，而沒藥是熱、乾而且燥的芳香精油。沒藥的進一步訊息可在相關章節中看到。

我並非認爲應該忽視病菌的影響，而是我們應盡可能的使用芳香精油而非化學藥物來治療疾病，此外我們還要考量到所採行的療程，並不應完全僅針對病菌的根除爲重心。我們大致上相信病菌是在我們身體健康狀況較低落的時候，對我們才具有攻擊性，因爲此時我們的抵抗力較差，當我們身體健康時，傳染病是無法對我們產生影響的。有些理論中指出，一些平常在體內無害的細菌，當外在環境（我們的體液）的化學平衡產生變化時，它們反而會變成有害的細菌。而這種化學性的不平衡狀態，通常與身體或者精神上的健康狀況有關。至於何者是因，何者是果，這是一個鷄生蛋、蛋生鷄的問題，但是，只要我們保持身體的健康，這些細菌便保持對人體無害。也許，即使在我們處於健康的狀態下，強烈的致命病菌仍可能擊敗我們，但無論如何，我們並不需對病菌的存在感到大受困擾，因爲身體的不健康比遭受風寒侵襲還更爲嚴重，所以在治療的過程當中，其他相關的因素都必須考慮進去。

藥物以及芳香精油都可以有效地壓制傳染病，但是，人體即使在沒有外來的任何援助或者影響下，也具有與病菌奮戰的能

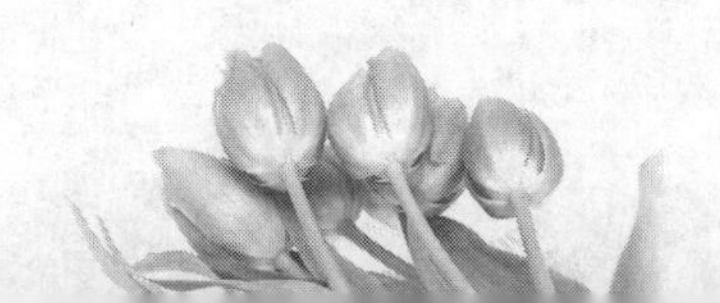

力。如果人體不具備這樣的能力，人類早在數千年以前便應該滅絕。就像是得流行性感冒時，醫生會給病患服用抗生素，這樣的做法僅是讓身體復原的速度加快一至兩天；但要身體康復實際上並不需要用到抗生素，而且使用抗生素後所產生的問題已不斷在成長。而由於人們廣泛地使用抗生素，已使得細菌漸漸對抗生素產生抗體。因此，一旦病菌出現抗藥性，我們便必須再製造新的藥物來與病菌對抗。這像是一場競賽，而且一旦參賽之後，便不能夠退出，可以想見，這種競賽是永遠沒有終點的。

我並非建議用芳香精油來代替抗生素，雖然這看起來也許是正確的方向，但是適用於所有人，而且可以強效地治療各種疾病的物質必定會產生後遺症。我想主要的解決之道應是降低我們對抗生素的倚賴以及加強注意個人的身體健康。事實上，個人化的芳香精油處方幾乎和化學藥物一樣地有效，而且也比較不具危險性。但是不應僅將芳香精油用在抗菌的用途上，否則，很有可能會再次發生與抗生素使用的相同問題。此外，對於疾病的處理，需要建立起一個更個體化和更精細的方法——就像順勢療法的治療方式，找出個體中疾病的正確所在，並透過正確的方法提供正確的幫助，如此，再度恢復體內的協調作用，疾病的狀態便不復存在，而芳香精油便能夠針對這樣的訴求產生適當的作用。

爲什麼有些人可以由癌症或肺炎中復原並繼續存活，但是有些人卻可能死於風寒或者是蜜蜂的螫傷呢？這是一個幾乎每天每位醫師，面對院中病患的生死存亡所想到的問題。病人可能在相同的狀況下受到相同條件的照顧，但是一個可能繼續活下去，而另一個卻可能會死亡。那麼這兩者之間一定仍有差別存在，而且不是在於病況或是療程當中，那應該是在於病人自己的狀況了。每個人的個性、姿態、以及身體都有那麼多的不同，因此在生病時，我們當然就需要一種個人化的處方及療程來進行治療。

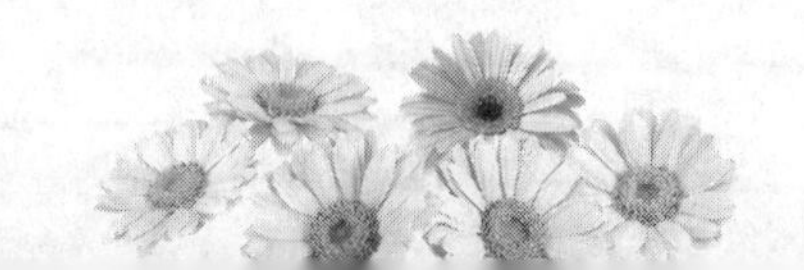

當我們以芳香精油開立處方時，不但必須考量目前的所有症狀，還有其他可能的相關因素，像是心理上或者是身體上的。例如，在「支氣管炎」這種病症的指南中，你們可能發現可以使用十四種不同的芳香精油。爲了確定應該採用何種芳香精油，必須先確認是慢性病或是急性傳染病、是否出現發炎現象、個人的心理狀態是擔憂或是沮喪、或是還有其他任何症狀（像是便秘或者關節炎）存在等等。每一種病症當中，一定都有某一種芳香精油或者調和的芳香精油適於用來進行治療，而我們的任務便是要找出其中正確的選擇。

在瓦涅醫生的評論中指出，當芳香精油稀釋得更淡時，會產生更爲強大的動力，就像是順勢療法中將劑量稀釋至濃度極小的原理一樣。事實上，某些芳香精油，像是尤加利和檀香在順勢療法治療中便經常使用，而且用量還不小，並非僅使用極微的劑量。（波依瑞克建議以尤加利油爲例，僅需五滴的劑量。）還有一些芳香植物像是樟樹，它以酊劑的形式使用，作爲複方精油的主要成分。也許，這不能算是眞正順勢療法的做法，這其實主要與物質的效力有關，但是，我們能夠在此發現植物學和順勢療法部分重疊的現象。

開處方簽時，每一種物質所給的規定劑量是一個很重要的因素，無論是在正統醫學中、在順勢療法中，以及在芳香療法中。如果開錯了劑量，我們所採用的材料將不會產生我們所預期的治療效果，甚至還可能造成身體上的損害；有時，這種情形將會產生與實際上相反的影響。以香蜂草和迷迭香精油爲例，它們是作爲療程中的刺激劑或者是鎭靜劑，這完全是根據我們所下劑量的多少。具有高順勢療法效力的物質，經常與作爲材料藥劑有相反的作用；而事實上，這也確實是在順勢療法的實行中所依據的原則之一。

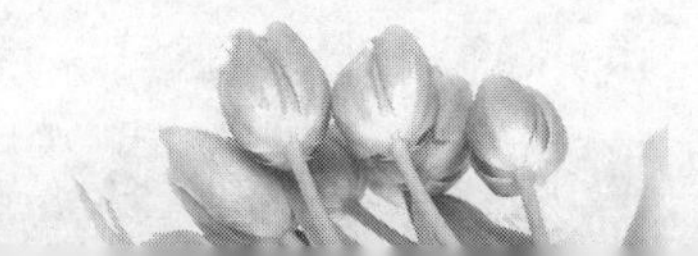

有一些順勢療法中的醫藥是由一些有毒物質所組成，例如是砷或者鉛，但是這些藥劑都僅下微小的劑量。有些芳香精油，像是芥末和鹿蹄草，由於它們具有高度的毒性，所以幾乎不被用在內服使用。然而，一些情況下也會下以極小的劑量。芳香精油在特定的劑量下，便會顯示出特定的藥效。我們通常認為，如果使用的劑量不足時，精油便不會產生藥效，但是在順勢療法的醫學應用上，我們卻看見任何具療效的藥劑，無論是動物性、植物性或者是礦物性的，即使是僅使用很小很小的劑量，卻可以持續在人體內產生作用，雖然與它平時產生的作用不太相同變化。

雖然以這種順勢療法性的觀點來檢視精油，是一個需要更深入及更徹底研究的一個課題，以便我們確知特定的精油，在何等劑量下，可產生特定的效力。然而，一個具有療效的處方，並不僅僅是將劑量稀釋至某種程度而已，這其實是更為複雜的問題。雖然在「芳香精油」一章中，我會標示出各種芳香精油在使用時之建議劑量，但是，如果低於這個建議劑量，也不會產生任何不良的影響。如果你們使用芳香精油低於這個建議劑量，那麼無論是精神上或者是情緒上的層次，你們也許可以達成相同的，甚或是更好的結果，但是，純粹對於身體上的影響可能便會減低。這並不意味著芳香精油沒有發揮良好的功效，或是病人將不能得到任何的好處；這只是簡單地表明，芳香精油的影響是在於一個更高的、更微妙的層次上發生。在芳香療法的按摩或者是將芳香精油噴灑在醫療房間內的空氣中，所牽涉到的用法，即是這種劑量和這種效力。

對於這個觀點，你們也許會懷疑，既然如此，為何還需將芳香精油由植物體中萃取出，而卻僅僅使用些微的劑量，還不如簡單地直接採用植物本身。首先，便存在一個實際應用上的問題。要取少量的鼠尾草葉來進行背部按摩，恐怕是很麻煩的。其次，

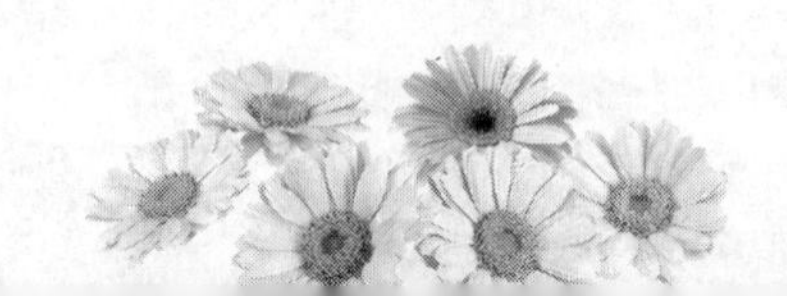

將芳香精油從植物體中萃取出來，就相當於使順勢療法中的藥物產生效力：你們事實上是取出植物體中最微妙的天然物質。布朗史萬格便自問：爲何要由蒸餾植物來取得芳香精油使用呢？人們難道不能直接使用植物本身嗎？他的答案便是：由粗略物質中分離出細微物質，由細微物質中分離出粗略物質。

芳香精油在人體中從吸收到排除的過程，各不相同。有些芳香精油是藉由人體的肺臟排除出去，有些透過尿液、有些透過皮膚，而大多數都透過超過一種途徑來排出體外。有些芳香精油在人體中會產生化學方面的改變，而有些卻不會。在芳香精油在體內傳送的期間，芳香精油可能部分地停留在腎臟、肝臟或者其他的器官中。舉例而言，就大蒜精油來說，大部分都是經由肺部排出體外，而且沒有化學變化，其他的則是藉由尿液排出體外。而大多數的檀香精油，則藉由尿液排出體外，而且產生血酸。

芳香精油的作用可以分成兩類：生理上和心理上。前者是直接作用在身體器官上，而後者是透過香味的影響，使心靈及情緒的狀況改善，進而漸次對生理狀況產生影響。第二種類型的效用較第一種難以確認，而且某些程度上，產生的結果會因人而異。這將在後面的章節中進行討論。

生理上的作用又可再區分爲兩種：一種是透過神經系統（而且也許有可能是內分泌系統），而另一種則是直接作用在器官或者皮膚上。這兩種作用的方式是截然不同的，但是很可能同時發生，而我們無法明確分辨究竟是何種模式對身體產生作用。在動物實驗上，精油對心理上的影響可完全排除，但即使是如此，我們仍舊無法確定精油的作用是透過神經系統、直接作用或是兩者兼具。「神經性」、「直接性」以及「身心性」這三個名詞將在以下章節中用來區分這三種作用的模式。在相同的作用中，以抑制痙攣爲例，在一種過程中也許是屬於「神經性」的作用，而在

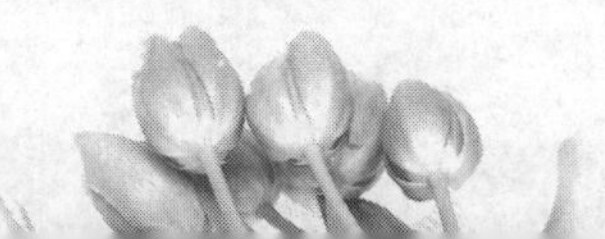

另一種過程中是屬於「直接性」作用，這完全需視在處方中是採用何種芳香精油。

爲了更深入探討芳香精油在人體中的作用，我發現依次討論每一個生理系統是最合適的方式。我不會介紹那些衆所周知的精油作用，而是把焦點集中於我覺得特別有趣的一般訊息。

消化系統

嗅覺是消化過程中的第一個動作。食物的香氣會刺激消化液的分泌，尤其如果這種氣味符合我們的喜好。消化的第二個動作是品嚐這份食物。這更進一步刺激消化液的分泌，尤其唾液。在這裡我們必須記得，我們的味蕾僅能夠感受到四種基本味道，而我們通常所指的食物的味道，事實上絕大部分是指它的氣味。這也就是爲什麼當我們鼻塞時，我們較無法品嚐食物的味道。

當食品的氣味越好時，我們越能享受這份食物，而我們便能更好地加以消化，這也就是爲什麼在廚房中我們常使用香料。芳香精油的使用，就如同我們在使用香料般，適度的情況下，是可以產生較好的結果。如果你們食用太多加有香料的食品，你們可能使消化系統過度緊張，而且加重了你們腎臟的負擔；只有在適度情況中，它們可以幫助消化。所有香料，都能促進消化液的分泌，並且減低胃痙攣和胃腸脹氣。這些性質完全與它們所含有的精油成分有關。

芳香精油對於止痙攣、祛脹氣以及消化不良的作用已廣爲人知，許多芳香精油現在仍然名列藥典之中，便是因爲它們具備這樣的性質。日本在一九六三年所作的調查便是基於這樣的基礎。薄荷、茴香、豆蔻以及其他幾個芳香精油都被塗抹在從老鼠身上切下的腸道中，研究人員並沒預期這會刺激消化液的分泌，事實上他們較爲關切的，是加速腸胃的功能以及氣體的去除，然而，

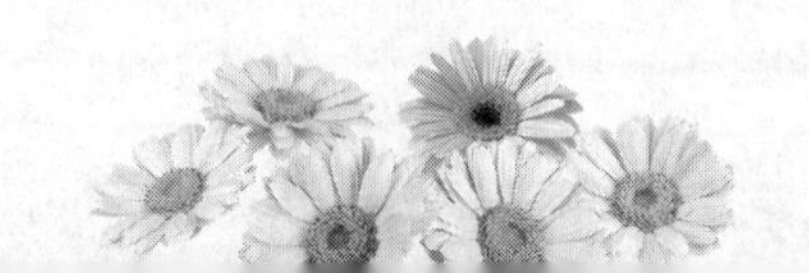

他們所預期的加速作用並沒有發生；在某些情況下，他們卻注意到有輕微緩慢下來的情形。因而，他們發現精油事實上具有一種止痙攣的作用。此篇研究最有趣的地方在於他們的結論，那就是精油在人體上主要是透過嗅覺和味覺的間接作用來達到效果，而不是直接影響作用的組織器官。

在一九二五年，義大利出版了一篇文章，研究唾液的分泌和精油對唾液分泌的影響。這個研究指出人類唾液的分泌恆常處於一種在分泌和不分泌之間游移的狀態。而且不受外來的影響，例如氣味。在某些氣味的影響下，唾液分泌的游移情況仍然存在，但是，是處在一個更高層次的狀況，也就是唾液的分泌會更多。丁香、薰衣草、薄荷、迷迭香等芳香精油都具有刺激唾液分泌的功能。這種作用即使是在舌頭的神經末端死亡，味覺已喪失功能時，仍然會發生。作用產生的結果會因爲個人對於這種氣味的喜歡或者不喜歡而不同。很明顯地，這是一個「身心性」的影響。嗅覺在這裡似乎扮演比味覺更重要的角色。

這篇文章僅僅研究唾液的分泌，但是，對於其他一些消化液而言，情況也許可能是相同的。就如那篇日本的研究文章中所建議的，芳香精油對於消化系統的作用，主要是透過嗅覺的影響。然而，諸如已在動物身上實驗出的抗痙攣作用，這似乎便屬於一個「直接性」的生理影響。

許多芳香精油都具有放鬆的效用。它們的作用都是相對溫和的，並且都以加強蠕動的形式表現（腸道的收縮）。我們目前還不確定這些作用是屬於「神經性」的或是「直接性」的，但是至少有些芳香精油的作用是透過神經系統來進行。這些芳香精油包括樟樹、肉桂、茴香、馬鬱蘭和迷迭香等等。它們也許可用來治療便秘、胃腸脹氣、以及腸道不正常等。

相對的，許多精油則具有減緩平滑肌痙攣的作用。以百里香

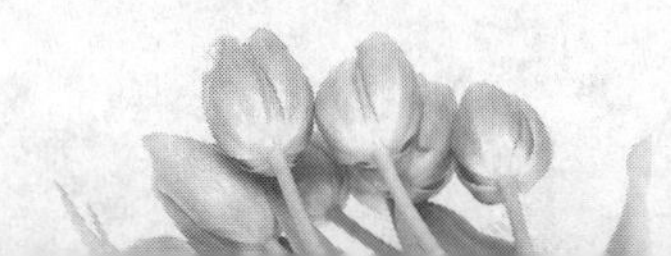

爲例，它便具有罕見的抗腎上腺素型痙攣的效用，而香蜂草、鼠尾草及百里香這些芳香精油則可減緩乙醯膽素型痙攣。香蜂草和鼠尾草的作用已知是「神經性」的作用，而快樂鼠尾草、丁香、茴香、薄荷、玫瑰和百里香是屬於「直接性」的作用。丁香精油可藉由提昇胃液的酸鹼值以降低胃酸。丁香的此種作用主要是來自其中的丁香酚，因此，肉桂葉及黑胡椒精油也有類似的作用。

治療消化系統不良的處方可以採用口服、灌腸、或是特別針對背部及腰部用芳香精油做脊椎按摩，以及在胃部上方或者腹部上方直接濕敷。

心臟血管系統

這個系統包括了心臟、血管和脾臟。脾臟是我們體內專門負責處理損耗紅血球細胞的器官。它也產生淋巴液，並且還是體內血液的儲存庫。在正常的情況下，脾臟在每二十到三十秒，會規律性地收縮。許多因素會影響血壓的表現，而脾臟血管以及脾臟的收縮也是因素之一。一些芳香精油，例如菖蒲，便可以使脾臟的血管膨脹，因而達到降低血壓的作用。菖蒲的作用是非常有趣的，因爲它似乎不屬於任何神經系統的機制。菖蒲不但可以降低血壓，同時還能降低體溫，並且增進狗聽覺纖維的作用。它可抵抗心臟痙攣，香蜂草和橙花精油也有同樣的作用。這些芳香精油可用在心悸、心臟痙攣、中風等等。

許多其他種類的芳香精油可藉由使血管產生膨脹或者收縮，來造成高血壓或是低血壓。這種作用主要是透過自律神經系統發生的。樟樹油會產生與菖蒲相反的作用，它可用來刺激心臟、收縮血管和增加血壓。用來復甦已停止跳動的心臟，使用其他種類的藥劑較使用樟樹油來控制心臟更容易成功，但往往需要更長期間的療程來恢復精力。牛膝草油具有滋補的效用，它通常會先提

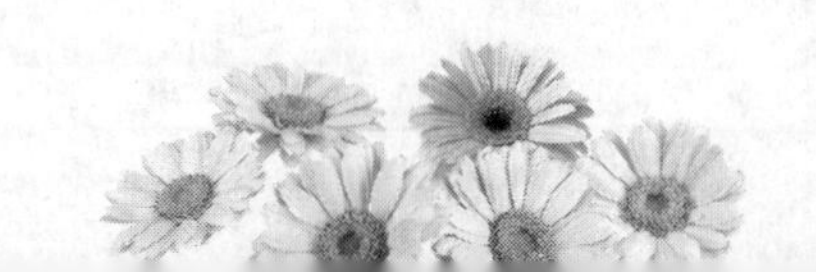

升血壓，再減低血壓。

一些陽性的芳香精油，可刺激血液循環、產生溫暖，而且當體溫過低時，有助於提升體溫。這些芳香精油包括安息香、樟樹、肉桂、杜松、鼠尾草、百里香。薰衣草和玫瑰天竺葵精油，即使只使用小量，也可以降低動脈的血壓和血液的表面張力。

治療心臟血管系統不良的處方，可以採用口服、濕敷心臟區域、或是強化背部的脊椎按摩、或芳香精油泡澡。

淋巴系統

脾臟除了產生淋巴液之外，還能產生抗體以及抵抗傳染病的抗毒素。淋巴系統是負責處理細胞所產生的廢棄物的系統，並且身體與傳染病奮戰主要正是在淋巴結中發生。在一九八五年美國所作的一項研究中，針對三十五種芳香精油、五種浸泡油和九十五種調和精油在試管內的抗菌性作研究，這些研究結果顯示出一些有趣的結果。這些芳香精油是與五種細菌進行測試。沒有任何一種浸泡油顯示出任何的抗菌性，並且在這些芳香精油中添加植物油反而會大大地減少了它們的功效。而這些調和油是由兩種或者三種芳香精油混合而成的。在這些單一的芳香精油中，最具有療效的是肉桂、尤加利和野馬鬱蘭。一般而言，這些芳香精油對革蘭氏陽性的細菌較革蘭氏陰性的細菌更爲有效。在兩種芳香精油混合成的四十七種複方調油中，沒有任何一種可以提升抗菌性，事實上，其中有四十五種還顯示出抗菌效用減低的情形。在三種芳香精油混合成的十五種複方調油中，其中有三種複方調油顯示出較單體芳香精油更高的抗菌性。

由上述的資料來判斷，如果要把芳香精油用來作爲抗菌劑，不應將它們用植物油加以稀釋。同時，如果我們要用複方調油來抑制傳染病，實際上也許反而減低它們的抗菌效力，所以，更明

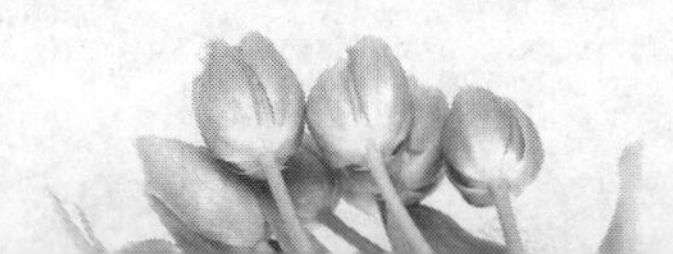

智的方法便是使用單一種的芳香精油，來達到更高的效能。

另一方面，臨床上的結果比在試管內的實驗更具說服力。我曾將芳香精油用清水或者油脂稀釋，以塗抹在外的方式治療許多咽喉方面的傳染病，其中還有一些是屬於慢性病症，在大多數情況下，都可產生快速而明確的效果。雖然不能確定這到底是芳香精油抗菌的效用，或者是精油藉由某種模式提昇了身體的自然防禦機制，大多數的個案中，我們相信也許上述兩種功效是同時發生的。

一般而言，芳香精油都具有刺激白血球增生的作用。羅維斯提在一九七一年時便說：「在最近的實驗中發現，芳香精油具有明顯地刺激白血球增生的作用，可以用口服、吸聞以及皮膚吸收等方式，薰衣草，與佛手柑和檸檬一樣，是最具有功效的精油之一。」他還提到精油可以刺激有機防禦機制，這個現象是在本世紀初由伯特發現的，然後傳授給貝尼迪，也就是羅維斯提的老師。「貝尼迪早已發現可用佛手柑、薰衣草和檸檬的精油來刺激白血球增生以治療各種類型的傳染病。」

盧克和蓋特佛賽提到芳香精油有噬菌效力，也就是指芳香精油具有刺激噬菌細胞增生的效力。在那篇專文中，他們說：「所有芳香精油都具有噬菌力，所以作用在生膿、受傷或者健康的皮膚上，都會快速產生復原以及癒合的現象。」他們表示，所有芳香精油皆有這樣的特質，只是程度上有所不同，尤其是松脂。

瓦涅醫生認爲能刺激白血球增生的芳香精油有三種（洋甘菊、檸檬和百里香）。日本的丘西先生還提到松樹針葉、檀香和岩蘭草。

很明顯地，芳香精油確實具有強大的抗菌性，還能刺激身體的自然防禦機制來對抗傳染病，針對這些方面的用途，精油是可以作爲一種預防劑以有效防治流行性傳染病。因此在現代的醫院

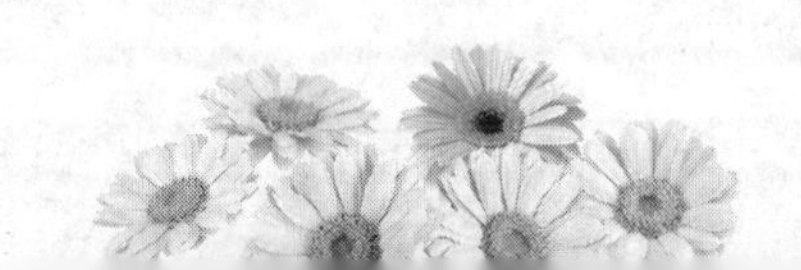

以及早期的法國醫院和學校中，也常用精油來當作空氣淨化劑。大致上來說，芳香精油同時具有刺激白血球增生和細胞吞噬的作用，而且其中有一些芳香精油具有更強的療效（佛手柑、薰衣草等等），但這很可能僅僅是對特定的某些人有效，而這取決於他們的體質和他們的健康狀態。

呼吸系統

在呼吸系統中，芳香精油最常發揮的是抗菌、抗痙攣以及祛痰的功效。以抗菌性而言，它們可以用於治療各種類型的呼吸道傳染病，一般而言，最常使用的有佛手柑、肉桂、尤加利精油。佛手柑精油以及大蒜精油對於白喉桿菌的治療最爲有效，此外還發現樟樹油可以成功地治療肺炎雙球菌引起的傳染病，像是肺炎。我們四周存在許多種類的流行性病毒，蘇聯在一九七三年的實驗中，在試管內證實尤加利油可以對抗 A_2 和 A 型流行性感冒病毒。對於流行性感冒的治療，一般較常使用肉桂、尤加利或者黑胡椒精油。

對於抑制痙攣的性質，在一九六八年於保加利亞展開對於快樂鼠尾草、茴香、薄荷、玫瑰以及百里香的研究。所有這些芳香精油當濃度在 50～100γ/ml 時，對於平滑肌都具有抑制痙攣的作用，而在 10γ/ml的濃度之下，則完全沒有效果。稀釋至濃度爲百分之五的快樂鼠尾草和百里香精油，對於增進肺活量和降低血壓很有幫助，主要也是由於芳香精油抑制痙攣的功效。

樟樹精油也具有刺激呼吸系統的效用，可同時增進呼氣及吸氣時的速度以及深度。

一九四六年有兩位加拿大人進行一些有關於芳香精油在祛痰效用方面的研究，這兩位分別是波依和皮爾森。他們研究的芳香精油包括尤加利精油和檸檬精油，實驗的方式是將精油藉由胃管

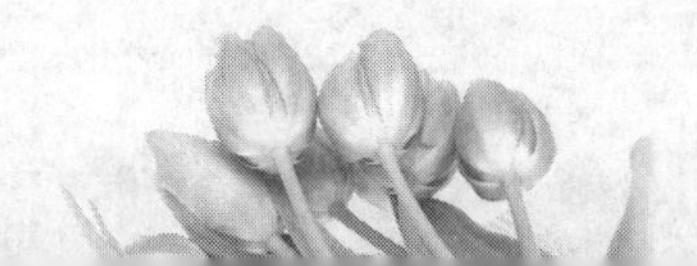

送入乳豬體內。由實驗的結果中，他們發現豬隻的肺活量有明顯的增加，此外，最有效的劑量是每公斤的體重用五十毫克，也就是一個一百五十磅的成年人相等需要三點四公克的芳香精油，這其實是很重的劑量。此外，精油在祛痰方面的作用是屬於「直接性」的而非「神經性」的。

之後，波依再與雪伯合作，於一九六八年出版了類似的研究結果。這次的實驗結果發現，尤加利精油確實具有促進肺活量的功效，但是當劑量多到足以使黏膜產生令人滿意的分泌作用時，也足以導致局部黏膜發炎。

在一九七〇年，波依和雪伯進行兔子吸入檸檬精油蒸氣的研究。他們發現不但可以增進兔子的肺活量，並且還可以增加黏膜上纖毛的密度，而這個現象是由於黏膜分泌細胞的分泌作用，所以是屬於「直接性」的影響。在此實驗中最有趣的是所使用的劑量，這和以前的兩項研究有大大的不同。這個劑量數值正好是在嗅覺可感受到檸檬氣味的濃度以下，也就是對於一個一百五十磅的成年人而言，相當於 0.00068 克。這相當於接近三十分之一滴的檸檬精油量。當檸檬精油的劑量增加到嗅覺可感受範圍內時，祛痰的效用反而降低。

在一九四六年的實驗中也有用到檸檬精油，實驗結果是需要非常大的劑量，並且在此劑量之下並不會產生效用。在一九七〇年的實驗中，也有使用到檸檬精油，而且是非常小的劑量便可奏效，在此劑量之上反而無效。兩者之間唯一重要的差別是在於，前者是用胃管將精油送入體中，而後者則是藉由蒸氣吸入。但是在一九六八年的研究中，也有將精油用在蒸氣吸入的方式中，而所需使用的劑量之大，與一九四六年的研究相似。在此，我們僅能夠假設這與順勢療法的結果相似，因為順勢療法中，用極小劑量和用極大劑量是會產生相似的效果。

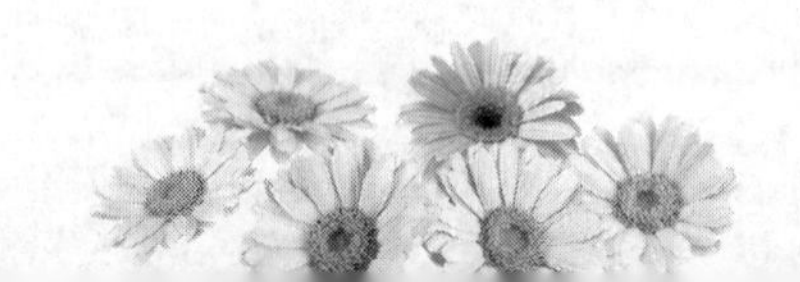

呼吸系統問題的治療，可以藉由口服、吸入、特別針對胸腔及頸椎的脊椎按摩，或者直接在患部上方濕敷。

泌尿系統

杜松、鼠尾草、檀香和百里香精油對於避免泌尿系統遭受葡萄球菌感染有特別的功效。這些精油再加上樟樹油，就是一種良好的利尿劑。杜松精油可提升腎小球的過濾性，並且增加鉀、鈉的數量，排掉氯離子。在兔子的活體實驗中，具有敗血症的兔子在藉由胃管吸收洋甘菊精油的水溶液後，出現了尿血程度降低的現象。蓋提和卡喬的報告也指出，檀香對於治療腎衰竭的尿血有很大的幫助。還有一些芳香精油，像是洋甘菊和天竺葵，便能有效地溶解尿路結石。

泌尿系統方面的治療，可以用口服、臀部泡澡、腰椎與尾椎按摩或是局部濕敷。

生殖系統

在一九七四年，美國有七十五萬個淋病的個案。在一九三○年，柯林和尼塔發現佛手柑精油在一比六百的比例下稀釋可以有效地對抗淋病雙球菌。儘管檀香精油似乎在對抗淋病雙球菌上沒有功效，但是在治療淋病時，卻反而很有用。因此，治癒傳染病不一定是要全仗抗菌劑的效用。

通經劑在身體上的作用仍不十分明確，胡薄荷和沙皮檜精油（會產生強大的作用，但也有高度毒性）已經證實在切除的子宮上，不會產生效用；事實上，它們反而會妨礙子宮的收縮，有些人認為，它們的作用來自於組織性的毒化或對於腸胃方面的刺激。然而，這種論點無法解釋為什麼當它們被拿來外用或低劑量使用時仍能產生療效。似乎這些精油的影響是透過神經系統，或

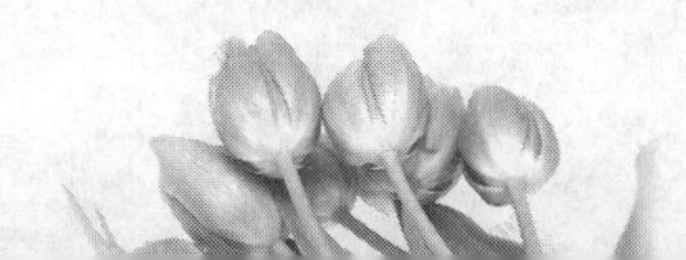

者是間接受到荷爾蒙的影響。

與通經作用相關的是分娩和催生，有一些芳香精油便具有刺激子宮收縮的作用，因此對於快速和無痛的分娩很有幫助。具有這種效果的芳香精油包括茉莉和杜松。此外，在某些情況下，使用有機物質催生較使用化學藥物或者荷爾蒙更好，因爲有機的芳香精油具有較高的安全性，而且是藉由促進自然生產的過程而不是在強迫性、趕時間的狀況下催生。化學合成的催生劑一般是用來加速母體的分娩，由於是藉由使子宮產生強烈地收縮，這會造成母體分娩時極大的痛苦，所以在這種情況下也經常需要使用止痛劑。在上述狀況中，嬰兒必須承受子宮不自然地強烈收縮，所以會較正常情況更快速地出生，但是這會對嬰兒的誕生產生某些損傷和影響。此外，使用到的止痛劑通常是痲藥的一種，因此也會痲醉剛出生的嬰兒，這會使嬰兒在早期的生活中，表現出較低程度的警覺性，這樣的話，要想建立起母乳哺育的方式會非常困難，而也將永久影響母子之間的關係。

在人工催生的期間，需要持續地觀察嬰兒的狀況，若有不正常的反應出現，便必須即時決定進行剖腹產，而且即便是出生之後，通常還需要再用另一種藥物來排出胞衣。但是令我十分吃驚的是，大多數的醫療人員都希望將分娩過程盡可能地簡化，而且大多使用人工方法催生以便於在白天接生。如此，我們還能期待生產過程能有多自然呢？

催生精油可以濕敷在下腹部或是在下背部加以按摩；也可以用口服的方式。

許多芳香精油，通常是具有刺激性的那一種，都以催情的效果聞名，但我並沒發現這方面的臨床研究。通常對於春藥的定義是可以刺激性慾的產生，還包括促進持久力以及表現。顯然兩者是互相關聯的，若缺少其中一項，很有可能便也會影響到另一

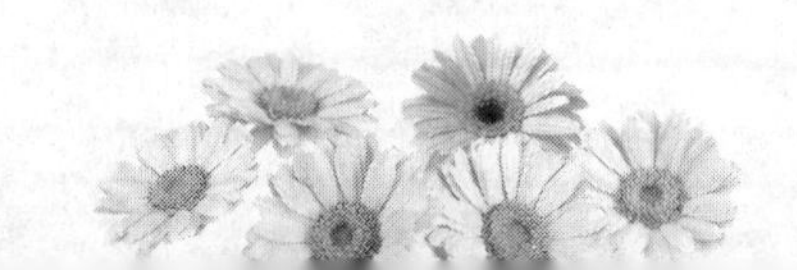

項。較令人注意的催情劑是茉莉和依蘭。顯而易見地，氣味在這裡是一個重要的因素；性無能或是性冷感，大多與心理上的問題有關。

對於生殖系統的問題，芳香精油可以採用口服、按摩、臀部泡澡、或者是陰道灌洗等方式使用。

內分泌系統

芳香精油在內分泌系統的作用上，一般有兩種基本的方法。首先，芳香精油可能刺激某些腺體，因而促進荷爾蒙的分泌，並且使荷爾蒙的分泌正常化。其次，芳香精油本身可以作為一種「類似荷爾蒙」的藥劑。瓦涅醫生將羅勒、天竺葵、松樹、迷迭香和鼠尾草精油視為具有促進腎上腺皮質分泌的刺激劑。蓋特佛賽也提出以下的評論：「衆所周知，薄荷具有刺激腦下腺分泌的作用。」此外茉莉也可以產生類似的作用。我無法更深入地追蹤腺體受精油刺激的進一步證據，但是可以肯定的是所有這些內分泌腺體都直接或者間接地，受到一種或一種以上芳香精油的作用所影響。芳香精油已有許多廣為人知的效用，像是對於情緒的影響、催情的效用以及對神經系統的作用，我們都可從中看出精油對於內分泌系統可能產生的作用。

近來，天然保養品的製造商開始對植物性荷爾蒙產生興趣，這是因為植物性荷爾蒙對於皮膚會產生良好的影響。荷爾蒙乳霜，其中含有動物性荷爾蒙，由於具有活化的作用，已經商品化許多年了。但是，這種荷爾蒙偶爾會對身體產生不良的副作用，過量地使用這種乳霜，會造成皮膚呈現難看的腫脹狀態。看來，植物性荷爾蒙似乎可以提供更多樣和更安全的選擇。此外，這也適用於那些不使用動物性保養品的顧客。

今日所指的植物性荷爾蒙是由植物體中提煉出的物質，在經

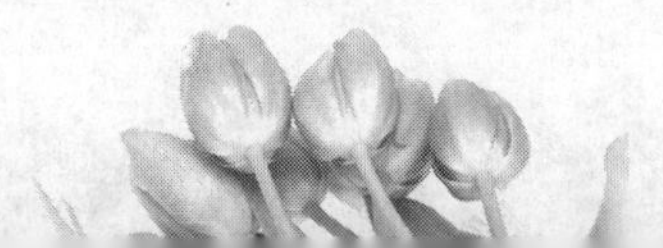

過化學重組之後，產生類似於動物性的荷爾蒙。植物性荷爾蒙在療程中的作用還沒有被人們所重視，而且植物性荷爾蒙在生理上的影響，相對於動物性荷爾蒙而言，也很少被人們注意到。有時植物性荷爾蒙也存在於植物精油中：它們存在於花粉萃取物中、尤加利、茴香、蛇麻草、蒲公英、大蒜、甘草根、撒爾沙、人參和許多其他植物中。撒爾沙含有睪丸素，貞節樹具有重整黃體激素的效用，而蛇麻草富含女性荷爾蒙。對於草食性動物而言，牠們大量食用的藥草有時會造成生育能力的混亂。雌性的蝗蟲則可能因此而干擾到牠們的月經週期。

許多植物中都含有女性荷爾蒙。雌三醇或者雌酮在柳樹的柳絮中可以找到，而在大蒜、蛇麻草、人參、甘草根和燕麥中都有發現卵囊素。許多芳香精油皆具有刺激女性荷爾蒙分泌的作用，比如說洋茴香、茴香，尤加利精油也略有此效；遠古以來洋茴香和茴香便已用作爲催乳劑。大多數含有植物性荷爾蒙的植物都是屬於芳香植物。儘管這些植物性荷爾蒙並不一定都會存在於精油中，但是它們的精油仍會產生一些類似於荷爾蒙的作用。雖然尚未對茉莉精油進行研究，但是，看起來茉莉精油具有強烈的荷爾蒙作用。

而蓋特佛賽是以稍微不同的角度來解讀植物性荷爾蒙，而且並沒有將植物性荷爾蒙和動物性荷爾蒙相提並論。他把植物性荷爾蒙的發現和歸類歸功於卡夫力韋契，卡夫力韋契將植物性荷爾蒙分成三類：

1. 男性和女性的性荷爾蒙
2. 胚胎（初期）荷爾蒙
3. 生長激素

據說這些荷爾蒙都存在於生殖器官較爲明顯的植物中。蓋特佛賽還顯示出這些荷爾蒙之間的相互倚賴性（這可以和動物性荷

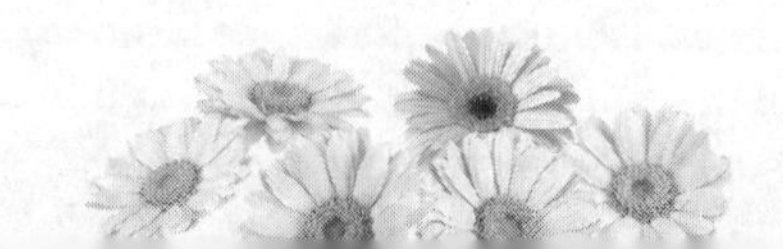

爾蒙的相互倚賴性相對照)。例如，當性荷爾蒙最旺盛時，另一些荷爾蒙的效力便相對降低，而反之亦然：因此，荷爾蒙的總效力是一直處於一個恆定的程度。植物性荷爾蒙之間的相互倚賴性還有另一個原因，胚胎荷爾蒙通常會引起生長激素的分泌，生長激素的分泌會引起性荷爾蒙的分泌，而性荷爾蒙的分泌又引發胚胎荷爾蒙的分泌，如此，便產生連續性荷爾蒙分泌的週期，而這個週期也許是由一種我們目前尚不清楚的荷爾蒙所控制。這個我們還不清楚的荷爾蒙，有可能是芳香精油嗎？

在提到精油對皮膚的影響時，蓋特佛賽說：

「無論是藉由皮膚或者細胞膜，這個作用都極為活躍，它們刺激皮膚的彈性，刺激皮膚細胞的新陳代謝，而且還具有回春及活化的效用。性荷爾蒙可調節油脂的分泌，而且對於兩個相對的情況，乾性皮膚和油性皮膚，都極具功效。」

植物性荷爾蒙是一個迷人的課題，而且到目前爲止還値得投注更多努力在此研究中。在每種類型的疾病中，我們都發現內分泌系統有受到干擾的現象，但是要直接用植物萃取液或是用芳香精油來治療是一項非常有趣的研究。雖然芳香精油並非都含有荷爾蒙，但是結果都顯示出它們具有調節荷爾蒙分泌的功效，而且在某些情況下，芳香精油的作用會比直接使用植物性荷爾蒙來得有效。

在結論中我希望再提一項德國的研究，是有關山羊乳汁的分泌。（乳汁的分泌是直接由荷爾蒙影響，雖然其他因素可能會產生間接影響。）實驗的項目包括茴香精油、食鹽、砷和綠草的視覺影響。結果顯示出食鹽和茴香精油可同時提昇乳汁的分泌以及其中脂肪的含量。砷和綠草的視覺影響實際上並沒有產生任何影

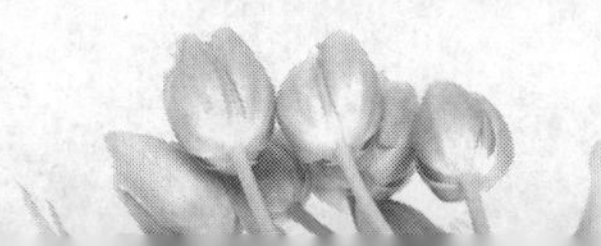

響。這篇研究報告的作者，芬格林相信，嗅覺或者味覺都會影響山羊乳汁的分泌。

神經系統

芳香精油在神經系統上的作用是很難界定，主要是因爲對於這個課題我們並沒有更詳盡的資料，而且到目前爲止，沒有人對這個課題進行過系統的研究。同樣的，許多芳香精油同時具有刺激以及鎮靜的性質，而要將芳香精油簡單地區分成「興奮劑」或者「鎮靜劑」，很容易導致混淆和誤解。但是不可避免地，在討論這些主題時，我們無法不使用到這兩個名詞。早期的藥草學家將芳香植物歸類爲熱和乾的，在傳統上則視爲興奮劑。它們經常用來治療神經系統不協調的症狀，像是眩暈症、憂鬱和癱瘓等等。而遠古時期，人們都用芳香植物來驅除人體中造成精神或是情緒失調的惡靈。

蓋提和卡喬將芳香精油簡單的區分成興奮劑或鎮靜劑。歸類爲興奮劑類的芳香精油包括了：雪松、茴香、豆蔻、肉桂、檸檬和依蘭；而歸類爲鎮靜劑類的芳香精油包括了：白千層、洋甘菊、香蜂草和薄荷。但是在後續的一些研究中發現，當薄荷油的劑量加重時，會表現出麻醉的作用，然而在較輕的劑量時，反而具有刺激的作用。

興奮劑類的芳香精油在傳統上用來治療沮喪、倦怠狀態以及與神經缺乏聯繫的麻痺和失聲等等的症狀。它們也被用來治療任何與風寒有關的病症；儘管這通常是適用於身體方面的受寒，但是這也能指情感方面有關的冷感。許多的芳香植物，尤其是迷迭香，據說便具有增進記憶力和減輕精神衰弱的功效。麥肯錫認爲，這是因爲某些氣味會產生一些作用，有助於提醒我們過去發生的事情。然而，藉由刺激腦部，這種療程較適用於喚醒褪色的

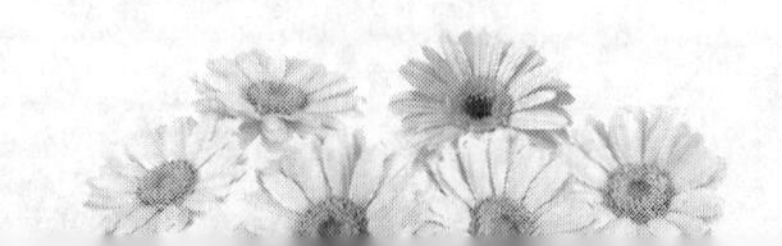

記憶和一般性的精神衰弱（注意力不集中等等）。

鎮靜劑類的芳香精油用在治療歇斯底里、失眠症和神經過敏症，在最近幾項研究中更明確指出：「洋甘菊……這種精油會減少老鼠的自發性活動。」（一九六六年，庫德及碧羅的研究）；「在對一百二十六隻老鼠進行研究的實驗中，在老鼠腹膜間注射百分之五濃度的芳香精油乳劑後，觀察牠們運動神經的活動、眼瞼的位置和一般的狀態。……觀察結果顯示出這些一般性的活動有降低的情況。」（一九六八年，西波里夫的研究報告）。在上述的研究中使用的芳香精油包括羅勒、快樂鼠尾草、茴香、天竺葵、馬鬱蘭和玫瑰。針對馬鬱蘭對自律神經系統作用的研究中，有如下的結果（一九四五年，寇喬和法蘭克的研究報告）：

> 「〔在副交感神經的作用〕將芳香精油注射入靜脈，具有調節眼壓的作用，和增進赫林神經電擊作用的血管擴張效應。對交感神經系統的影響是：這會降低切除降壓神經後，頸主動脈臨時性閉塞時所造成的高血壓現象，降低腎上腺素收縮血管的作用，增進乙醯膽鹼擴張血管和調節心律的作用。」

針對薰衣草和香蜂草的研究中也顯示出它們鎮靜的功效，香蜂草的作用則與麻醉劑相似。根據卡代和莫尼的研究，香蜂草和薄荷在劑量較重時，具有麻痺的功效。

雷斯將芳香精油區分為三個主要的類別：刺激性、刺激性麻痺和麻痺的。在第一種類別中，他列舉出牛膝草和迷迭香精油，在第三類別中，他列舉出香蜂草和百里香精油。他將第二類精油再細分為：刺激性為主的（薄荷）和鎮靜性為主的（羅勒和馬鬱蘭）。第一類別的芳香精油能夠引發癲癇症的發作，但是僅僅限於已有癲癇症傾向的人。根據瓦涅醫生的分類，這一類的精油包

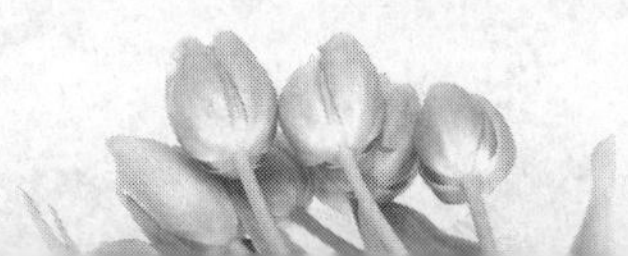

括迷迭香、茴香、牛膝草、鼠尾草（而不是快樂鼠尾草）和苦艾。但是，我不認爲該把茴香和迷迭香分在這一類芳香精油中。有些芳香精油具有抗抽搐的效果，包括菖蒲、快樂鼠尾草和薰衣草，雖然它們在治療上的價值都還未經證實；但至少已可確定它們能抵抗電擊引發的痙攣。在這些芳香精油中，也許有幾種可用於治療癲癇。

從我自己的經驗中發現，快樂鼠尾草對於神經系統有非常顯著的影響，即使僅是非常低的劑量。其他與快樂鼠尾草有相似作用的芳香精油，以茉莉精油最值得注意。肉豆蔻精油含有苯基丙烷，與仙人球毒鹼具有類似的架構（欖香素和肉豆蔻醚）。在較重的劑量下（七至十二克），肉豆蔻精油具有麻痺的作用，而且還會產生類似酒精中毒的症狀（精神狂亂、幻覺、昏迷、失憶等等）。此外，這種劑量的肉豆蔻精油具有高度的毒性，絕對不可口服，尤其是癲癇症患者。精油用於心理方面的進一步介紹將在下一章節中說明。

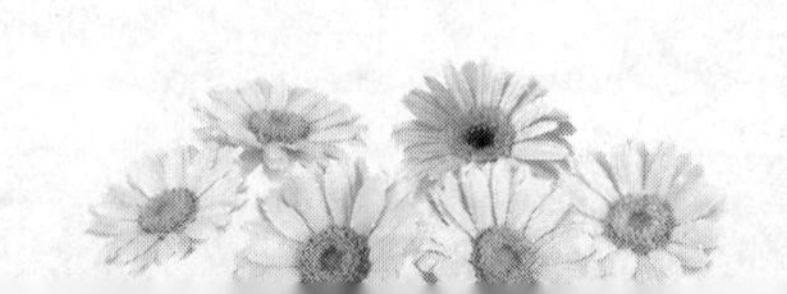

第六章 心智

「（在我的觀點理）醫師可以從氣味上得到比現在更多的好處和作用。就我個人而言，它們的效力及特質，不但可以改善、激勵、以及轉化我的心智，並且還在我身上產生其他特別的作用；這讓我得以親身驗證這個普遍流傳的說法，那就是香料和香精，這個教堂中創造出的產物，在各個國家和宗教中都具有悠久歷史又普及的一項發明，是特別用來取悅、安撫、甦活以及淨化我們的知覺。」

蒙田

「疾病，基本上是靈魂和心智產生衝突的結果……只要我們的靈魂和心智一直處於和諧狀態中，我們身體便充滿了平靜、喜樂、愉悅及健康。當我們的心智由於我們強大的慾望或由於他人的叫唆而違背自我靈魂的主導時，靈魂和心智的衝突便於焉產生。」

愛德華．巴哈

我們往往將心智和身體看作是兩個不同的實體。我們的身體在物理世界中存在並且運作著；但我們的心智僅僅單純在思考而已。雖然我們很少去注意到，但事實上我們的心智和身體，是一直持續的在進行最深入地交互影響。我們創造了一個有趣的詞彙「身心關係的」，這是意指「同時受到心智和身體的影響的」；也就是心理處在某種情緒狀態中，身體也如實表現出這種狀態的現象。醫學界已漸漸開始發現在醫療過程中這種相互關係的重要性，許多身體狀態，如氣喘病和結腸炎，現在皆已被認定是由於強烈的身心症因素所影響。

若我們將人視爲一個完整合一的實體，那麼，心智狀態會對身體狀態產生影響的事實，就一點也不讓人覺得驚訝了。但在此同時，我們也不可盲目地將心智和身體視爲同一種東西。我們的身體是屬於物質的，即便是死後，身體仍會存在；我們的心智是非物質的，僅僅是透過我們的身體來顯示它的狀態，但是在死後，心智已不再存在，然而，此兩者又是如此緊密地相互影響著。此外還有第三個要素，那便是我們的靈魂，靈魂不屬於心智也不屬於身體。靈魂是一種意識狀態，是我們在一出生時便已存在，甚至是在我們心智開始培養之前；靈魂就是那個我們一生中，一直存在於我們裡面的那個「我」，靈魂是屬於非物質的而且不會思考，但是它會感覺還能夠體驗。

我們的心智主要是藉由自主神經來影響我們的身體，由自主神經所操控的腺體，有時會被刺激過度。舉例而言，它可能會刺激胃腺分泌出過多的胃液，因而造成胃壁或是腸壁的損傷，也就是胃潰瘍。此外，抽筋、腹瀉、便秘、消化不良及其他身體上的不適都很可能是由於身心症所造成。許多人會因爲心理問題造成的身體不適感到不好意思，會感到不好意思的原因是在於我們對此無能爲力，而且我們自己就是造成自己生病的主要原因。我們對於我們的心智和情緒是寬厚的，但如果我們對於自己的心智是寬厚的，那我們又爲何會因而感到不好意思呢？我們到底是什麼？什麼是「感到不好意思」？這不是我們的心智，也不是我們的身體所造成的，這是我們的靈魂所造成的。我們的感覺是同時由心智和靈魂去感受的，而且常常會建立起一種「心智－靈魂」間的關係。

靈魂是存在於我們肉體裡的生命力，提供我們生存下去的活

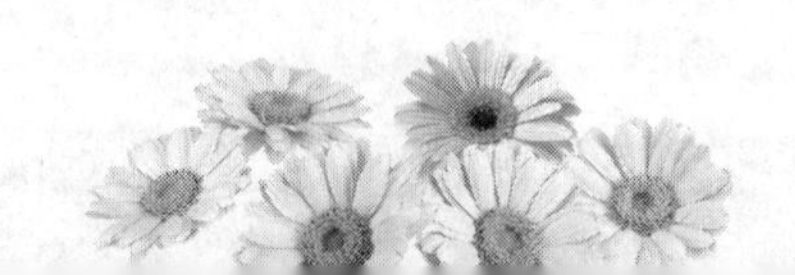

力，當我們的心智感受到平靜時，我們的靈魂事實上也在發熱發光。靈魂的屬性是正面的：慷慨、愛、無私、溫暖。但是，我們的生活似乎也受一些負面的影響所主宰，我將此歸咎於心智，也就是心智讓我們變得自私、害怕、以及怨恨他人。

由於我們大多數人都認為我們是屬於心智的（有思考能力的）而非靈魂的（提供生命的活力，並且提供心智思考的能量），因此我們會感到困惑或是沮喪。我們的心智似乎有過多的精力；因為即使是在非必要時，心智仍舊持續在思考，因而造成我們對於各方面的焦慮狀態。藉由將我們自己與靈魂相連結，憑著它正面的力量，愛和無私，造成我們身體及心智方面疾病的負面影響將大大地受到限制。愛德華・巴哈，一位具有偉大心靈洞見的專業醫生，便對此問題提出如下的解說：

「驕傲，出自於心智的『自大』和『僵化』，是造成身體硬化僵直的病因。痛苦則是心智中『殘酷』造成的結果，這個殘酷是由於患者個人無法向他人分擔的痛苦經驗而來，無論是身體的或者是心智的痛苦。憎恨的懲罰是孤獨、無法控制的壞脾氣、精神方面的風暴、以及歇斯底里症。一些精神方面的疾病，像是精神官能症、神經衰弱症或是類似的症狀，是由過度自憐的結果造成的，也因此剝奪了生命中許多快樂。無知以及愚昧會使每日生活產生困境，並且讓我們變得不肯面對現實，近視、失明及重聽便是由於這樣的心智狀態造成的結果。心智上的不穩定，也會導致身體狀況的不穩定，因而造成身體運作及協調各方面的問題。貪婪以及支配慾，會導致病患成為自己的奴隸，而這些病症將會抑制病患的慾望以及企圖心。」

「此外，身體各部位的不適症狀其實並不是偶發的，這是有因果關係存在，而且依據這個道理，我們還可以找出對症下藥的

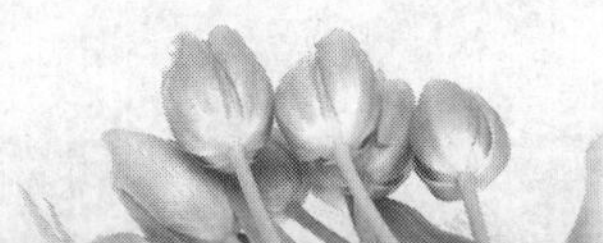

方向。舉例來說，以心臟而言，是我們生命的泉源及愛人的開端，心臟的毛病，通常是由於愛人的能力並不健全或是遭受傷害所導致；手部受的問題是源自於行為舉止的失敗或是錯誤；腦部是控制中樞，腦部的毛病是源自於性格裡缺乏控制力。這些假設，都是根據因果關係的理論。我們已發現許多病因都是來自於壞脾氣、突聞噩耗的震驚；如果說如此輕微的狀況便可以促使身體產生不適，那麼，靈魂和身體間長期的衝突下，對身體所造成的傷害會有多麼嚴重？我們是否可將今日我們身邊與日俱增的病症，與這個問題聯想在一起？」

愛德華・巴哈認爲醫生的首要職責，在於作爲病人心靈及精神上的導師，幫助病人看見自己的錯誤，以使病人對自己進行治療。他說到：

「醫療師的第二職責，在於找出別具療效的良藥，可幫助病人的身體重現活力，並且使心智活動恢復平靜，使病人視野更加遼闊、並且向良善處更加邁進，以使整個人充滿平靜及和諧。這樣的良藥在自然界中便存在，是由仁慈的造物者準備給我們的，用來治療以及安慰所有的人類。」

芳香精油在當作治療劑使用時，用法與一般的鎮靜劑相似，但是以一種有機性的方式，此外，精油的作用也較爲溫和。當人們第一次將芳香植物當作焚香的素材時，就是用在治療情緒失控的問題。在遍及全世界的宗教儀式中，人們都使用焚香的原因之一，很可能就是因爲它在心智方面的影響力。一般而言，芳香精油都具有提振精神的作用，同時又可以撫平情緒，這在許多藥草植物中都可獲得證實：

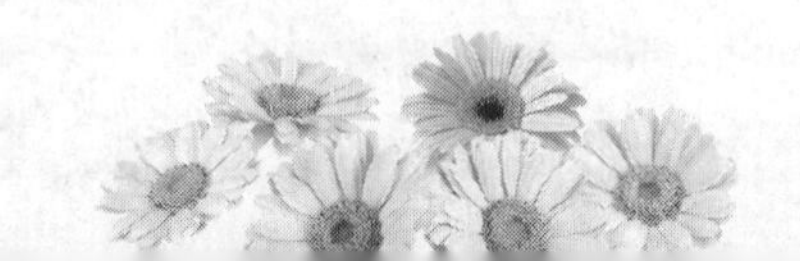

「艾草，有助於安撫兒童的情緒，用艾草煙燻孩童的床鋪，可減輕他們不適的狀況。」

「還有乾燥的玫瑰，放在鼻子前聞它的香氣，可使心靈舒暢。」

「百文草可以讓心理感到舒適，並且消除所有的憂鬱和悲傷。」

也許在上述的評論中，對芳香精油的作用過爲樂觀，但我們可以發現，其實芳香植物在久遠以前就在此用途上發揮效力。遠古時期著名的醫師，加倫和瑟司，就提倡用芳香植物來醫治歇斯底里症，而且在報告中指出這種方法有時可以即時停止相關症狀的爆發。不像現代人用的安眠藥，芳香精油不僅僅具有鎮靜的效果，它們大多數都還具有怡人的香味——因此還同時具有提振精神的功效。摩利夫人對此便下了一些評論：

「香味對個人心理及精神狀態產生的影響是最有意思的，我們的知覺能力會變得更為敏感及清晰，我們會發現似乎可以看到更多的東西，而且知覺也會變得更為真實。或許我們也可以說，平時情緒因素對知覺所造成的困擾，已經完全地消除。」

她在此所提的效用，我將之稱爲「振奮精神」，因爲芳香精油在此的幫助是讓我們凌駕於我們的困擾之上，讓我們覺得更輕盈、更超脫。沮喪、絕望等等負面的情緒往往會使我們感到沉重，而且它們是由心智的慾望及恐懼所延伸出來的。喜樂是一種輕盈的感覺，而且是直接出自靈魂深處。雖然芳香精油是藉由嗅覺產生作用，但是它能發揮影響到知覺的更深處。它們會作用於我們的心智，使之提昇，因此讓我們顯得更爲輕盈及光明。雖然

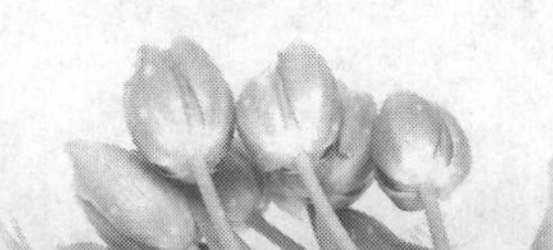

芳香精油無法釋放我們的靈魂，但是藉由提昇我們的心智，它便可幫助我們的靈魂發出光芒。

芳香精油在提昇我們精神的同時，也可以平靜我們的神經系統。對於神經敏感的人而言，如果他們有便秘及胃潰瘍方面的疾病，芳香精油有助於放鬆他們的情緒，而且因爲芳香精油是屬於溫和的鎮靜劑，不會在身體產生任何的副作用。

在我們知道了芳香精油的限制後，我們才能盡情發揮它最大的效力，即使精油僅是一種心靈的安慰也好。當我們希望消除情緒上的困擾時，我們會服用興奮劑、鎮靜劑，或是兩者皆用，或者我們也會去服用LSD、海洛因以及大麻。但是芳香精油是屬於較安全的興奮劑，它們可在不造成任何危險下產生作用，它們藥性溫和，但又不會溫和到毫無作用。

羅維斯提教授便有針對芳香精油在心靈上的影響作研究，他做出如下的評論：

「根據社會學家及神經學家的說法，在我們這個時代最明顯的特徵就是焦慮以及沮喪，我們可以由鎮靜劑及興奮劑銷售量的上升得到證實。而我們也都很清楚，長期服用這些藥物會導致身體失調以及中毒。」

「以上兩種症狀都會使人產生無法克服的疲倦感，因而讓我們的生活不再出現任何形式的輕鬆和快樂。」

「在心理—精神分析中，可慎重考慮加入這種新療程的可能性。」

「基於這種目標，將芳香精油的使用視為一種輔助，或甚至是作為主要的療程，我想這是一個很有趣的思考方向。」

「還有更有趣的事，那就是芳香精油是在芳香療法中使用，而且當劑量適中時，不會像一般用來治療精神問題的藥物般，會

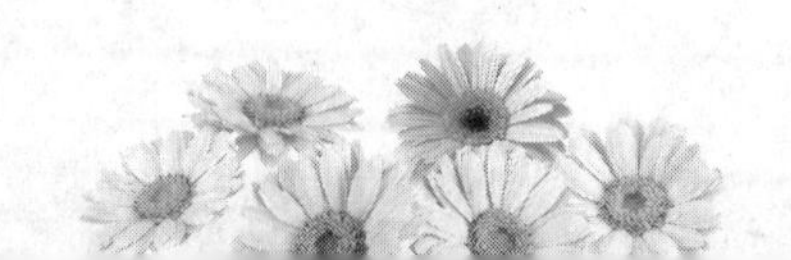

對身體造成不良的影響。相同的，在歇斯底里和精神壓抑的患者所作的臨床實驗，實驗的結果也有同樣的現象。」

羅維斯提雖然並沒有提到可用形式多樣的芳香療法來代替心理治療，但是芳香療法確實是可以替代化學鎮靜劑，並提供一個有效又安全的輔助方法。讓我在此再一次強調，對於嚴重的精神不安狀況，並無法單獨用芳香精油來完全治癒：芳香精油並不是仙丹。在這種情形中，其他形式的輔助治療，像是心理治療或是心靈啓發，可與芳香療法結合起來同時進行。同樣的理念下，芳香精油對於身體的治療方式也可藉由按摩、節食或是其他形式的自然療法而提升。

蓋提和卡喬博士對於芳香精油在神經系統的作用作了一些實驗。他們注意到兩種基本的情緒不安現象：其一是過度的興奮、緊張、多話、焦慮；而另外一種則是憂鬱、悲傷、沉默。他們也發現有多種芳香精油不是具神經興奮作用，就是可以鎮靜神經；而且傳統中用來治療心理方面或是神經方面的藥草，都是屬於芳香植物。他們發現洋甘菊和香蜂草可以抑制痙攣並鎮靜神經，而依蘭有溫和的神經刺激能力，並且有催情的作用。他們還發現天竺葵及廣藿香對於緊張及焦慮狀態非常有效。他們用芳香精油治療的方式主要有：將芳香精油噴散在周圍的空氣中，或是將棉布浸泡於芳香精油中，讓病人放在鼻前吸入精油的氣味。

羅維斯提醫生發現前一種方法較為有效，他還發現滴入一至三滴特定的芳香精油在一小塊方糖上，將之含在口中置於舌上，讓方糖慢慢地溶解，並且在呼吸中產出芳香精油的蒸氣，一天中最少服用三次，精神上緊張和焦慮的程度將可大大地降低。此處可用的芳香精油有佛手柑、樟樹、絲柏、薰衣草、馬鬱蘭、橙花以及玫瑰。有些人可能會認為泡澡和按摩的方式是同樣有效，所

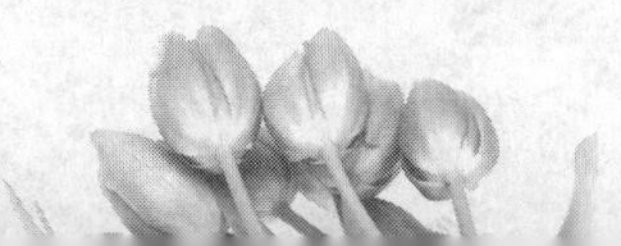

以這裡有兩項重要的因素需要考慮。首先，芳香精油具有雙重的功效：花朵或是香精可散發怡人的氣味（事實上，這樣的氣味可平穩及鎮靜心靈），而作爲神經的興奮劑或是鎮靜劑，則未必要通過嗅覺；其次，芳香精油對於心靈的作用，必須透過嗅覺產生；藉由嗅覺，芳香精油對於心靈可產生直接且快速的作用。然而芳香精油是具有高度揮發性的有香物質，所以很難不讓嗅覺發生作用。

如果說芳香精油在心理上的作用一部分是出自於它所散發的氣味，然而由於個別感覺的差異，如果當事人並不喜歡精油的氣味，我們很難預期精油會對個人產生良好的作用。但是，我們可以找出普遍受大家歡迎的精油，例如茉莉和玫瑰，在這種療法中，它們都具有極高的效力，而越能使個人感到怡人的氣味，對個人越會發揮最佳的療效。羅維斯提還提到，複方精油可調製出較單一精油更爲怡人的氣味，因此病患們的接受程度也都較高。複方精油中所含的芳香精油，通常個別的氣味都不是很怡人，但是將它們混合之後，卻可調製出一個令人滿意的結果。

對於沮喪狀況的治療，羅維斯提建議使用橙、以及依蘭的芳香精油，也可用以檀香、廣藿香、茉莉以及丁香爲基礎的調油。有些人還會加入羅勒以及薄荷這種與橙油一樣具有提振精神效用的芳香精油。有一些芳香精油，特別是佛手柑、薰衣草以及天竺葵，都被證實同時具有治療焦慮（神經緊張）以及沮喪的效用。這顯示出具有揮發性的芳香精油是可以用來當作治療劑的，而且它們可以符合個體個別的需求。沒有人是剛剛好就在「焦慮」或是「沮喪」的單一狀況中，有時，這兩種狀況是混合存在的，或是取決於心靈的興奮狀態，以及隨之而來的沮喪感。在芳香精油的作用中，我們還可以看到「人」的因素，而這個因素是無法單純歸類爲振奮或是鎮靜的效果。這個因素事實上是更爲複雜並且

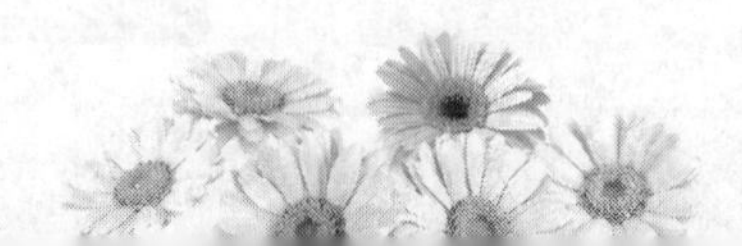

細微的。羅維斯提醫生便有以下的評論：

「對於芳香療法的作用，我們無法明確地區分出到底是振奮神經或是鎮靜神經的作用，並不單是因為芳香精油本身的組成複雜（大多數的芳香精油都含有多種的化學分子官能基），而是由於它們普遍特有的生理作用，古柏博士將之定義為同時具有振奮以及鎮靜的功效。然而，有些芳香精油不是以興奮的功效為主，就是以鎮靜的功效為主，而其他的芳香精油（也就是大多數的芳香精油）則兼容並蓄這兩種功效，所以在某些劑量下，它們是興奮劑，在其他劑量下，它們是屬於鎮靜劑。」

此外，由於芳香精油是一種有機的成分，因此具有調節、中和以及平衡的作用，而不僅是興奮或是鎮靜。就如我一再強調的，芳香精油的作用是更爲複雜以及細微的，因爲每一種精油都會對身體的某一部分、心智的某一區域、或是情緒的某種形式產生影響。例如某人的個性倔強，那可能會導致心臟方面的疾病或是動脈硬化，因此，具有舒展身體狀況的芳香精油，也可能同時作用在心理狀態上。我將之摘要如下：

焦慮、神經緊張	安息香、佛手柑、洋甘菊、樟樹、絲柏、天竺葵、茉莉、薰衣草、馬鬱蘭、香蜂草、橙花、玫瑰、檀香、依蘭
沮喪、感傷	羅勒、佛手柑、洋甘菊、乳香、天竺葵、茉莉、薰衣草、橙花、廣藿香、薄荷、玫瑰、檀香、依蘭

這個分類法對情緒焦慮和沮喪的治療很有幫助，但是，大多數的生理狀態也會受到心理因素影響，這個因素也許會、也許不

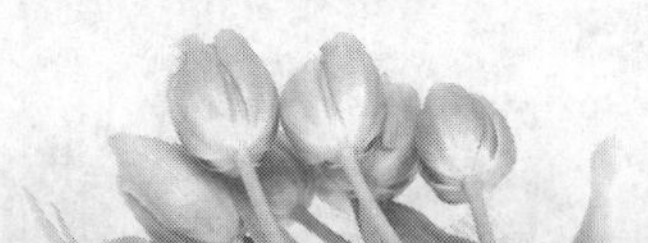

會誘發身體的疾病，但是，這個因素是絕不可忽視的。更明確的說，對於個別不同的療程，我們需更明確的瞭解個案的心理狀態，比如說他的沮喪可能便源自於恐懼感或罪惡感。爲了治療各種不同的精神狀態，我們必須了解不同精油對心靈的作用，以下便是根據我的經驗所整理出的對照表。

憤怒	洋甘菊、香蜂草、玫瑰、依蘭
冷漠	茉莉、杜松、廣藿香、迷迭香
困惑、猶豫	羅勒、絲柏、乳香、薄荷、廣藿香
深陷過去不愉快的回憶	安息香、乳香
恐懼、妄想	羅勒、快樂鼠尾草、茉莉、杜松
悲傷	牛膝草、馬鬱蘭、玫瑰
超過敏症	洋甘菊、茉莉、香蜂草
憂鬱症	茉莉、香蜂草
沒耐性、暴躁	洋甘菊、樟樹、絲柏、薰衣草、馬鬱蘭、乳香
嫉妒	玫瑰
歇斯底里、驚慌	洋甘菊、快樂鼠尾草、茉莉、薰衣草、馬鬱蘭、 香蜂草、橙花、依蘭
震驚	樟樹、香蜂草、橙花
猜疑	薰衣草

這份對照表主要的功用在於指示出芳香精油對於心靈上的作用；如此，你便可針對不同的症狀，選擇更聰明的治療方式。當我們身體的症狀與心理狀況互爲因果時，精油的效果會更爲顯著。比方說，當你治療一個主要受心理狀況困擾的患者時，最重要的事情，便是爲他選擇出適合他心靈狀態的精油。對於沒有列在此對照表上的心靈狀態，建議選擇一最接近的狀態，以「懷

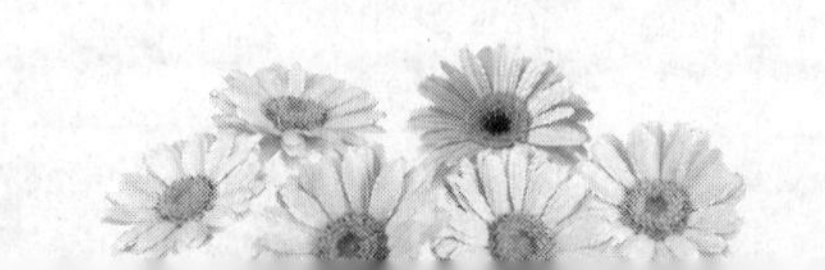

恨」爲例，可採用「憤怒」的治療方式；若是「憎惡」，則可採用「嫉妒」的治療方式。由於所提供的用油指南並未做全盤性的實驗和測試，所以，我盡可能使這份對照表的內容簡單扼要，也由於相同的理由，我沒有將它們列在療程指南中。

你會發現，當你愈常使用精油，你才愈能了解它們，愈能知道它們對於心靈上產生的影響，也愈能發現它們所具備的特質和作用。精油就和我們一樣，有不同的個性、有不同的表現，藉此，我們可由它們不同的特質來幫助我們更清楚的觀察自己，了解我們的缺點，並且讓我們美麗、愉悅的靈魂藉由我們情緒的改善做一次清新的深呼吸。

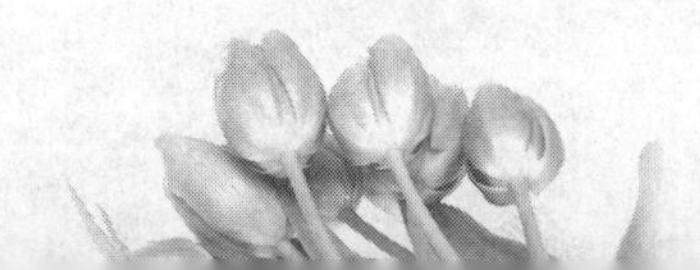

第七章 芳香精油泡澡

「她在泡澡時，於全身周圍倒下香味怡人的香油，就像用香油沖澡般；而由香楊梅所薰香的空氣，不但傳送至天堂中、還傳送至土地下、以及所有飄渺的通道中。」

荷馬史詩

無論是爲了享受、爲了健康、或是爲了衛生，泡澡一直是非常普及的一種沐浴方式，然而，如果我們將泡澡定義爲清潔身體的過程，那麼，與泡澡最有關聯的，似乎應該是泡澡時使用的芳香用品而不是泡澡用的水。用清水泡澡是過時而且較不實用的方式，大多數人都會使用芳香用品來清潔或是用來讓皮膚產生香味。即便是用清水泡澡，芳香用品仍然會被用來作爲沐浴用油，或是沐浴後用的按摩油。在上述狀況中，芳香用品都被用來當作抗菌劑，不但可以增進泡澡時的衛生，還可以幫助去除體味。

古代的埃及人，尤其是婦女（至少是那些負擔得起的人），在他們高度發達的文明中，便發展出一種特別精緻的沐浴方式。他們每天都會進行一連串沐浴的程序，首先是用冷水，之後是用微溫的水，再來才是用熱水。用熱水泡澡時，裡面會加入香油，而且在用熱水泡澡完畢後，會再用芳香用品進行全身按摩，他們最常使用的芳香油是雪松和絲柏。除此之外，埃及人其他慣常進行的身體保養清潔程序（整理頭髮、面部按摩、面部及胸部的化粧）都是由奴隸來幫忙完成的。

遠古時代的敘利亞人也很喜歡泡澡，他們還有公共澡堂的設

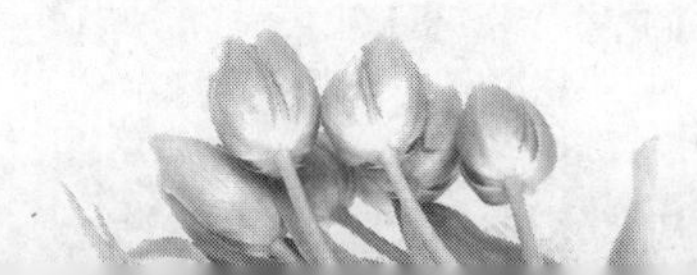

施。尤金・林梅有提到一個有關名叫安提秀司的敘利亞國王的故事，故事內容是敘述國王有一次率領了所有的奴隸在公共澡堂內泡澡，當有一個平民接近他，並且和他說：「喔！我親愛的國王，能夠聞到這最尊貴的芳香，你是世界上最快樂的人吧！」國王聽了之後覺得非常地開心，並且對他說：「我答應你，這種香精你要多少，我就給你多少。」國王便下令叫來一大瓶濃郁的芳香油膏，令奴隸將油膏倒在此人頭上，很快地，周圍便開始聚集起人潮，大家都推擠著想要倒一些這種昂貴的油膏，國王對此感到十分快樂，但是，當國王轉身要走時，他在芳香油膏上滑了一跤，使他整個人倒在地上。

雖然希臘人承襲了埃及人這一連串沐浴程序的一部分，但是希臘人並沒有像之後的羅馬人般，對這些沐浴程序進行更精心的改進。希臘男人對於在公共場所中的大理石澡盆中進行沐浴已十分滿意，而女人，則是在自家的浴室中進行沐浴。

從古到今，羅馬人應是最注重泡澡的民族了。就如埃及人般，羅馬人也有公共澡堂的設施，而公共澡堂僅僅提供男人使用，女人則仍較習慣在自家中沐浴。而泡澡的習慣在羅馬人的生活中是非常重要的一項社交活動，市立的澡堂都是由許多皇帝下令建立起的雄偉建築，在這些澡堂之中，大概是屬在西元第三世紀時的皇帝卡羅卡拉時期所建造的最爲精緻。曾有一度，羅馬有上千座的公共澡堂。

在進入羅馬的澡堂前，必須先脫下全身的衣服，然後進入一間放置著陶土罐的小室中，陶土罐中都裝著香精或是芳香油膏。在初步將全身塗滿芳香油膏之後，便先採用冷水泡澡，進行快速及提神的全身按摩；冷水池結束之後，便進入溫水池，然後進入熱水池，熱水池的水是由置於池水下方的火爐所加熱的，這也就是我們現在蒸氣浴的前身。在熱水池泡澡的時候，他們會用一種

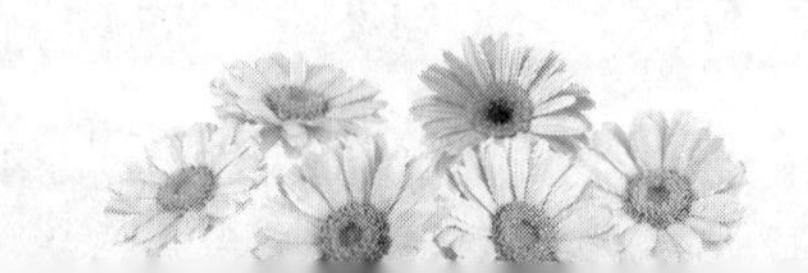

由青銅製的馬梳來塗擦全身上下，與此同時，還會將芳香油膏倒在全身各處。在熱水池泡澡完畢後，接下來便是用香油按摩全身了。而這些全程的享受，通常是由澡堂內的人員或是自己所隨行的奴隸來幫忙完成。

羅馬的婦女通常都是在家裡泡澡，富有的家庭中，就如同埃及人一般，常常爲了這個目的而蓄養了許多奴隸。這些奴隸被稱爲「化粧師」，並且由負責衛浴的總管所管轄。在泡完澡之後，她們會將頭髮整理好，染色之後，會再抹上芳香油膏。然後便是臉部的按摩，並且在她們的雙頰上抹上紅色的顏料，以及在眼睛周圍畫上眼線；最後的步驟，是用香油在脖子以及肩膀按摩，而身體的其他部分則是用玫瑰水清洗。

我們現在由古埃及以及羅馬人複雜的泡澡程序中回到近代這種較爲草率的沐浴方式。在世界上的某一些地區，尤其是在非洲大陸，水是非常稀有的資源，所以泡澡對當地的人民而言，根本是不可能的事情。以下段落摘錄自尤金・林梅的文章：

「在那比亞有一種極為有趣的洗澡方式非常值得一提，派翠克在他所拜訪的一個名為巴貝拉的城市中，便親自嘗試那比亞的洗澡方式。他提到他非常驚訝地發現當地的黑人在進入澡堂時僅僅攜帶著一個小碗公和一只茶杯，而這就是他們在洗澡時所需的全部用具，小碗公裡面裝著麵團，而茶杯裡則是裝著小量的由芳香植物浸泡著的香油，他們先用碗公裡的麵團擦拭全身，將身體進行粗略的清潔，清潔完畢之後，再用香油塗抹全身，使四肢的肌膚更具彈性。這整個程序稱之為『迪卡』，是深受當地人喜歡的洗澡方式；派翠克先生便表示在這種洗澡程序完成之後，他覺得整個人煥然一新，而且他還說，也就是由於這樣的清潔程序，使得當地的人們免於感染皮膚方面的疾病；而且據說這樣的方式還可以幫助他們在冬天僅穿著薄衣時，免於遭受冷風以及寒冷的侵襲。」

「在蘇丹，人們是採用芳香植物的煙燻法，這是一種較不完整的洗澡方式。蘇丹人會在床邊掘出一個洞，洞裡面放置一個土製的小罐子，罐子裡燃燒著發出芳香氣味的木頭，蘇丹人坐在洞內並且蓋上厚重的毛毯，通常都在洞內停留大約十幾分鐘，讓全身暴露在香煙之中，此外由於大量地流出汗水，對於皮膚也會有滋養的功效。」

這也和我們現在的蒸氣浴有些相似。

在歐洲，泡澡的文化是由羅馬人所發揚光大，但從帝國瓦解到十三世紀之間，僅有少數人才能享受泡澡的樂趣，直到十字軍東征回來，帶回東方世界的泡澡文化，公共澡堂才又一度蔚爲風尙。但是，直到十七世紀，泡澡文化才又再度被重新建立，歐洲人再度相信洗澡不但有益健康，而且是必需以及應當規律進行的一種程序，而這足足花了兩百年的時間。

在十七世紀時，土耳其浴已被發揚光大。這種公共澡堂直接傳承自羅馬人的澡堂，而土耳其人稍加調整而成的。在十五世紀時，土耳其浴在康士坦丁堡非常受歡迎，而除了土耳其浴之外，香薰浴法也是在此時期廣爲流行的一種洗澡方式。由於那時期的人們對於大瘟疫的事情仍然記憶猶新，所以他們對於衛生的重要非常了解。與此同時，香水的使用也越來越爲普及，而它們在抗菌方面的效用也比現代更被人們重視，所以，加入了香薰的沐浴方式與沒加進香薰的沐浴方式比較起來，不但較爲怡人，而且也較爲衛生。

然而，要使歐洲人了解洗澡的功效卻花了更漫長的時間，無庸置疑，相對於歐洲人而言，居住在氣候較爲溫暖區域的人們會

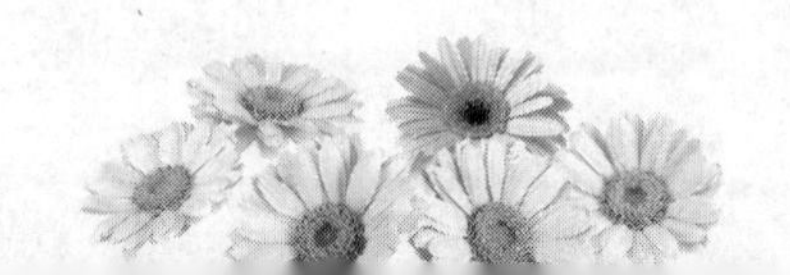

較喜歡洗澡，而且也較不容易得到感冒，這也正是歐洲人所擔心的地方：有一段時期，歐洲人認爲洗澡對於身體健康會有很大的威脅，僅有外族人或是有勇無謀的人才會膽敢作此嘗試。歐洲人實在花了很長的時間才將這個觀念消去，也許這是因爲確實有些不幸的靈魂接觸到水之後死亡，但這很有可能是因爲他們的身體未能適應，或是由於水溫太冷所造成的。丹尼爾・麥肯錫便寫到：

「我們的曾祖父輩僅有在被別人要求時，才會冒險去洗澡，而身著乾淨的白色棉質或亞麻襯衣的曾祖母輩們，就認為更沒有需要去洗澡了。此外，由於她們生性矜持以及害羞，洗澡時的全身裸露對她們而言，即使是當她們獨處時，還是一種極嚴重的淫猥行為。在女性時代來臨之前，也就是十八世紀的時期，這種情形又更為嚴重；在此時刻，仕女們都不再洗臉，取而代之的，她們都在臉上上妝，而為了緩和這種鮮少更換襯衣的狀況，她們都會定時地在身上噴灑麝香或是其他香水。」

現在，我們仍然看到許多種族的婦女從來都不洗臉，但最少，她們都會作基礎的清潔，或是會上妝。

直到十九世紀，洗澡才變成歐洲人普遍養成的習慣，即便如此，歐洲人養成洗澡的習慣是迫於需求而非愛好，對他們而言，衛生遠比洗澡本身的樂趣來得重要。丹尼爾・麥肯錫便有以下論述：

「就我記憶所及，在我待在蘇格蘭的幼年時期間，一位老醫師在一座富麗堂皇的現代化浴室中洗了有生以來的第一次澡，不用說，這絕非在他自己家中的浴室裡。他和他的病人以及其他

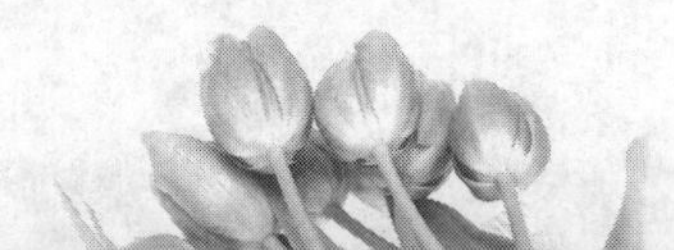

一般人一樣，在接受一連串像是『沖水』、『噴水』以及『跳水』等等建議之後，經過他觀察的結果，他都聲稱精神上能獲得更高的能量。之後，他還要小心翼翼地進入蒸氣熱水中，先是腳趾尖部分，再來是腳掌部分，接著是腳踝部分，一步一步地，直到有完全的信心時，便儘可能的全身浸在熱水中！這是他第一次洗澡的經驗，也是他的最後一次！他說，這幾乎要了他的命。」

不免讓人覺得奇怪，遠古的埃及、希臘以及羅馬人在幾千年以前便在享受極盡奢華的沐浴方式，而在西方世界，尤其是英國而言，只有在近日才開始加入這場流行之中。在十九世紀以及二十世紀期間，隨著香水及衛浴周邊產品工業的發展，使得沐浴成爲一種讓人享受的休閒時光，而我們現代化且複雜的香水是由遠古世界中濃郁、有香料調製而成的膠狀香膏演進而成。

芳香療法沐浴在許多方面會對我們的身體產生影響。首先是我們所用的芳香精油所產生的香氣；如果這個香氣可以使我們的嗅覺感到舒暢，那麼這種氣味也就一定可以使我們的精神覺得舒暢。此外，芳香精油會在神經系統以及身體其他部分產生作用，即使僅有很小劑量的芳香精油被皮膚吸收進去。

溫水浴（28～35°C）具有放鬆以及鎮靜的效果，而熱水浴（35～39°C）若只在短時間採行則具有養生的效果，但若是用熱水浴過久，反而會使身體衰弱。用薰衣草精油泡澡也是一樣，如果水溫不會太熱，則可以達到舒緩的功效，但是如果是採用熱水浴，則會抵消薰衣草精油的效果。採用芳香療法泡澡時，千萬要記住這個觀念，因爲許多精油不是具有舒緩就是具有刺激的功效。多數人在早上時都喜歡採用刺激精神的沐浴法，而在傍晚時則採用舒緩精神的沐浴法。但要判斷應採用何種芳香精油來進行

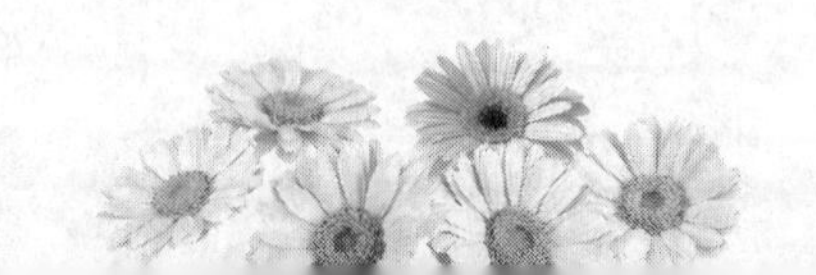

沐浴時，你應該選擇當下你最喜歡的精油，你的直覺會告訴你何者對你是最好的。

在用芳香精油沐浴時，有許多方法可供選擇。基本上，沐浴用油可分成兩種：一種是可溶於水的，一種是不溶於水的。先就第二種芳香沐浴法加以說明，這種沐浴法最簡單的做法就是在浴池放滿熱水後，你下水前才滴灑幾滴純精油。無論就任何精油而言，放水前就加入精油，絕不是一個聰明的做法。如果我們這樣做的話，精油會在我們進入澡盆前，便藉由洗澡水的熱力而蒸發了。任何的芳香精油都適用這種的方法，但是千萬不要加入過多的精油。有些精油的效用較強，而有些精油具有皮膚刺激性，若是皮膚較為敏感的人，僅需加入小量（例如羅勒、胡椒、薄荷、迷迭香）；如果你不確定劑量多少才剛好，一開始應先小心地滴入兩滴便可。如果這樣的劑量不會對你造成影響，下次便可再增加劑量。一般而言，大多數的芳香精油，三到五滴的劑量便已足夠，然而有些芳香精油可能需要用到十到十二滴的劑量。你應不斷嘗試，在試驗中你才會發現何種情況對你是最適合的。

在你將芳香精油滴入澡盆內之後，請溫和地攪動洗澡水，使芳香精油在洗澡水表面形成一層薄薄的薄膜（這一點非常重要，如果沒有攪勻的話，你可能會直接坐在澡盆內的芳香精油油滴上，而這可能會使你的皮膚受傷），而這層薄膜會覆蓋在你的皮膚上，此時，你就可以背靠在澡盆邊，好好地享受泡澡的樂趣了。千萬不要預期芳香精油會對你的皮膚產生快速的影響，由於它們的作用很輕微，所以必須在一段時間之後才能發現功效。

另一種不溶於水的泡澡用油是將精油和植物油混合。這對於乾燥性的皮膚更為有效，而且任何植物油都適用，其中鱷梨油、甜杏仁油、小麥胚芽油由於富含維他命，最具滋養功效。這裡芳香精油的劑量和上述的方法相同，加入任何植物油半到三茶匙，

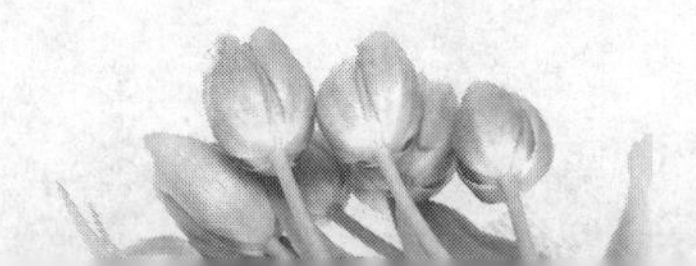

將之與精油混合後，與前述的方法相同地灑入澡盆中。試過幾次這種泡澡用油後，如果你喜歡變化的話，還可以試著加入多種不同的精油。一開始時，先採用一、兩種精油就好，直到找出哪幾種精油適於調配在一起，而且相互的比例各是多少，再增加精油的種類。芳香精油的調配是一門藝術，但是花一點點的耐性之後，你將會驚訝於這些芳香精油在調配之後，會變化出多少不同的類別。

而另一種泡澡用油，也就是可以溶於水中的類型，你可能還會需要洗髮精、沐浴乳或是其他清潔劑。對皮膚而言，洗髮精和沐浴乳會比清潔劑更好，然而，如果你想洗個泡泡浴的話，那你只能選擇清潔劑了，視你希望泡沫的數量，加入幾湯匙的清潔劑便可。對於這種沐浴用油，你可以決定是否要和植物油混合，但是如果要洗泡泡浴的話，則不可加入植物油。如果仍要加入植物油，植物油和清潔劑的比例最好是一比三，不過這個比例是可以彈性調整的。同樣的，你還是應該不斷嘗試，在試驗中你才會發現何種情況對你是最適合的。此外，芳香精油的劑量與上述所提的方法相同。

在用精油泡澡時，精油會滲透進皮膚裡，就像用精油按摩時一樣，而這種滲透效果是藉由周圍的水的熱力來完成的。若要達到最佳的治療效果，我建議是採用不溶於水的沐浴用油爲佳，因爲精油在你泡進澡盆時，便覆蓋在你的全身，而且，即使是沐浴完之後，芳香精油仍然繼續停留在皮膚上。此外，溶於水的沐浴用油並不是那麼容易被皮膚吸收，因爲皮膚本身是不吸水的。用不溶於水的沐浴用油的話，當你起身時，會有少量的精油仍然殘留在皮膚上，而且，如果仍有小量的精油漂浮在洗澡水表面，當你從水中起身時，精油便會附著在你身上，在經過毛巾擦拭之後，仍會存留少量的精油在身上，所以皮膚彷彿被淡淡地薰香

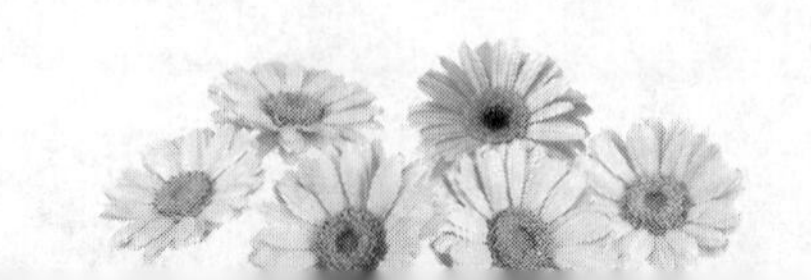

過。

有些作法還可以豐富你的芳香沐浴，尤其當你是屬於乾性膚質時，你可以在擦乾身體後再抹上芳香按摩油。這不但可以保護你的皮膚，還可以增進皮膚的健康以及柔軟滑順，此外，還可讓全身都散發出怡人清香，也可以抑制肥皀和水在皮膚表面所造成的乾燥現象。使用時僅需取少量的芳香按摩油，置於雙手掌中，再輕輕地塗抹全身。

你也可以在沐浴完後，請人爲你做全身按摩，這是進行全身按摩的最佳時間，因爲你的身體都已完全放鬆，而且就如威廉・馬丁・崔德爾醫生所言：「在溫水澡之後，全身抹上芳香油是有益健康的。」泡澡、按摩再加上芳香精油的這種組合可說是世界上最奢華的一種享受了，而且這種享受是對身體有益的。

公共澡堂（並非一般的游泳池）現在已完全被家中的私人浴室所取代。游泳池的洗浴室雖別有一番風味，而且有些也會加入芳香劑，但是其中氯的成分卻遠非人們所欲者。現在具有公共澡堂型式的，大概就屬蒸氣浴或三溫暖了，三溫暖在芬蘭而言是生活中的一部分，最近已越來越普及。在蒸氣浴或三溫暖中加入芳香精油似乎不是很可行，因爲它們的主要目的是在舒張毛細孔以清除其中之異物，如此，藉由皮膚來吸收芳香精油是很困難或幾乎不可能的事。然而，在作過蒸氣浴或三溫暖，當身體已經擦乾而且也冷卻下來後，可以再進行按摩（通常在沐浴完半個小時之後爲佳，因爲皮膚在沐浴完的一段時間之後仍會繼續排汗）。沐浴之後再加上按摩對身體而言具有非常舒緩的效果，對身體健康也很有益處。

以下列舉一些芳香精油的配方，你可以自己試試看，或是當作自己調製配方時的一個參考。

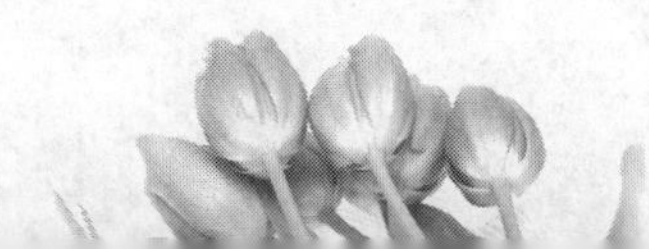

冬天的泡澡配方：有助於驅除寒冷、促進血液循環
杜松　兩滴　　薰衣草　三滴

夏天的泡澡配方：消除疲勞、提振精神、冷靜情緒
薄荷　一滴　　佛手柑　四滴

早晨的泡澡配方：提振精神、滋養身體
迷迭香　三滴　　杜松　兩滴

傍晚的泡澡配方：鎮靜情緒、幫助睡眠
洋甘菊　一滴　　薰衣草　四滴

催情的泡澡配方：依蘭　一滴　　檀香　四滴
茉莉　一滴

檸檬的泡澡配方：消除疲勞、放鬆、清潔
二分之一顆檸檬汁液
天竺葵　一滴　　檸檬　四滴

這些配方都可以直接使用，也可以加入適量的植物油或是肥皂。以上的劑量適用於一次的泡澡量，你也可以增加劑量。

適於泡澡的芳香精油及劑量一覽表

具舒緩的功效			
洋甘菊	兩滴	馬鬱蘭	四滴
絲柏	四滴	玫瑰	兩滴
橙花	兩滴	檀香	四滴
薰衣草	四滴	快樂鼠尾草	四滴

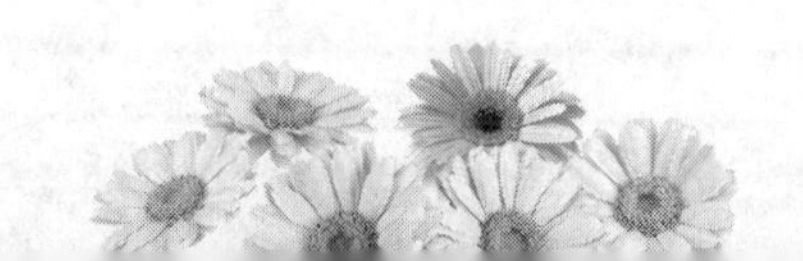

具提神的功效			
羅勒	三滴	杜松	四滴
豆蔻	三滴	牛膝草	三滴
薄荷	三滴	迷迭香	四滴

具消除疲勞的功效			
絲柏	四滴	佛手柑	四滴
檸檬	四滴	天竺葵	四滴
薄荷	四滴	薰衣草	四滴
羅勒	三滴		

具催情的功效			
茉莉	兩滴	檀香	四滴
橙花	兩滴	依蘭	四滴
玫瑰	兩滴	豆蔻	三滴

如果使用超過一種的芳香精油，總劑量請維持在五到六滴。

沐浴療法

把水用在醫療用途上，無論是泡澡或其他形式，其歷史可追溯至古埃及時代，既然這段歷史由來已久，而且水已經是人們生活的一部分，我們可以大膽地假設人們在發現身體狀況可以調整或改善的同時，就已懂得水療之妙用了。同樣地，我們也可以猜測，既然古埃及人如此頻繁地使用芳香植物以及如此重視沐浴，他們也極可能將兩者的用途結合在一起。

我們都知道，西元前五百年的古希臘醫師希波克拉底就說過，水是很重要的治療劑。阿拉伯人在一千年前便已將泡澡加入病患的療程之中。之後，先是土耳其，再來是十六世紀時的法國，接著是十七世紀的英國，都先後開始採用蒸氣浴，不只是爲了娛樂，也是爲了醫療。而在世界的其他地方，比方說是美洲或是非洲，當地的土著在治療疾病時，都會採行多種形式的煙燻法、熱氣泡澡、蒸氣泡澡以及水療法。在十九世紀時，人們又發現多種形式的水療法，因而在歐洲大受歡迎。通常在水療法的治療下，人們不需要再接受其他的治療便可恢復健康。克耐普的水療法在一八九二年就成功治癒了奧地利人的腎疾。

在正統療法之中，水療幾乎已完全被廢除，這是個非常遺憾的事情，因爲水療是治療任何熱病最有效的方法。雖然水無法殺除任何的感染源，但是卻能非常有效地降低體溫，如果使用得當，還能讓病人得到適度的紓解。在水中加入幾滴的尤加利油或是薄荷油對於療程會有更多幫助。可以對腳掌以及前額進行冷敷，腳掌可用毛巾覆蓋，直到毛巾接近乾燥爲止，雙手可以置於冷水盆中。在某些狀況下，還會建議將病人全身用冷濕的毛巾包裹住。毛巾應先浸在滴入八滴尤加利精油的冷水中，覆蓋在身體前應適度扭乾。之後，應在病患身上蓋上毛毯，如果病人會覺得冷的話，可在他的身邊放上一或兩瓶熱水。這種形式的療程非常有效，而且在應用上也比醫院中用海綿浸在溫水裡的方法更爲簡單，但是千萬記著要一直觀察病患的體溫。

水的應用有很多種方式，除了我們知道的泡澡、蒸氣浴、濕敷法之外，還有坐浴、手浴、足浴、沖浴、灌腸以及噴水法。還有一些其他的浴法會加入一些天然的處方，比方說是海藻浴、海水浴等等。在這些不同形式的浴法當中，芳香精油都可搭配應

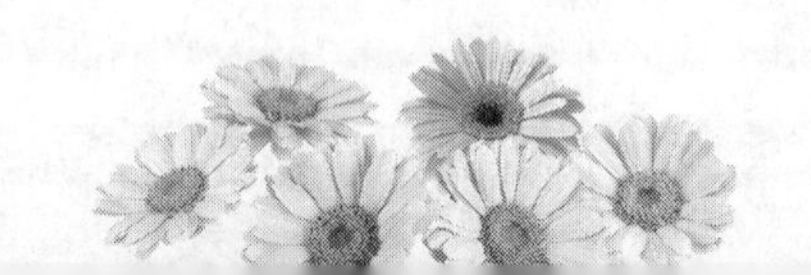

用，如此便可增加療程的效力。在大多數狀況中，水本身並沒有任何療效，而且水療原本也不以治病爲目的，但是，芳香水療比單單使用水療更有效用，而且也能達到療癒的作用。在有些情形之中，芳香水療的療效和芳香按摩以及芳香精油的外用效能是相當的，有時甚至更好，因此，芳香水療在芳香療法中也扮演一個重要的角色。

坐浴事實上是再分爲兩段：較大一段的範圍是用坐姿的，而另一較小段的範圍則只有針對腳掌部分。水位必須到達你的腰線，並且覆蓋住整個的下腹部。由於這兩段的水浴是分開的，所以可以針對不同的區域設定不同的溫度。坐浴常用在治療下腹部的不適——泌尿系統、生殖系統以及腸道方面的不適，坐浴對於子宮以及女性在生殖系統方面的毛病特別有效。針對要加以治療的問題，我們可選用適當的芳香精油加入坐浴中。白帶、停經、月經困難及偶然的陽痿（其實主要是身心症的問題）都可以用這種方法治療，或是採用陰道灌洗。陰道灌洗對於白帶的治療來說非常重要，而且最好是天天進行。如果不採行坐浴，進行臀浴也是可以的，水位也必須達到腰線。

灌腸的情形也是一樣，通常是在禁食期間進行，此外，對於腹瀉、腹痛或是其他類似的病症也很有幫助。適當的芳香精油有助於下腸道的舒緩、強化、去毒以及緩和。如杜松以及迷迭香之類的芳香精油可用在噴水法中，以增強噴水法的功效。噴水法是由軟管中噴出強力的水柱，通常都是直接將水沖在脊椎的上方或下方，這種沖水法對於身體系統有刺激的作用，但是較常用在脊椎方面的問題。噴水法可有效地深度震動關節，而不會產生任何不適的感受，可顯著改善慢性的脊椎問題。

熱敷、溫敷、冷敷都可應用在多種的身體病症上，這些方式多用在肌肉痙攣或是瘀血腫脹的狀況，通常可選定適當的芳香精油，滴入水中稀釋之後再用來外敷。濕敷法中的芳香精油用量是將兩滴的芳香精油加入一品脫的水中。（在手浴、足浴、臀浴、陰道灌洗以及灌腸中的用量也是一樣或是可以更低。）混合的方式是將之裝入大瓶中搖動，再將一片布類浸於其中，任何一種具有吸收性又不會太粗糙的材質都可以，例如，可將舊床單摺成四摺來使用。輕輕扭乾後，濕敷在皮膚上，然後再用衣物或是毛巾覆蓋身體。如果病患需要活動的話，可將濕敷布用繃帶固定在患部。濕敷布可置於患部二至四小時，如果是發燒的話，最好等濕敷布快乾時，再視需要更換濕敷布。可用浸泡過藥草的水來取代一般的清水。

濕敷法需用在疼痛部位之上，比方說要治療腎臟問題，可在下背部用濕敷法；如果是心臟問題，可在心臟上方的胸膛進行濕敷法；如果是腸胃問題，則對腹部進行濕敷法，依此類推。濕敷法的效果是看到之後就會相信的，孟塞格就曾治療一位無法排尿的病患，病患的醫生宣告病人僅剩下幾小時的壽命了，孟塞格用藥草濕敷在病患的背部，就在腎臟上方的區域，二十分鐘之後，病患竟然開始排尿了，當然也就因此撿回了一條命。芳香濕敷法是居家保健很有用的一種治療方式，可在病患就診以外的期間每日進行。濕敷布也可以整夜敷於患部。

在孟塞格的療程中，他也常常用到手浴和足浴。居家保健時手浴和足浴有時可用來取代濕敷，或是和濕敷同時並行。手浴和腳浴需要用熱水，但不是熱到讓人無法忍受的溫度，芳香精油必須在手部或是足部下水前便先加好，足浴時可使用約十滴的芳香精油。手浴和足浴適合在早晨或是黃昏時進行，而且一次不要超過十分鐘，並且需要浸泡到手腕以及腳踝。

熱水足浴法常用以治療受寒的病症，但現在只有漫畫家才記得這種做法。有時候芥末粉末（在所有芳香植物中最具有熱力

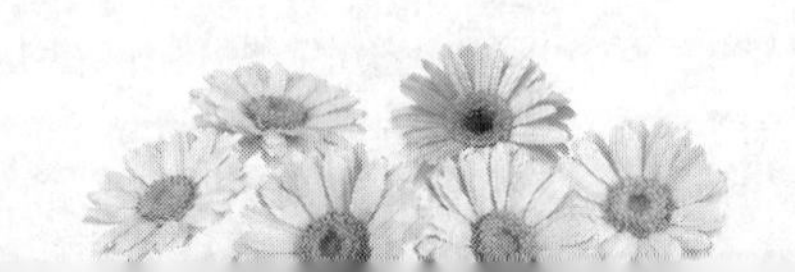

的）會加在浴盆中，如此可以有效地恢復身體本身的熱力。足浴對於頭部的問題非常有效，比方說頭痛、偏頭痛、頭昏以及顏面神經痛等等。對於腹部及足部的問題，比方說便秘、經痛、靜脈曲張問題等也很有助益。此外，疲勞以及充血的問題也可藉此改善，但要注意的是，足浴時要注意保持水溫。

加入芳香精油的水也可以用來漱口，可有效治療喉嚨痛、口腔潰瘍等等，芳香精油在水中的濃度應維持在百分之零點五。處理喉嚨痛的問題還可以同時在頸部進行濕敷法。在準備泡澡、沖洗、濕敷等治療法中的用水時，注意水溫要維持溫到熱的程度，但如果是治療發燒或是身體其他部分的熱病時，則應使用冷水或溫水。

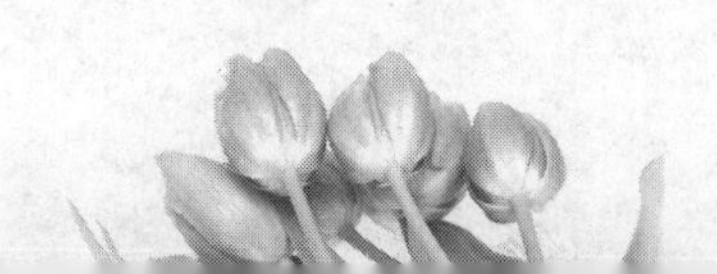

第八章 按摩

「有些人以快樂的心情付出，而快樂便是他們得到的回饋。而有些人以痛苦的心情付出，而痛苦便是他們的洗禮。還有一些付出的人，他們不覺得付出是痛苦，而他們也不尋求快樂，也不希望人們記住他們的美德；他們的付出，有如在山谷深處的長春花，自顧自地呼出它的芳香。這些人的雙手遵守了上帝的指示，從他們眼底深處，我們發現上帝對於地球的讚許。」

卡里·吉伯安的《先知》

按摩在芳香療法中是很重要的一部分。在按摩中加入芳香精油，姑且不論精油滲透進皮膚的作用，按摩本身就已可帶來種種好處，香氣更可調整心理狀況。按摩是一種享受，還可達到放鬆身心的功效，也是幫助現代人減輕生活中壓力和緊張最好的方法之一。

按摩是古代的一種療法。實際上是出自於人類本性去觸摸身體上痛苦部位的延伸，此外，當瘀傷時，我們會習慣性地對傷處加以揉擦。「塗擦」一詞在古代相當於按摩的同義字，而這兩個詞的關聯，也顯示出按摩在人類文化中的悠久歷史。遠古的人們在進行按摩時，一定會搭配按摩油的使用，這些按摩油通常都具有芳香的氣味。芳香療法最初和最主要的形式其實就是按摩。

按摩事實上也提供了病患及治療師間接觸的管道，這也是療程中一個很重要的因素，提供病患及治療師之間單純而且直接的溝通形式。我們的手非常敏感，但是除了作爲觸覺的工具，它們

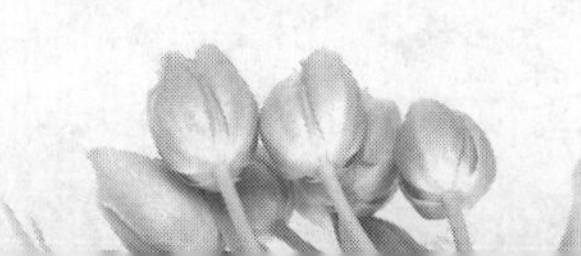

還是溝通的媒介。按摩治療師正是透過他的雙手作爲傳送治癒能量的媒介，有時他們甚至不用接觸到病患的身體。在某種程度上，大家都有能力用雙手來治癒自己的疾病，按摩和冥想是發展這種能力的兩種模式。當我們爲人按摩時，我們將自己對病患的感受藉由雙手傳達給病患，因此，按摩必須在我們頭腦平靜及舒適的狀態下進行較好。當你感到生氣、緊張或是疲勞時，千萬不能爲他人進行按摩。這無關乎病人是否感到不舒適，因爲按摩絕對能幫助病患放鬆，而是你應該給自己舒適且放鬆的感受。

治療師在第一次接觸病人時，雙手應該讓病人感受到包容性及信賴感。在開始進行治療以前，我們需要盡可能地了解關於病人的諸多訊息。事實上，當病人與我們談話時，他們的身體也許就正在與我們的手對話。我們的雙手能夠告訴我們病人的身體有多少壓力；而且是在身體的哪一個範圍，雙手還可以幫助我們去確定這個病人對這個療程接受或者是緊張的程度，了解他們的膚質和肌肉的紋理、那裡有肌肉痙攣的狀況以及造成這種現象的原因。雙手還可以發現身體充血以及腫脹的部分，還有遭受扭傷和拉傷的舊傷。雙手會發現病人身體的敏感點，以及在身體中哪一部分能引出疼痛的痛點。雙手事實上可以告訴我們有關病人的許多事情。

當雙手已自己開始進行「診斷」時，它們已經開始在進行「治療」了，與此同時，如果需要的話，雙手也仍在繼續「接收」病人身體傳來的訊息。雙手的治療分爲兩個層次——自然的以及可以稱爲「超自然的」。雙手治療法有許多種稱呼——信心治療法、磁力治療法、超自然治療法等等。然而，其中有一件事情是我們可以確認的，那就是：有某種形式的能量是透過雙手從治療師傳達給病人的。這種治療法已被人們發現和使用了上千年。前不久，來自俄國的基爾良攝影術，便是支持這個理論的第

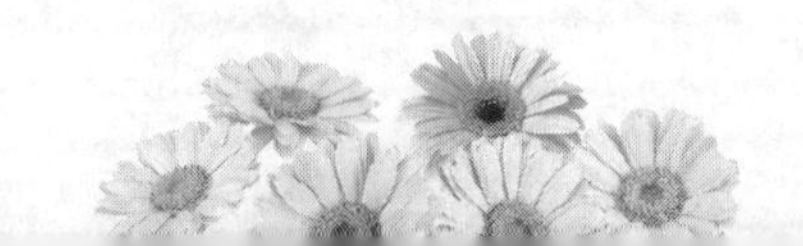

一個科學證據。

基爾良和他的妻子華倫提娜發現了一種可以拍攝出活體植物和動物周圍靈氛的拍照方式，那就是透過把它們放在高頻的通電區域裡。照片中顯示出能量（還沒有確切地決定這種能量的屬性）以光束和光點的方式在照片上顯露。它們具有不同顏色——藍色、黃色、橙色、紫色——而且是在不停運動的狀態，有一些快速移動而有一些緩慢移動。基爾良的實驗還顯示出當治療師將注意力集中在治癒時，相較於正常的情況，會有更多的光能從這些手指頭發射出來。能夠看到能量由手指頭發射出來，是一件非常吸引人的事，而事實上我們能透過一些方式來控制這種能量（我們可以看見在控制之中，光線的顏色以及強度會改變），也是一件讓人難以置信的事。僅有最極端的懷疑論者還會拒絕相信治癒能量是能夠從一個人的手傳送到另一個人的身上，但是截至目前爲止，都還沒有科學研究深入探索這種現象。

爲了進行治療，你一定要能夠去感覺：感覺到同情、憐憫以及對另一個人的關心。當你把更多的注意力和能量放入在進行的按摩療程中，就會有更多的治癒能量能經由你而穿透出去。按摩療程的成功與否，並不單單取決於按摩的方式和類型，或者技術是如何的精練，而是你在按摩時的心智狀況。如果沒有任何困擾心靈的事情，而你也感到放鬆的話，那麼，按摩的動作就會自然而流暢。

芳香療法的按摩結合了瑞典式按摩（柔軟組織）、指壓式按摩（針灸）和神經肌肉的按摩。儘管這後面兩項的技術實際上是完全相同的，但是它們的原理並不一樣。爲了能更淸楚地解釋這三種按摩方式，最好的方法就是針對這三種按摩的方式個別地加以介紹。

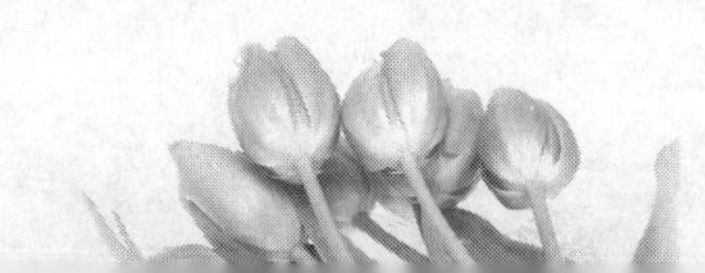

瑞典式按摩

瑞典式按摩就是針對柔軟組織的按摩方式，或可說是按摩身體的柔軟組織。所以稱之爲瑞典式按摩，是因爲早在十九世紀中，一位瑞典的林恩教授對按摩進行了全面的科學研究，進而建立了現在一般在教授和實行的「瑞典式按摩」的基礎。

瑞典式按摩合併了幾種不同類型的動作——長推、揉捏、劈砍、以及將手掌拱成杯狀的拍打方式。除此之外還有重壓法，就是用大拇指按壓相當深的按摩方式；但這種按壓法在瑞典式按摩中較少用到，在後續會有更多的說明。這些手法主要只針對皮膚表面，而且僅僅對血管和肌肉系統產生影響；唯一的例外是長推，神經系統會對長推的手法產生反射作用，而這也是我們最感興趣的一種手法，但是我們有時也會用揉捏的手法。

長推

長推是一種緩慢、溫和而富韻律感的手法，通常是用在往上方行進的按摩手法中（例如，往心臟方向）。當我們施加更大的壓力時，對於血液循環和肌肉細胞就會有更深的作用。若是我們的手勁越輕（在某些極限之內），對於神經系統的反射作用就更大：這通常會讓人覺得特別愉快和放鬆。

在瑞典式按摩中，通常一開始時都是先進行長推。在身體背面的（這也是我們最關注的地方），通常是由下向上進行長推動作。先將雙手併攏，以大拇指滑行貫穿整個脊椎。然後，雙手向外分開，置於肩膀上，再輕輕地往背部的下方移動。這個步驟有許多種變化，但是，我發現上述方式是其中最有用的一種方法。有一種變化的方式在某些情形中也滿有用的，就是站在病人的頭部前方，而行進的方式和前述的步驟完全相反，這種方式是先往

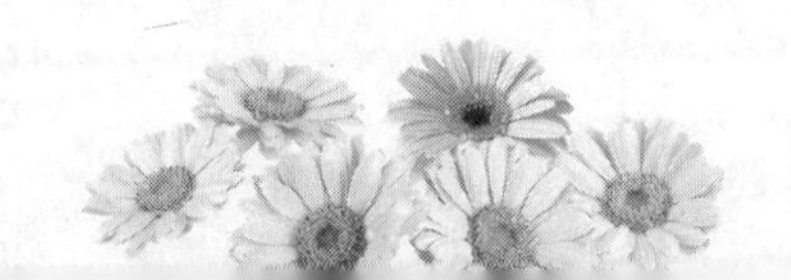

脊椎的下方移動，然後再由背部的下方往上移動。在身體的其他部分也可用類似的模式進行長推。以腿部爲例，讓病患面部朝下躺平後，由腳後跟開始至大腿根部；將雙手並排，由下往上進行按摩，雙手在大腿根部分開，再由上往下進行按摩。

在進行這些按摩動作時，由下往上長推的過程可適度加重一點點力道，而由上往下長推的過程中，則不要施加任何的壓力。由下往上長推的過程中，壓力的強度可視需要而調整，但是一般而言，在一開始時，最好僅用較輕微的壓力，然後再漸漸加強。對於身體較強壯的人，我們可以施加較重的壓力，而身體較爲虛弱的人，我們則施加較小的壓力。在進行長推時，我們的雙手不可以太輕軟，也不可太緊繃，必須結實而有彈性，如此的話，當雙手掠過肌膚時，才能適應病患身體的輪廓。通常手指應當併攏，但如果你喜歡的話，也可以將手指微微張開，尤其是當你僅僅用一隻手在進行長推時。單手按摩在有些情況是必須的，比方按摩手臂，由於空間的不足，所以僅能單手進行按摩。長推可以在身體的任何一部分進行，無論是骨骼或是肌肉。

揉捏

這個動作在芳療按摩中的運用程度不像在瑞典式按摩中來得多，在瑞典式按摩中，揉捏的手法是其中一項十分重要的部分。揉捏的動作是要由整隻手或者是一雙手去完成的，這種手法基本上是一連串擠壓和揉搓的動作。爲了完成「擠壓」和「揉搓」的動作，我們必須先「握住」這些要進行按摩的部位，因此，揉捏這種手法最容易在身體富有肌肉的部分進行，在身體較富有骨骼的部分，例如手掌、手腕、手肘等等則較難進行。以大拇指相對著其他四指的方式，在進行揉捏的部分動作，用足夠的力道壓住使得雙手能剛剛好抓住肌肉不放，然後再開始「揉搓」，也就是將手指在皮膚表面滑動。雙手可能在同一區域輕輕移動而回到原來的位置上（就如同用長推的動作中返回的過程一樣），或者也可以選擇在相反的方向再用「揉捏」的方式按摩回來。揉捏的手法中，還有一種變化的方式，那就是一隻手向內揉捏時，另一隻手在同時向外揉捏。這種手法相當困難，但若是能夠確實掌握這種手法的運作，將會對於按摩很有幫助。此外，在身體多肉的部分較易於實行這種動作，若是僅採用單手，在肌肉較少的部位會更容易進行。進行揉捏的動作時，千萬不要太用力地夾緊或是擠壓；擠壓時的施力就和在揉搓時一樣便可。

揉捏的手法對於肌肉酸痛（在長時間走動下產生的酸痛或是在勞動後產生的酸痛）以及肌肉緊繃很有效，尤其是肩膀之間那部分的梯形肌肉。肌肉會產生酸痛的原因是因爲在肌肉消耗能量的過程中，產生過多的化學副產物（通常是指乳酸），因而有過多的乳酸沈澱在肌肉細胞中。這種情形通常發生在肌肉超出負荷之後，而體內的血液以及淋巴液沒有辦法及時代謝掉沉澱在這些區域的廢物。而按摩，尤其是揉捏的動作，不但可以幫助體液的循環，還有助於分散沉澱在肌肉細胞中的乳酸。

瑞典式按摩實行起來其實很容易。即使按壓地非常用力，你也不會因此而傷害到任何人，但是最好還是溫和、順暢、敏銳一點比較好。一旦可以掌握按摩的基本技巧，便可試著改善自己的手法：你會發現這個情形將會很自然地發生。在試圖做任何深度按摩的學習之前，應該先學瑞典式按摩，因爲瑞典式按摩最爲簡單，而且也較不會造成身體的傷害。你也應該對解剖學有一些基本的知識，如此才會知道在按摩的是什麼部位；而生理學方面的知識會有助於了解爲什麼要按摩。

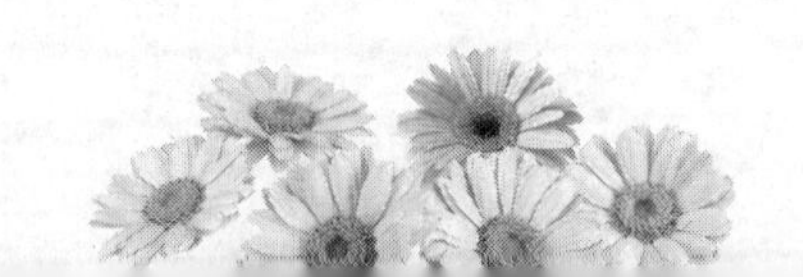

神經肌肉的按摩

神經肌肉的按摩是由西方整骨醫生和按摩師所發展出來的一種按摩方式，絕大多數是由美國的按摩師發展出來的。基本上這是屬於一種深沉的按摩法，主要的目的是在於接觸到神經、韌帶、肌腱以及其他的聯結細胞，以達到柔軟組織按摩法所無法觸及的部位。神經肌肉的按摩通常不會被歸類在芳香療法按摩的範圍之內，但是我在這裡將它包含在此，因爲這是一種很有用的按摩法，而現下這種按摩法也還未爲大衆所熟悉。

就如其他許多深度按摩法一樣，神經肌肉的按摩主要是以大拇指和／或者指尖來完成。通常需要施加一定程度的壓力——在一般的規則而言，壓力不要超過五公斤，雖然在某些情況之中，有經驗的按摩師可能會加壓至十五或是十五公斤以上。（壓力的測量可由將大拇指或手指按壓在體重計上測得。）在神經肌肉的按摩中會用到許多種運動，通常最常使用的是環形運動。將大拇指或手指按壓在皮膚上進行畫小圓圈的動作，把大拇指或手指放在皮膚上，然後針對這個區域，在這層表皮之上不斷地重複畫圈的動作，這種手法對於中深度的按摩很有效，在一般採用的按摩方式中或是並不需要進行深層按摩時也會使用。若要進行更深層的按摩，一種如拉鋸子般來回移動的按摩方式便需要採行。在保持一定的壓力之下，在皮膚的相同區域沿著相同的一條線，將大拇指或手指前後來回地移動。「拉鋸」式的按摩是一種很深層的動作，通常都會非常地痛，當然，這也取決於我們所施加壓力的程度。在相同的區域內不要進行這個動作超過二十秒，或者在一節按摩時數中總時間不要超過十分鐘。這種手法也可能造成輕微的瘀傷。這種情形有時是無法避免的，而且有一些人很容易就會造成瘀傷，但我們仍應盡量避免這種情形發生。

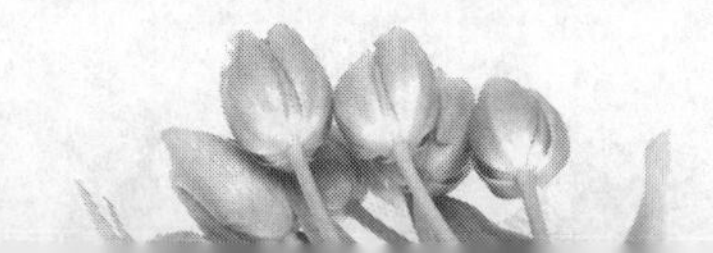

脊椎神經結圖說明如右：

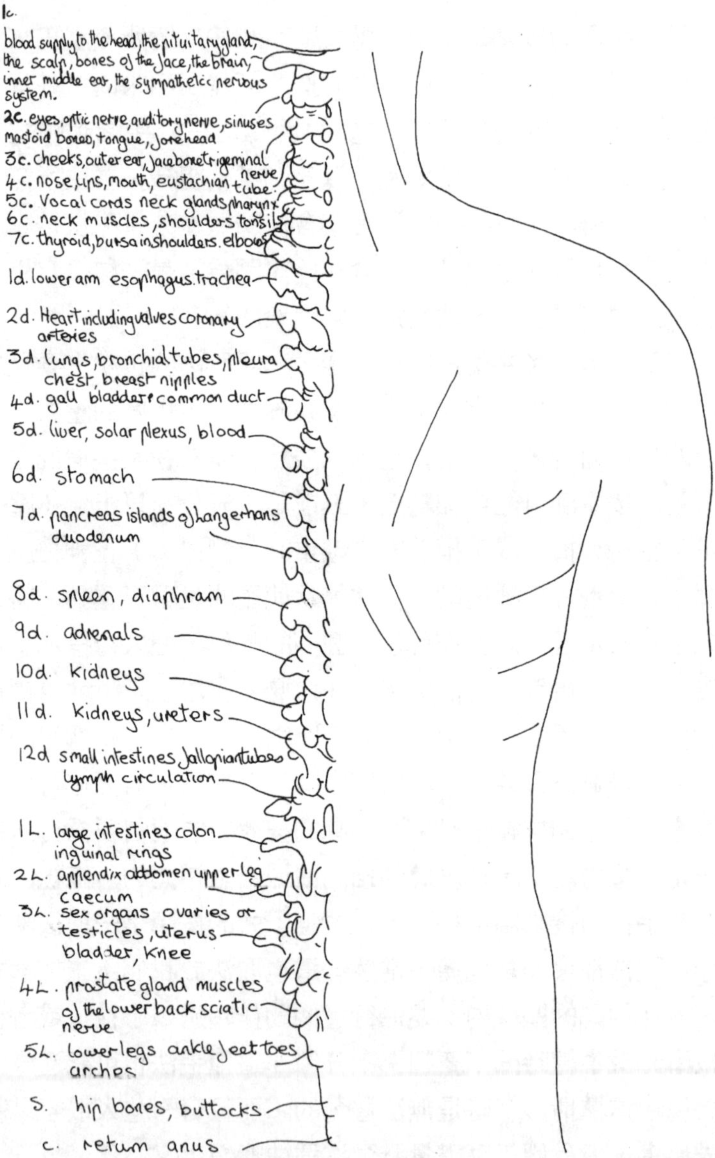

1c. blood supply to the head, the pituitary gland, the scalp, bones of the face, the brain, inner middle ear, the sympathetic nervous system.
2c. eyes, optic nerve, auditory nerve, sinuses mastoid bones, tongue, forehead
3c. cheeks, outer ear, face bone, trigeminal nerve
4c. nose, lips, mouth, eustachian tube.
5c. Vocal cords neck glands pharynx
6c. neck muscles, shoulders tonsil
7c. thyroid, bursa in shoulders. elbow
1d. lower arm esophagus. trachea
2d. Heart including valves coronary arteries
3d. lungs, bronchial tubes, pleura chest, breast nipples
4d. gall bladder & common duct
5d. liver, solar plexus, blood
6d. stomach
7d. pancreas islands of Langerhans duodenum
8d. spleen, diaphram
9d. adrenals
10d. kidneys
11d. kidneys, ureters
12d small intestines, fallopian tubes lymph circulation
1L. large intestines colon inguinal rings
2L. appendix abdomen upper leg caecum
3L. sex organs ovaries or testicles, uterus bladder, knee
4L. prostate gland muscles of the lower back sciatic nerve
5L. lower legs ankle feet toes arches
S. hip bones, buttocks
c. retum anus

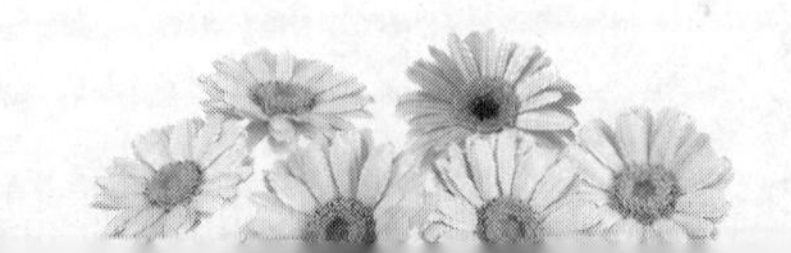

1c 使血液供給至頭部，腦下垂體，臉部骨骼，腦部，內中耳，交感神經系統

2c 眼睛，視覺神經，聽覺神經，鼻竇，乳突，舌頭

3c 臉頰，外耳，臉部三叉神經

4c 鼻子，嘴唇，口腔，耳咽管

5c 喉結，咽頭腺

6c 咽喉肌肉，肩膀

7c 甲狀腺，肩胛骨黏液囊，手肘

1d 下臂，食管，氣管

2d 心血管瓣膜，主動脈

3d 肺臟，支氣管，胸膜，乳頭

4d 膽囊，導管

5d 肝臟，太陽神經叢，血液

6d 胃

7d 胰島腺，十二指腸

8d 脾臟，橫隔膜

9d 腎上腺

10d 腎臟

11d 腎臟，輸尿管

12d 小腸，淋巴系統

1L 大腸，直腸

2L 闌尾，上腿處，盲腸

3L 生殖器官，卵巢，睪丸，子宮，膀胱，膝蓋

4L 前列腺，下背部肌肉，坐骨神經

5L 下腿部，踝關節，足背，腳趾

s 髋部骨骼，臀部

c 肛門

第三種動作事實上並不算是一種動作，只可說是一種向下施壓的手法。就像用鋸子向下鋸一般，但不至於造成如此疼痛，此外也能夠更經常地採行。在一些其他的動作中我們所施加的壓力的大小是隨疼痛的程度而調整的：按壓時會產生一定程度的疼痛是可以預期的，但是絕不應該有劇烈地疼痛。在進行任何需要施壓的按摩動作時，最簡單的方式就是用大拇指，因爲大拇指是比其他手指更爲有力，而且大拇指可經得起更長一段時間的壓力。另一方面你還可能發現在這種手法中，較不會造成大拇指和手指之間交替的緊繃情形。此外，在這種手法中，你還可以輕鬆地運用你的體重，那就是透過保持你手臂的平直，而手臂直接傾斜壓在病人身上。這種方式要比單獨使用你手臂的肌肉輕鬆得多。剛開始時，你可能會感到不自然，但是到最後，這種方式會較不易引發疲勞的感覺。

透過直接對脊椎的兩側面進行按摩，你可以同時給予病人兼具提振精神以及放鬆肌肉的按摩方式。當按摩動作結束之後，病人會覺得輕鬆許多，而與此同時，他們的整個身體，包括內部的器官等，都已經被調整過了。會造成這種結果的原因，主要是因爲被按摩的神經是連結整個身體的神經系統（除了頭部是由腦神經系統主宰）。這並不意味著脊椎部分的按摩中進行了一些不必要的按摩，這其實顯示了脊椎這個區域在身體中深層按摩上的重要性。

脊椎神經結圖示有兩種使用方法。首先，如果你知道身體的某些區域或者器官需要進行治療，你便應該花更多時間用於按摩這些相對應的脊椎神經結。透過這樣的動作，你可以刺激連結到那個區域的神經系統，如此，這個區域會接收到更多的能量，因此刺激細胞的再生，促進更多新陳代謝的進行等等。如果你發現在按壓的脊椎區域會產生疼痛的反應時，你可以確定這個區域需

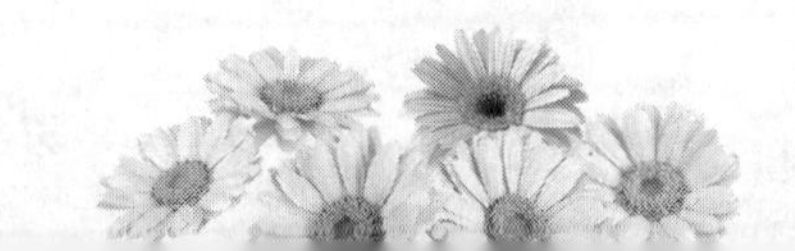

要進行更多的按摩。其次，透過按摩所有的脊椎區域，你會發現其中有幾點是會特別地疼痛的。這些區域需要你特別的注意，尤其是在進行深層按摩時：雖然並非絕對，但有時這也表示與此神經結相連的器官有毛病產生。與這些神經結相連結的器官，通常都在脊椎以及離肌肉組織隆起部一英寸下的區域間。這個溝口的形成使按摩更爲方便，因爲它的寬度剛好足夠適於大拇指的寬度。你可以使用上述所提的三種手法，畫圈、來回拉鋸式或者是按壓。而且可以同時在脊椎的兩側進行，或是只在其中一側進行，視你的習慣可以向上或者向下進行。

神經肌肉的按摩對於關節扭傷、肌肉扭傷、肌肉緊繃、痙攣以及各式各樣相關的毛病都很有用。這也可以用來刺激上述所提的神經系統，因此，這種類型的按摩可適用在大部分肌肉的起源處和插入處。有趣的現象是，這些按摩點正好都是與針灸治療點確切地一致。身體上所有的肌肉，除了顏面部位的一些肌肉外，都是連結在骨骼的兩端。肌肉與骨骼的連結部分是由一束白色的細胞所組成，也就是我們所稱爲肌腱的部分。有些肌腱長度很短，而有些部分的肌腱可能有幾英寸長。這些連結處的端點我們稱作起源處和插入處。起源處是較爲固定的端點，而插入處則是在肌肉運動的骨骼上。以小腿肌肉爲例，小腿肌肉的起源處是在膝蓋處，而小腿肌肉的插入處是在腳跟部；二頭肌的起源處是在肩膀，而插入處是在手肘部。

在起源處和插入處進行按摩（也就是 O.I.按摩）具有刺激（陽）的功效。如果有一段肌肉組織鬆弛（太放鬆，屬「陰」）此處的 O.I.按摩將具有一種調養的功效，並且有助於肌肉組織恢復到常態。這種類型的按摩也有助於防止肌肉廢物的產出；這有助於刺激細胞的新生，並且幫助血液和神經系統對肌肉健康狀態的維持。如果你們想要知道神經肌肉的按摩是什麼樣的感覺，你

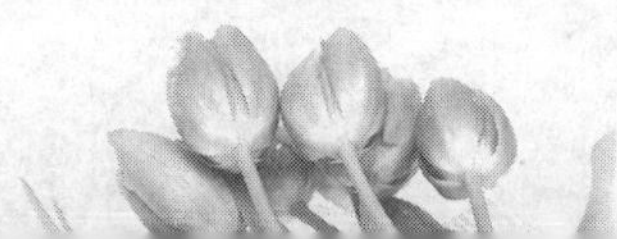

們可以嘗試按摩脖子背後凹陷下的區域，將你們的大拇指置於那裡，你們就感覺得出那一個區域。按摩這個區域對多數人而言都會很疼痛，尤其是接近外緣的部分。你們可以儘可能地施加足夠的壓力以使此區感到疼痛，但是不要到無法忍受的程度。就當你們在按摩十二個肌肉的插入處時，你們同時也是在按摩七個針灸治療點。在這個區域進行按摩有助於放鬆頭部和脖子，因此對於治療頭痛很有效，因爲頭痛與脖子背後部分肌肉的不順暢和緊繃有關。

如果一段肌肉組織是在過於緊繃的狀態（屬陽性），O.I.按摩事實上不會增加肌肉的緊繃，反而會有助於肌肉恢復到一般正規的狀態。還有一種治療肌肉痙攣的按摩方式，那就是直接按壓肌肉的中心或是突起處。這樣按壓的結果會產生一種擴張的、放鬆的、屬陰性的效應。按壓的時間應該大約一分鐘便可，而且按壓時不要移動。在進行按壓之前，先確信你們已經找到肌肉的中心位置。大多數人的脊椎都需要用神經肌肉的按摩加以按摩，這是因爲我們平時都穿著鞋子、走在堅硬的路面、坐姿不良等等，這種情形下，我們的背部多少都會受到一些傷害。有些情況下，我們必須進行骨骼的手術，但是在大多數的情形中，神經肌肉的按摩便足以治療一些並不是太嚴重的問題。除此之外，僅進行骨骼手術而沒有再附加神經肌肉的按摩，經常也沒能根治韌帶、骨骼和肌肉有關的身體問題，如此，可能就是還會有繼續不斷的手術必須要再進行，因爲每一次的手術都僅能改善一些輕微的症狀。當肌肉痙攣時，你們都可以發現在大多數人的背後會有因肌肉緊繃所形成的節瘤，大多成行在脊椎的兩側。有時這些節瘤非常明顯，而且能夠非常清楚地發現。這些節瘤便是需要按摩施壓的按摩點，此外，當進行按摩時，這些節瘤會非常的疼痛。通常在沒有任何手術下，當骨頭自行在調整時經常都會產生「卡喳」

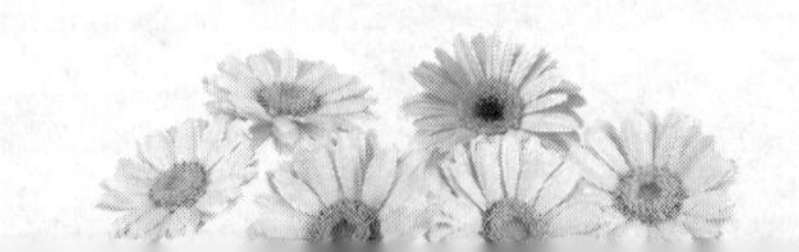

的聲音。

當你沒有接受過任何形式的按摩訓練時，最好不要試圖進行神經肌肉的按摩。這種按摩需要施加非常重的壓力，如果你缺少實際運用的知識時，可能會傷害到別人。

指壓式按摩

指壓一詞源自日文，是由日本語的手指和施壓這兩個詞所組成的。就如同針灸和艾灸一樣，這是東方醫學所分支出的治療方式。所有相關的這些過程中，都是根據「氣」和陰／陽在進行，而這種療程是藉由對身體的經線的能量發生作用來產生影響。而這些治療點的位置是因人而異的，因爲這種治療法是高度個人化的而不是根據症狀的。治療點的數目也因人而異，但是通常在五到十點之間。指壓並不是如此強調精確性，而是一種較爲個人化的治療方式。事實上，如果我們沒有受過專業針灸治療的訓練，我們並沒有辦法對他人進行這種治療。

指壓式按摩是相當費力的，就像神經肌肉的按摩一樣，可能會造成疼痛和產生輕微的瘀傷。儘管對於疼痛點進行深度的按摩有偶爾的必要性，但是千萬不要產生強烈的疼痛是很重要的。疼痛的程度應該保持在病患舒適的狀況之下，而對於疼痛點的按摩應在按摩總量的十分之一左右。在大多數的情況下，疼痛的點或是區域是我們所應該進行按摩的，這些點通常在還沒有按壓之前是不會疼痛的，可是在按摩之後，此處的疼痛通常會減低或是完全消失。這種情形在指壓和神經肌肉的按摩中是一樣的。

一般而言，指壓是沿著身體的經線來進行按摩，在進行全身的按摩時，最先是從頭部開始，然後到背部，接著是由手部到肩部，再由腳部往上按壓到骨盆；在所有進行的過程中，都沿著身體各部位的經線進行。舉例而言，當對手臂作指壓時，爲了要依

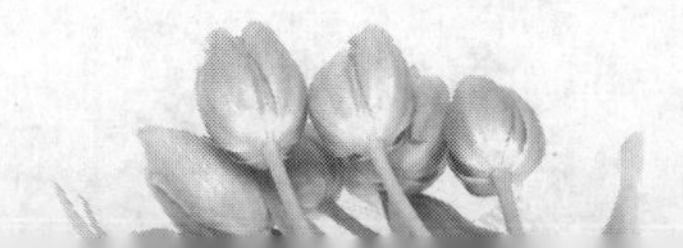

循手臂的經線，必須分成許多片段來進行。指壓中的施壓方式與神經肌肉的按摩非常類似，但是否按壓到正確的對應點卻沒有如此嚴格的要求。施壓的方式有兩種：一種是直接簡單地施壓，另一種是附帶畫圈的小動作。最常被使用的還是大拇指，是沿著每一個最高線的每一吋施壓。在指壓中深度地施壓不是這麼重要，因爲主要並非要針對深藏於皮膚深處的韌帶或是神經進行按摩。指壓較像是能量式的按摩，主要是調整所在位置的「氣」，補給生命能量，而非實質的力量。

爲了調整氣或是給予能量，在按摩中我們必須了解一些點的位置。指壓中，按摩師必須處於良好的健康狀態，否則的話，他便很可能耗盡他已經快枯竭的「氣」了，基於這種理由，他至少應該比他所要按摩的病患來得更爲強壯才行。有一些人不會感覺到在按摩或是治療過程之中，是他們自己的能量被釋放出去，反而感覺另有一些能量流動的管道，這可能是來自宇宙的能量，使他們自身的能量並沒有損耗。在此，個人的意志是非常重要的：如果你感覺到能量的來源是來自上帝或是來自宇宙的能量，那你便可以運用這個方式進行治療。相反地，如果你感覺到是自己的能量在消耗時，那麼事實上便很可能眞的是如此。當你在對他人進行按摩時（或是進行按摩之前），你必須處於非常平靜的心靈狀態下，而且腦中什麼都不要想。冥想是唯一可以達到這種狀態的方法。如果你不具有冥想方面的能力，那麼，便將意志集中在按摩本身。採行緩慢而深度地呼吸，並且將氣停留在丹田以及身體其他部位之中，並且盡可能地放鬆心緒。鼓勵病患也採行緩慢而深度地呼吸（當你已充分地放鬆和敞開自己之後，病人也該當如此）。你將發現當思緒集中於一點時，便能更容易地放鬆自己，並且更減低自己的負擔。如果你碰巧處於心神焦慮的狀態下，冥想會是一個簡單的方式，附加使用你正在採用的芳香精

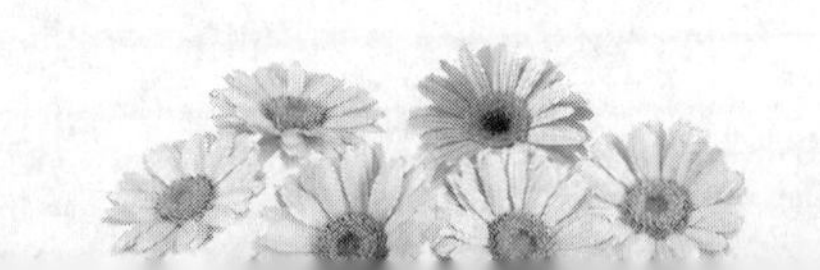

油，這會使你以及你的病人感到更爲舒適。同樣地，透過將意志集中在你的雙手以及對於病人的按摩上，藉由這種方式，你將會激發微量能量的流動。當你在進行按摩時，你的心理千萬不要記掛著其他完全不相干的事物。你應試著盡量去感覺到你動作的精髓，並且集中心智在你所做的事情上。

指壓的目的有兩個。一個是要調整病患的「氣」，另一個則是爲了按摩到病人身體部位的經線以及一些特定的穴道。爲此，我們再次發現背部是我們進行按摩最重要的一塊區域。膀胱的經線分布在脊椎的兩側。在這些經線上都會有一些穴道是直接可以連到身體其他部位（或是器官）的經線上。我們身上有一條經線（我們姑且稱爲經線A）延伸了約四分之三英寸長而到達我們的肩胛部。另一條經線（我們姑且稱爲經線B）由經線A向外延伸大約一英寸，便形成至肩胛內側的一條經線。

身上還有一條經線（也就是主宰的經線）是直接延伸至背部和頭部的正中心。透過膀胱的經線，能量的循環是從頭部直到腳部。隨著這個能量流的方式進行按摩，也就是由上往下的方向，通常會產生振奮的功效；如果是由下往上的方向，則會產生一種較爲放鬆的功效。對於經線的這兩種按摩方式，是芳香療法按摩中的一個重要部分。

芳香療法按摩

「思緒無間斷是禪宗和擊劍當中最為重要的一門藝術，如果在兩段動作之間存有毫髮般寬的間隙，這便是出現了間斷。舉例而言，我們在拍手時，鼓掌的聲響便是沒有間歇的，同樣地，一個動作必須由另一個動作延續，而沒有因為人們思緒上的干擾而出現間隙。」

因此，巴克萊寫了《心念》一書，他對於冥想的定義便是思緒無間斷，這在按摩當中也是一種很重要的心神狀態，因爲按摩時要求的是一種連續不斷的順暢動作。儘管芳香療法按摩是合併了指壓以及神經肌肉按摩中大拇指的深層按摩，還有瑞典式按摩中溫和的長推手法，因此，整體按摩的功效應該是非常協調的，而不會產生任何的不順利。深層的按摩應該用較爲溫和的手法，這種情形之下，壓力才會產生適當的效用，此外，這樣也才能降低不適的感覺。基於這樣的原因，我較不建議採用手刀以及手杯的方式，或是指壓時採用的較爲劇烈以及較爲突然的按摩手法。此外，我也並不建議採用神經肌肉按摩中深度的拉鋸手法。雖然這些手法對於韌帶以及神經方面的按摩很有效，但是這會造成相當程度的疼痛，而且在芳香療法按摩中也不必要。

現在我們保留了兩種動作：瑞典式按摩中的長推手法和指壓以及神經肌肉按摩中的大拇指深度按壓。大拇指深度按壓有三種方式：一種是直接按壓而不移動，一種是按壓再加上畫小圈的動作，還有一種就是按壓再加上一種我們目前尙未論述過的動作。這種動作就是沿著特定的路徑進行按壓，也許是沿著能量線、也許是沿著神經線或是沿著肌肉組織。這最後的一種動作非常的有效，因爲這種按壓動作不但進行相當的深而且很平順，因此，經線或者是神經線的區域都可完全涵蓋到。這是一種很平順的動作，而且在按摩時需要用到按摩油。此外還有一些其他的動作在某些原因下會採用，而每個按摩師也都會有自己的偏好取向，而且還會自行調整一些按摩的手法。我最建議的按摩方式，在我看來對我們的訴求也是最有效的，當然也對任何芳香療法按摩的基礎都會有所助益。

在我進一步介紹這種按摩之前，讓我們先對芳香療法按摩的目的作了解，我們的目的在於：

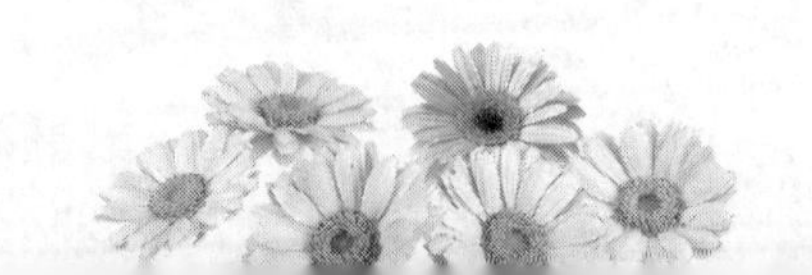

使芳香精油更有效地滲入皮膚
有效地提振或是舒緩情緒
可以進行局部的治療
可以透過神經系統、反射系統或者是經線進行治療

此外，我們還有附加的目的，就是在於將芳香精油引導到我們身體眞正最需要的那些區域。

爲了使芳香精油能有效地滲透進皮膚，皮膚必須要能夠吸收它們才行；因此，皮膚千萬不能被堵塞，無論是來自內部的毒素或者來自外部的塵埃。皮膚的狀況有一部分是被血液的狀況所影響，而血液本身必須要是潔淨的，因爲我們需要藉由血液來運輸芳香精油的成分至全身。淋巴液，比血液更多，如果是在堵塞的狀況下，也不能夠有效地運輸芳香精油。淋巴系統中並沒有像心臟這樣的推進裝置，淋巴液的流動主要是依據肌肉的運動和重力的作用。因此，當淋巴液壅塞時，淋巴液的流動便趨於停滯。淋巴液流動的停滯與水腫、肌肉酸痛、肥胖症、蜂窩組織炎、腺體腫脹等等有關。毒血症、淋巴液停滯的起因和造成皮膚堵塞的結果通常都是因爲缺少運動、吃得過多、不良飲食（攝入太多「不自然的」食品等等），而最爲普遍的原因通常是便秘；在一些情況中，體內的堵塞是由於一些功能不良所造成的結果。

既然皮膚堵塞對芳香療法按摩而言是嚴重的障礙，那麼造成皮膚堵塞的原因在於我們進行任何成功的治療之前，就必須加以改正。在所有提及的有關淋巴液流動停滯的狀況中，疲勞、面色呈病黃色、痤瘡以及皮膚出油等等，都是淋巴液堵塞的徵兆。在某些情況下，短時間的禁食再加上之後飲食中的改善，便足以減輕這種堵塞的情形。在其他的情況中，更深入的處理將會是必要的。但這並不意味著對於皮膚堵塞的人，我們便不能夠進行芳香

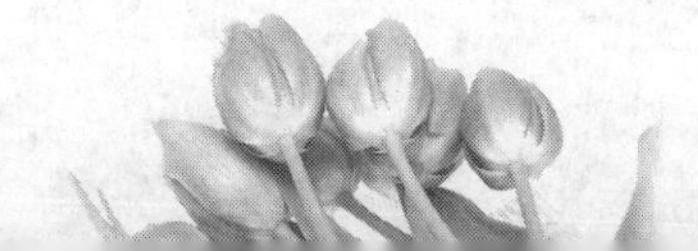

療法的治療，事實上芳香療法常用來治療皮膚的堵塞，但是，有時候還需要加上其他附加的方法或是工具。

爲了達到最佳的吸收效率，皮膚上的毛孔（頭髮毛囊）應該是在敞開的狀況下，並且周圍的血液應該能順暢的流通。要達到這種狀態，我們可透過於皮膚上照射輻射熱或者是藉由摩擦按摩的方式，摩擦按摩的方式是指在皮膚上用手前後相當迅速地往返摩擦。這些動作應在抹上任何芳香精油前完成，雖然皮膚會因爲微血管充血而產生輕微的紅腫現象。輻射熱的燈並不是唾手可得的，而我必須強調的是我們並非一定會需要使用熱。摩擦按摩的效果一樣好，而且效果通常還更爲快速。

提振精神	放鬆情緒
深度而強力地按壓 向下按摩至膀胱經線 向上按摩至主宰經線	溫和、表面式的按壓 按摩動作不可以間斷 向上按摩至膀胱經線 向下按摩至主宰經線

以上的表格是呈現出一種相對性的比較：因爲任何形式的按摩，同時兼具提振精神以及放鬆情緒的功效。這種說法會讓人覺得混淆，爲何使用相同的按摩方式以及相同的芳香精油，卻有可能會產生提振精神或是放鬆情緒的功效：那是因爲同樣的方式，對一部分的身體系統可能是產生提振精神的功效，而對於另一種身體系統則是產生放鬆情緒的功效，或是在能量不足時，產生提振精神的功效，而在能量過多時，產生放鬆情緒的功效。上表所提的兩個目的和兩種按摩方式是爲了要創造和諧，以及恢復身體不同部分的功能之間的協調。

如果身上有一個局部的問題，比方說是肩膀痛、踝關節水腫

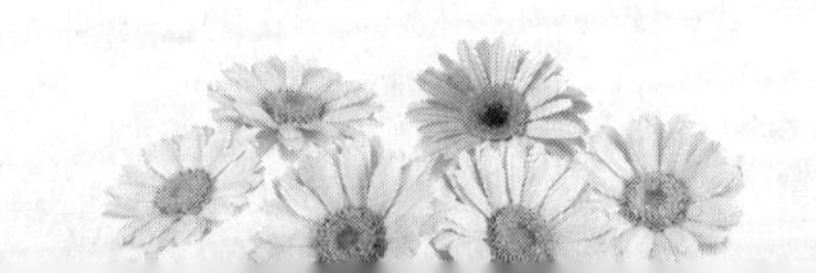

或者一些相關的問題等等，按摩便是專門用來治療這方面的問題。這個療程之中可能包括大量的長推、局部神經供應系統的刺激以及局部經線和針灸點的按摩。如果身體有一些器官出現病症，比方是一個疲倦的心臟、不良的消化系統等等，如同以上所述一般，會針對局部區域進行專門的治療，有時也會針對一些相關的較遠處的經線以及神經反射進行按摩。如果並沒有出現明顯的問題，我們會採用一般性的全身按摩。芳香療法按摩有三種形式：背部按摩、臉部按摩以及全身按摩。當要進行全身性按摩時，我們可以由背部開始，直到你的病患完全放鬆時，你便可以再對身體其他部分進行按摩。

背部按摩

在抹上任何芳香精油前，先用你的手掌對身體整個區域進行相當強有力的摩擦按摩。這種摩擦按摩應該維持不到一分鐘；之後，便馬上可以塗上芳香精油。千萬記得將芳香精油倒在你的手裡，而不是直接倒在你的病人的身上。倒出的芳香精油量最好恰好是你需要的使用量；如果必要的話，你可以在之後再多加一些芳香精油。現在，溫和地長推身體的所有區域約莫一分鐘，就如同在瑞典式按摩中提到的一樣。之後，在脖子和肩膀部分輕輕地揉捏每一部分約莫三十秒鐘。（在進行背部按摩時，很重要的一點是必須沿著脊椎的整個區域，從尾骨直到頭骨。）再來，用大拇指按壓，一個接著一個，沿著脊椎並且輕輕施壓由下往上滑，從脊椎的一端到另一端。當你按壓到脖子這個區域時，千萬小心不要壓得太用力。以上動作再重複一次。沿著脊椎的任何一側的區域進行相同的動作（神經根源和膀胱經線A）。你可以試著在兩側同時進行，或者一次按摩一側。如果你的雙手的力道薄弱，你便無法施加足夠的壓力，你可以試著用一隻手的手掌底部，去

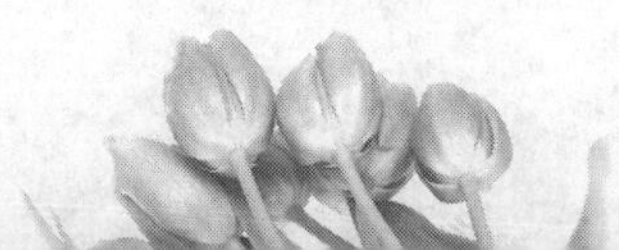

按壓另一隻手大拇指的外側。而兩隻手的手指應該要完全的放鬆。現在，再重複以上的動作，這次沿著膀胱經線 B 的兩側進行。這最後的兩道按摩每一邊最好不要超過三十秒鐘。此時，你已經完成了芳香療法背部按摩的基本單元，需時大約應該是三分鐘。由於芳香精油連續不斷地揮發作用，以上的動作最好在三到四分鐘內完成。

現在我們又要重複這些相同的基本動作，這一次我們將花更多的時間，而且更專注於某些特定的區域。先重複摩擦按摩的動作，尤其是針對脊椎的區域，然後，對於整個背部的區域進行全面的長推動作，接著進行揉捏的動作，這次將針對更廣的區域進行揉捏，而且要更爲深入一點。你應該針對脖子部分進行大量的揉捏，進行的揉捏部分也應該涵蓋整個肩膀的區域以及腰部至臀部的區域。重複流暢的施壓手法，在脊椎區域、神經根源和膀胱經線的區域，但是，這次應將按摩集中在會感到疼痛的區域，或者是你認爲需要進行更多刺激的區域。同樣地，對你認爲需要進行按摩的背部的任何點再進行按摩。這些點可能包括了針灸點、神經肌點、反射點等等。不要施加太大的壓力在這些點上，同時也不要在單一個點上花費太多的時間。

接著，我們要進入第三個也是最後一個步驟，這個步驟基本上也是再重複另一個動作，但是在這一次中，我們要跳過摩擦按摩，而僅專注在需要我們放入更多注意力的點或是區域上，在這些區域或是點上放入更多的時間和更多的壓力。最後完成的動作是長推的手法，一開始時先進行深度地長推，然後再漸漸地減輕。此時，你對於背部的按摩便已告完成了。我在此原本希望是很明確地讓各位知道什麼才是我們眞正需要的，但是不可避免的是，在這之中存在許多的變化和不同的選擇。因此，一旦你掌握了按摩的基本技巧，你便能夠按照這些基本架構加以改良。而按

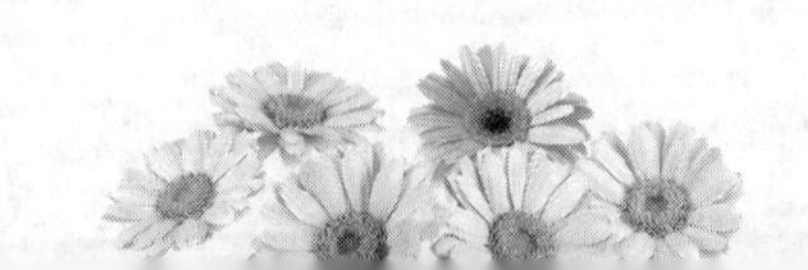

摩所需的時間也是差不多的，但是當然也會因爲不同的按摩師和不同的病人而有差異。

全身按摩

• *頭部*

我們先從頭部按摩開始，在頭部按摩中並不需要用到任何的芳香精油（如果是禿頭的話，則可考慮使用）。頭部按摩也可作爲進行背部按摩的前置按摩。一開始先對整個頭部進行輕微的長推（除了顏面的部分），雙手同時進行按摩，由前額按摩到後腦部。或是你也可以選擇將這種直線式的按摩改爲畫小圈的方式。如果你選擇採用畫小圈的動作，記得雙手的動作應該要協調一致；而不是輪番交替的方式。然後，如果你在洗髮時，可用手指頭來進行摩擦按摩，這次也是一樣由前面按摩到後面。在這個區域你需要進行四到五次的動作。現在，使用簡單的施壓動作或者畫小圈的動作，沿著主宰經線進行按摩（頭部的中心），由鼻樑部分按摩到脖子的頸背區域，然後經由膀胱經線再按摩到膽囊區域。在每一個經線區域都應該進行按摩三次，而且是由前面按摩到後面。按摩都以輕輕長推的方式結束。

• *背部*

按摩步驟與上述方式相同。

• *胸部*

僅使用每一隻手的三隻手指來進行這一部分的按摩。由下巴以下開始進行，雙手的指尖面對面（手肘朝外）。由咽喉處溫和地長推直到胸板的下側（也就是胸骨），雙手的角度漸漸地轉變直到雙手手指尖朝下爲止。

爲了進行連續不斷的動作，將雙手再返回到胸部的上方，將雙手旋轉，直到手指尖又再度面對面爲止。現下，在短暫的中止

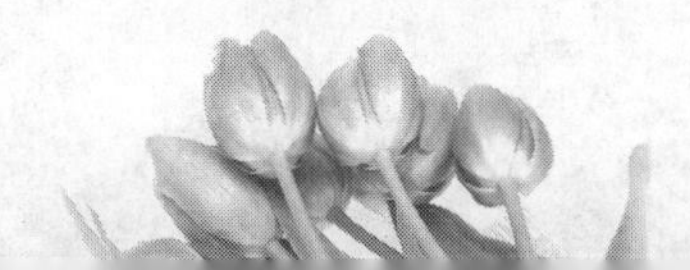

中，將雙手彎成杯狀，在胸腔上方輕壓，此外，朝肩膀的方向保持向上及向外，繼續輕壓的動作，雙手漸漸旋轉直到手指尖朝下。將雙手的外側（小指處）在軀幹及手臂連接處之間（腋窩）中度地按壓。然後，再進行返回的動作，用整個手掌，越過肩膀的背側按摩到脖子的底部。

在沒有停止的狀況下，現下僅僅使用三隻手指，恢復到輕微的按摩動作，由下顎部開始處向前按摩到下巴的起始處。再重複這整個步驟。唯一施壓較輕微的動作是在對淋巴腺按摩時。

• *腹部*

腹部是一個很敏感的區域，因爲在這一區我們可以對一些內部器官進行按摩；此外，這裡也是最容易受到壓力和恐懼影響的區域。對腹部按摩時尤其重要的是千萬不要使用太多的壓力，在累積一些經驗之後，你對於每一個病人的情況會變得較爲敏感，所以你知道對哪些區域應施加多少力量。在累積經驗的這期間，不要感到害怕，記住保持溫和便可。由輕輕地摩擦開始，然後抹上一些芳香精油再開始長推。我發現最容易完成的方式是僅用一隻手對肚臍周圍畫小圈。在腹部上進行較多的長推動作，由輕輕地長推開始，再漸漸地施加更多的壓力，但千萬不要多到產生不適的感覺。下一個動作主要是沿著周圍進行畫小圈的動作。先由點A（盲腸）開始，然後往上按摩到點B處（肝臟的彎曲處）。這區域應該進行額外的按摩，尤其如果這區域較虛弱時。然後，沿著結腸的橫軸按摩到點C處（脾臟的彎曲處），這一區也需要特別的注意，然後繼續往下按摩到結腸的下方，在點D處結束。繼續重複這整個動作，將

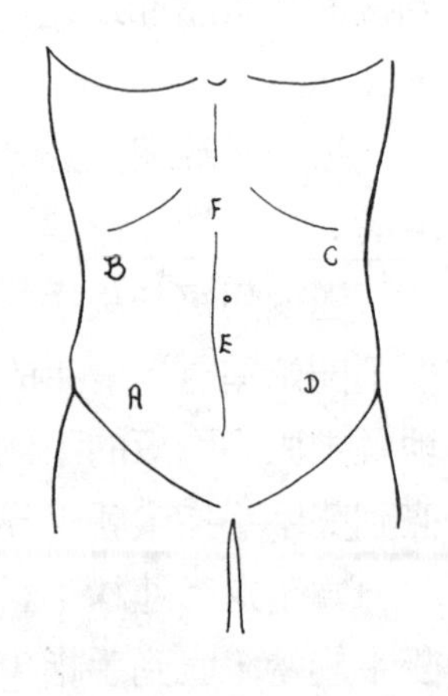

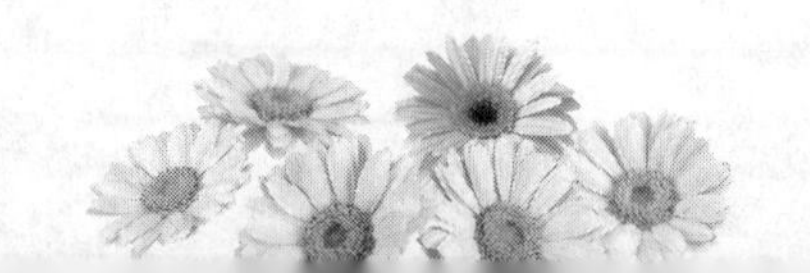

動作集中在較爲虛弱的任何點上，但是，動作要保持輕微：腹部是非常敏感的區域，需要一直保持最大的努力去小心處理。接著，我們要由肚臍（點 E）往上按摩到胸骨處（點 F）。這裡的起始點實際上是第二個神經叢，而點 F 則是第三個神經叢或者說是主神經叢。在這裡的按摩可以採用畫小圈或者是直接按壓的動作。在第三和最後部分的按摩是針對肝臟和脾臟的下部。按摩是由點 B 開始，到主神經叢點 F，再按摩到點 C。同樣地，在這裡的按摩也是可以採用畫小圈或者是直接按壓的動作。按摩動作仍是由完成大量的長推來結束。在上述所提及的區域中，你事實上也在對不同經線上的幾個針灸點進行按摩。

- *手臂和腳*

在進行整個身體的按摩中，我們不可以忽略掉四肢，雖然四肢在芳香療法按摩中並不十分重要，但是在芳香精油的吸收上，四肢可是十分重要的。在四肢的下半部有許多重要的針灸點；事實上在針灸治療中，常常也僅針對此區的針灸點進行針灸。這個區域特別敏感，因爲這裡便是陽能量轉變成陰能量的所在，而反之亦然。在腿部和手臂的按摩中也是採用相同的手法：摩擦、長推、揉捏（選擇性地）和深度的施壓。也可對上半部進行按摩，尤其是在腿部按摩時。絕對不要對膝蓋背後的這個區域按壓。不要忽略了手掌和腳掌，這裡也是非常敏感的區域，而且很喜歡接受按摩。如果你想要沿著精確的經線進行按摩，可以買本針灸治療的書籍加以研究。

所有芳香療法按摩中的精髓就是要保持按摩的平順和流暢。有時，在你們按摩了兩到三分鐘之後，背部會出現紅線或者是紅斑，這種情況大約維持一、兩分鐘之後便會消失。如果你們的動作夠快的話，你們可以在這些出現紅線或者是紅斑的區域消失以前，對這些區域進行按摩。這些區域便是那些特別需要施壓的地

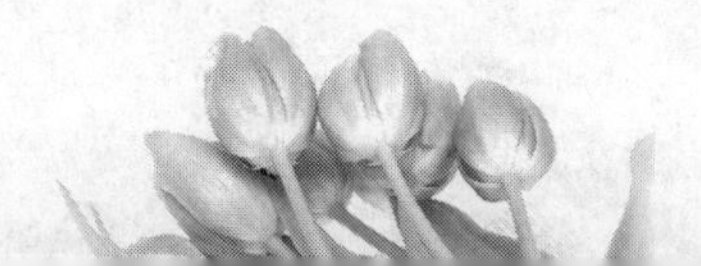

方，而你們的身體是會確切地告訴你們那些位置在哪裡。你們將會發現這些區域是特別疼痛的部位：它們可能是血液或是淋巴液壅塞的區域、針灸點或者經線。我在許多背部按摩中都看到了這個現象，而且當芳香精油用於按摩中時，這個現象看來更爲明顯。因此，當你們看到這個現象時，你們可以肯定你們的療程非常成功。

在我們身體的特定區域中，我們的擔憂、恐懼以及壓抑會造成一種恆常緊張的狀態。一般會被影響到的區域包括下巴、脖子、肩膀、腹部以及臀部。雖然按摩本身並無法消除恐懼以及造成緊張的原因，但藉由理解的態度和同情的傾聽，會產生令人驚訝的效果。有時，如果你們恰巧按壓到這些壓力源的核心之一，病人便可以試著開始排除他們自身的毛病。

大多數的情形取決於治療師和病人之間的關係。讓病人感到放鬆和自在是非常重要的。談話或者甚至哭喊，都有助於病人釋放他們的壓力。雖然按摩會有一些幫助，但是如果這個病人與之對抗的話，按摩的功效將較難完成。有時，雖然病人沒有明顯地透過任何方式來表示，例如哭喊，但是他們有可能會簡單地感覺到全然地放鬆和舒適。我們每個人的身體都有壓力區，對此區加以按摩總是會有幫助的，因爲無論如何，按摩都會引導壓力的大量釋放。

頷部的按摩通常都在對頭部或者是面部做按摩時進行。頷部的按摩應將按摩點集中於：離下巴一英寸支點和太陽穴。此外，髖關節附近的肌肉也是非常需要注意的。在對臀部進行按摩時，你們需要施加多一點的壓力，以便對更深的肌肉進行按摩。脖子和肩膀部分的按摩，在對頭部或者背部按摩時便可以進行。我們已經提過枕骨部底部的按摩點了。對於頸部脊椎的兩側（向前壓和向內壓）重壓以及脖子底部的外側（向下壓）重壓。在做這些

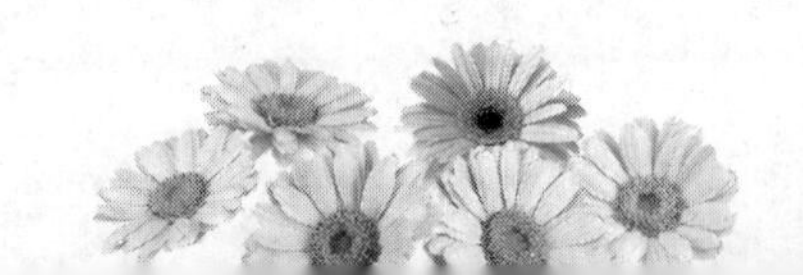

動作的時候，你們事實上也正沿著大腸經線和小腸經線的軌跡在按摩。

請記住，按摩是一種精神性的活動；它能將你們和病人在這段時間中與自我脫離出來。這便是按摩能引導病人放鬆的秘密。因此，要將按摩的動作保持韻律感以及流暢，並且如果需要的話，可以請病人閉上他們的眼睛，將注意力集中在你們的手以及按摩本身上面。如果病人只是平躺在那裡，而他們的思緒仍舊保持在平常的步調（也就是仍然在爲某些事情擔憂），他們無法獲得按摩所能帶給他們的利益。

反射療法

反射療法不僅是另一種類型的按摩方式，它是進行診斷和治療的一種精確而有效的方法，而且是芳香療法按摩中一種有價值的附屬療法。反射療法是由一位美國人費格納博士，從東方世界引進來的。雖然反射療法與針灸治療之間有一些相同處，但是這兩種療程各是以不同的理論原則爲基礎。費格納博士針對病人全身的所有反射點進行治療。爲了更明確以及簡化的緣故，在此我們僅僅考慮在腳掌上的那些反射點。這些反射點是一般最有用的反射點，通常也是身上最敏感的反射點。

反射療法（或者稱爲局部療法）的基本原理是將全身區分爲十區，由身體中央的垂直線劃分爲二，一邊各五區。所有位於身體中央部位的器官例如膀胱、甲狀腺以及胃，被歸類在腳上的第一區中。如果身體的某一器官中有毛病，在這相同的區域中的其他器官也很可能受到影響。位於身體左側的器官，例如脾臟，相對應的反射點僅在左腳上才會發現，而對於身體右側的器官也可依此類推。在圖例中你們能夠看見諸如眼睛、耳朵、鼻竇等等的器官，其反射點都可依邏輯推理地在腳趾處發現，而腎臟則在腳

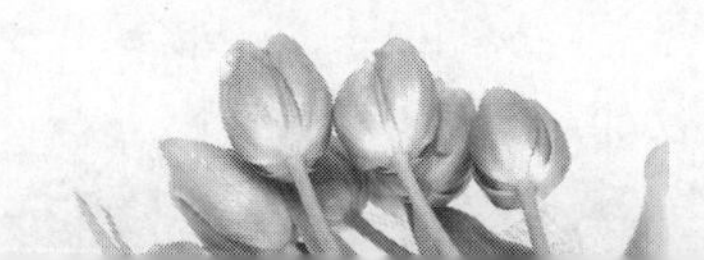

下半部的位置處。

反射療法的按摩方式與神經肌肉按摩或是指壓式按摩的按摩類型都不相同，按摩時是使用大拇指最遠離手指的側面，在按摩處進行畫小圈的動作。在反射療法中大拇指的運用有一個簡單的規則：如果哪裡疼痛，就按摩那裡。然而，你們要認清重要的一點是反射療法是在刺激反射點的疼痛，而不是一般普通的腳部疼痛。當你們用你們的手指指甲（千萬不要這樣嘗試）對反射點按壓時，反射點會感到劇烈的疼痛，就如同被鋒利的物體刺入般，通常這個病人會跳起來，並且快速地將腳縮回。

反射療法是一種極有價值的輔助診斷方式。如果有人在身體的某些區域感到疼痛時，透過這種類型的腳部按摩，你經常能夠查明是哪個器官出問題。藉由進行兩腳中全部反射區域的按摩，你可以發現在此時身體的哪些器官並沒有正常的運作，而透過相同的方法，還可以對這些受影響的區域進行治療。雖然這是一種簡單且無害的治療方法，但是卻常常能夠達到令人驚訝的治療結果。在任何類型的按摩方式中，千萬記住不可對病人做出任何不適當的傷害，而且不要對任何一個治療點做出過多的處理。

- *太陽神經叢*

當病人遭受神經緊張或是其他神經方面的問題時，按壓這個反射點經常會產生劇烈的疼痛。

- *大腸*

對這個反射點的按摩，經常可以預防便秘這種普遍存在的文明病。

- *前列腺*

按摩這個反射點有助於治療各種前列腺方面的毛病。

- *卵巢*

按摩這些卵巢的反射點有助於治療各種婦女病；此外，也可

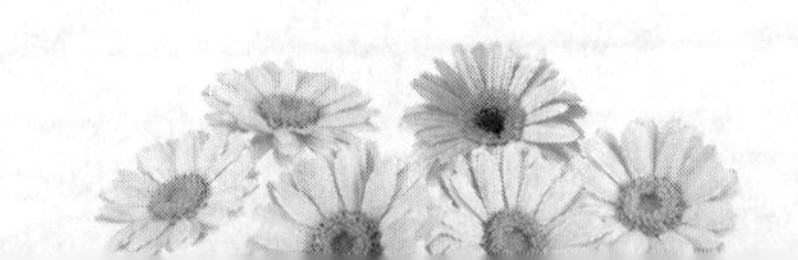

同時檢查子宮和輸卵管的問題。同樣地，如果不適時，也可按摩腦下垂體和甲狀腺的反射點。

• *腦下垂體*

這是身體的主分泌腺，在按摩反射點時永遠不要忘記按摩到這個反射點。通常與任何其他另一些內分泌腺相關的問題，按摩腦下垂體的反射點都會有幫助。

• *鼻竇*

按摩這些反射點有助於減輕鼻塞、受寒等等的毛病。

• *蜂窩組織炎*

按摩這些淋巴區有助於蜂窩組織炎、閉尿、肥胖症等等。

• *更年期*

對主神經叢及其他內分泌腺有用。

• *哮喘*

對於內分泌腺有用，尤其是腎上腺以及肺臟和淋巴系統。

• *靜脈曲張*

對大腸的問題有效，而且有助於小腸、肝臟、腎臟和肺臟的毛病。

• *壅塞*

對於任何壅塞方面的問題，先檢查代謝器官的狀況：大腸、腎臟、肺臟以及肝臟和淋巴系統。

壅塞的形式有許多種：鼻塞、便秘、靜脈曲張、蜂窩組織炎、疲勞、沮喪等等。這方面的病症無法藉由反射療法或是芳香療法加以治療，除非是能將造成的原因找出並且加以改正。它也許是身心症的一種，也就是說壅塞可能是心理上的緊張而引起身體上的問題；也有可能是單純的身體問題造成的，比方說不當的飲食、缺乏運動、過食等等，通常涉及的因素是一項以上的。

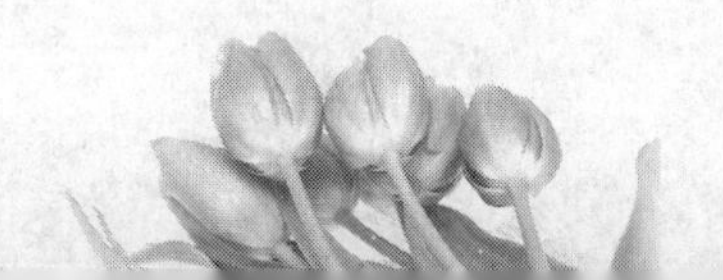

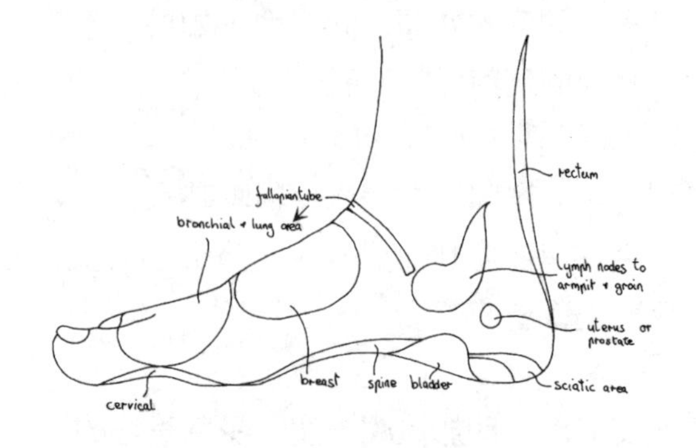

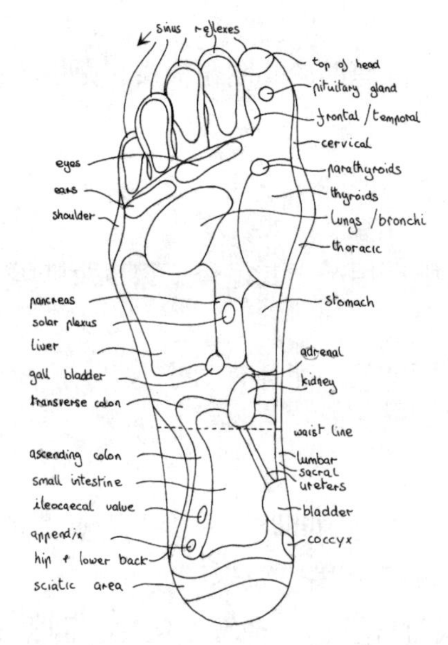

（以下順序依逆時針方向排列）

上圖（fallopian tube）輸卵管，支氣管及肺，頸部，胸部，脊骨，膀胱，坐骨神經區，子宮或前列腺，淋巴結，直腸

下圖（sinus）鼻竇，眼睛，耳朵，肩膀，胰腺，太陽神經叢，肝，膽囊，橫向腸道，縱向腸道，小腸，闌尾，臀及下背部，坐骨神經區，尾骨，膀胱，子宮，薦骨，腰椎，腰線，腎，腎上腺，胃，咽喉，肺及支氣管，甲狀腺，副甲狀腺，腦神經，前額，腦下垂體，頭頂，反射點

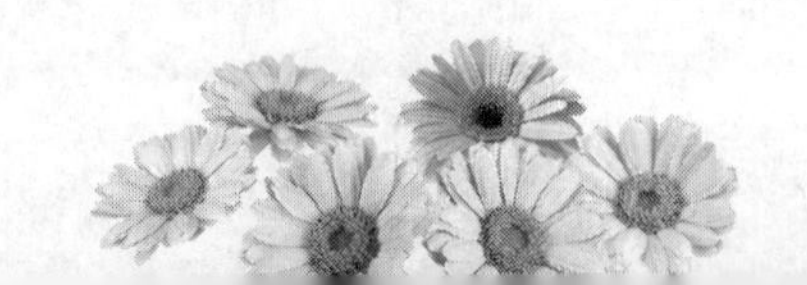

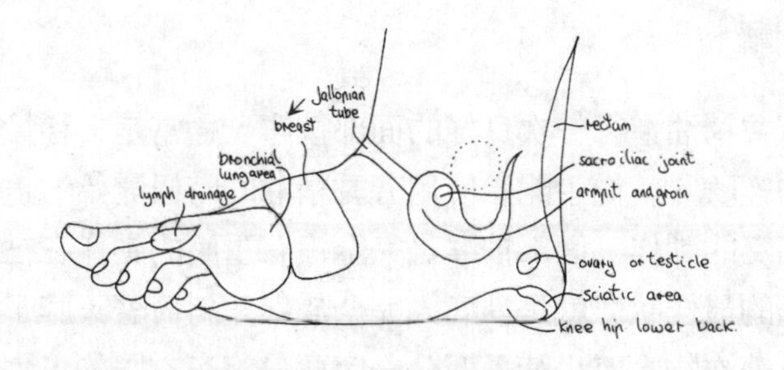

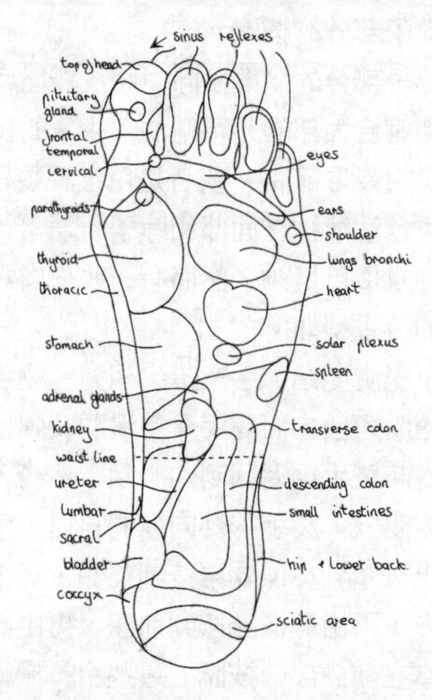

（以下順序依逆時針方向排列）

上圖（fallopian tube）輸卵管，胸部，支氣管及肺，淋巴系統，膝臀及下背處，坐骨神經區，卵巢或睪丸，腋窩及鼠蹊，骼雌骨關節，直腸

下圖（sinus）鼻竇，頭頂，腦下垂體，前額，腦神經，副甲狀腺，甲狀腺，咽喉，胃，腎上腺，腎，腰線，子宮，腰椎，薦骨，膀胱，尾骨，坐骨神經區，臀及下背部，小腸，縱向腸道，橫向腸道，脾臟，太陽神經叢，心臟，肺及支氣管，肩膀，耳朵，眼睛，反射點

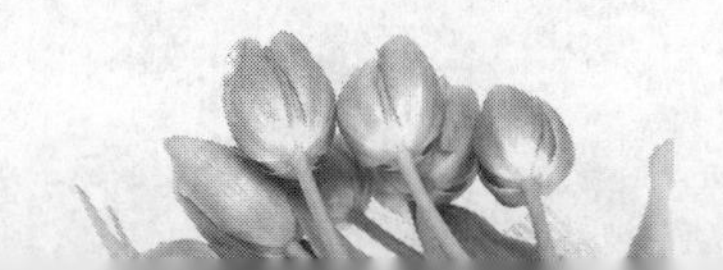

面部按摩

用芳香精油進行一次良好的面部按摩，通常是一種愉快和使人開心的經驗。就從手開始使用芳香精油的時候開始，這便是一連串有節奏的動作。面部按摩是完全沒有重壓的動作在裡面。

按摩的最佳狀態就是讓病人完全放鬆地斜倚著，脖子和肩膀部分都不著衣物。至少脖子部分一定要是沒有衣服的，因爲任何面部按摩都包括脖子部分的按摩。

將面部以及脖子部分的頭髮撥除，將皮膚徹底清潔而表皮乾燥之後，選擇一種適合面部的芳香精油：少量的植物油加上適當用來治療皮膚問題的芳香精油， 或者是用已調製好的面部芳香精油。取足量的芳香精油塗抹在面部和脖子。通常約半茶匙（二又二分之一毫升）的量便已足夠，然而有一些皮膚吸收能力特別強的人則需要更多的芳香精油。

雙手一起由下巴處開始，手指指尖相對，雙手手指併攏。手腕放輕鬆以便於隨時彎曲，而雙手保持滑順及彈性。

按摩至耳朵處時雙手再返回到中心點。然後，用整個手掌平滑地越過臉部到太陽穴。將手腕轉向你們自己，手指溫和地在眼睛下方按摩，向上按摩到鼻樑處再按到前額，然後是眉毛處，接著按摩到眼睛下方，再由鼻樑處按到前額，再由前額按到髮際。再繼續則是由手掌在前額部分按摩。這些由鼻樑處到髮際的撫慰動作在許多其他手法中也會用到。然後再按摩到鼻子、下巴直到咽喉處，然後在脖子上抹油。

中間不要停頓，雙手再回到原來的起始位置，並且再重複以上的按摩動作，請記住按摩的過程應該會呈一直線。在按摩面部的主要區域時，也就是由下巴處按摩到太陽穴，應該都要用雙手去完成。而按摩眼睛周圍時，僅使用每隻手的單一手指便可。此

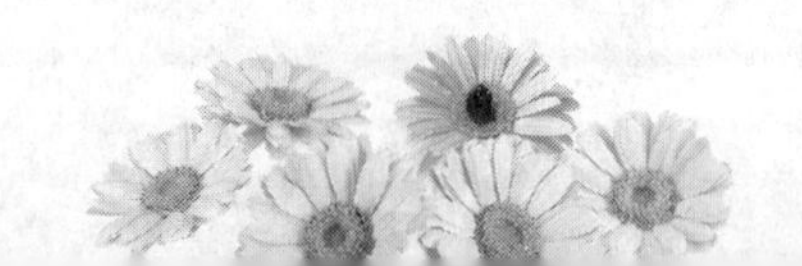

外，按摩步驟是由太陽穴開始，按壓到眼睛下方，再按摩到前額的髮際處，按摩的手法應配合皮膚的狀況，並且確認按摩的動作都能保持流暢。在完成脖子區域的按摩之後，再對於面部和脖子處進行全面的長推動作，長推動作應該越來越輕，由手掌輕撫前額以及在眼睛上面的輕拍來結束按摩動作。

按摩須知

按摩室裡應當有一張好床，但不可有刺眼的燈光。尤其是在用芳香精油進行按摩時，室內溫度一定要讓病人覺得足夠溫暖。對於任何沒有按摩的部分，應用一條毛巾覆蓋住。如果病患仍然有一部分是穿著衣服的，應用毛巾覆蓋住病患的衣物；因爲芳香精油一旦沾上衣物之後，可能會很難清理。

請先確認在你們開始進行按摩之前，你們的病人感覺到舒適以及溫暖。

千萬記住在進行按摩以前以及按摩完成以後要洗手。別忘了將裝有芳香精油的瓶子蓋上瓶蓋，如此才能防止芳香精油揮發。此外，在地板上進行按摩是很困難的，因爲按摩師需要不斷地調整位置，這不但使按摩師非常辛苦，還使一些按摩的動作很難進行。瑞典式按摩所用到的睡椅都是大約二英尺六英寸高。對於芳香療法 按摩，我建議可選用稍稍低一點的睡椅，大約在二英尺至二英尺二英寸高左右，因爲如果用太高的睡椅，你們在按摩時將無法用雙手直壓在病人身上，這樣的話，你們在一些按摩動作中將較難對病人施壓。

如果你們沒有睡椅的話，床或者褥墊也能夠用來當作按摩睡椅，但是我較不建議這樣進行按摩。床或者褥墊都太寬，在按摩時都無法方便的在四周移動，因此不能活動自如：每當你們在進行任何一個施壓的動作時，你們僅僅是在對這些褥墊的彈簧施

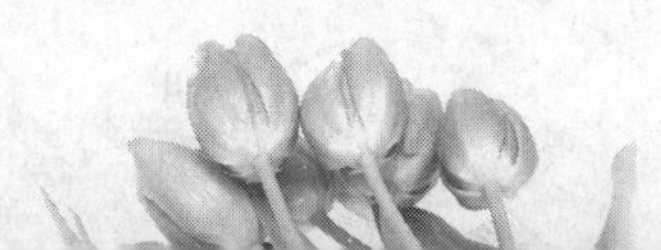

壓，你們的病人反而沒有因此受惠，最後的結果可能是你們已經非常的疲倦，但是並沒有達成太多的功效。一個更好的方式可能是去找一張足夠長而且不太高的桌子或者書桌，在上面蓋上泡沫塑膠墊或者一些毯子，這樣的檯面對於你們而言應該是較好的工作環境。

用大拇指的最佳守則就是去按摩那些任何你們按到的疼痛的區域，與此同時要小心不要傷害到你們的病人；如果你們並不確定是否會傷害到你們的病人，那還是不要嘗試比較好。對於按摩師而言，最壞的狀況就是猶豫不決。如果你們決定要進行某種按摩，那就執行，但是如果你們對你們的病人表現出猶豫的態度，那他們對於你們的雙手就不會有安全感，而他們的信任是你們最需要的東西。

你們的雙手應該保持靈活，千萬不能讓人覺得遲鈍，而且，你們的雙手還應該維持額外的敏感度：雙手除了用來感覺之外，還應該試著用雙手來「聽」以及「看」。你們應當盡所有可能，使雙手在進行按摩的過程當中，都與病人的皮膚保持接觸；這會有助於保持一個順暢的動作。除非你們的病人表現出想要談話的意願，否則在按摩時最好不要與你們的病人談話；如果你們的病人想要談話的話，就讓他來主導談話內容。你們應當用雙手來與他對話。

要規定出按摩時應該維持的速度是非常困難的，基本的原則是寧可過慢也不可過快，因為只有這樣，你們的雙手才能去感覺皮膚的狀況，在經過這樣多次的練習之後，你們的雙手便能夠學習感覺到許多不同的狀況。但是千萬不要逼迫自己去感覺。按摩時應該保持有節奏地、明確地、以及抱著開闊的心胸去進行。當然，從慢速動作開始進行按摩是一件好事，但是，隨著你們進行按摩的手法都不相同，所以當你們採行不同的手法時，按摩的速

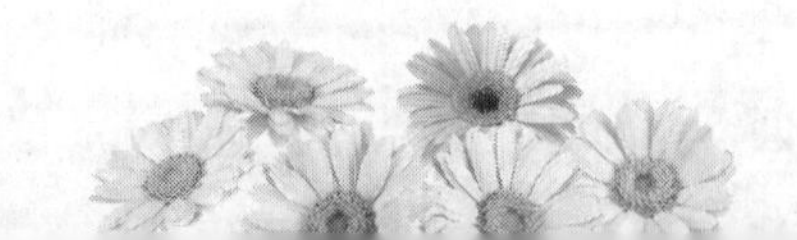

度就可能產生不同的變化。

順著你們病人呼吸的節奏，或是你們自己呼吸的節奏，或是雙方呼吸的節奏去按摩是非常放鬆的一件事。但是，如果這樣的方式並不自然時，千萬不要強迫去進行，否則這會變得不自然，而產生非常不好的感覺。當病人在呼氣時，可在他們的背部向上輕輕地長推按摩，而當病人在吸氣時，則在他們的背部向下輕輕地長推。

你們所施予的每一次按摩都應該是不同的，這是因爲每個病人都有不同的需要。不要試著對每一個病人以相同的次序進行相同的按摩動作，但是可以依照按摩的基本模式。

最後，除非你們在按摩學校學過了深度按摩的手法，否則千萬別嘗試深度按摩：仍然有其他幾種更好的按摩手法可選擇。如此你們才可以確定你們是在做正確的步驟、以正確的方法、基於正確的原因。對於身體和面部按摩的芳香精油配方將在「配方」一章節中詳述。

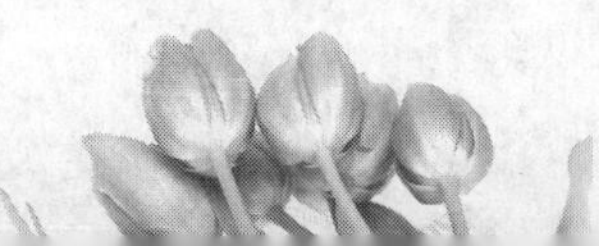

第九章　皮膚保養

「自然界中存在許多的秘密，透過這些秘密讓我們發現如何去美化自己或者是使自己更美麗動人，當那些秘密來到我的手中，我實在無法加以隱藏，我要將那些秘密所帶來的益處，分享予那些我深深尊敬的女士們。」

尼可拉斯．卡爾培波

用芳香的香料薰香身體，再用天然的芳香精油保養皮膚，這樣的嗜好也可說是一種美麗的、無暇的、奢華的一種享受。就像是食用新鮮的水果和蔬菜一樣，只要我們直接使用大自然的產物，就是一種與大自然溝通的方式。純天然的芳香精油具有一種單純的天然特性，這是化學合成香精所不能夠模仿的。純天然的芳香精油質地單純而且也不昂貴，因此是許多人樂於嘗試的另一種選擇。試試混合玫瑰和檀香、茉莉和佛手柑、薰衣草和橙花、玫瑰和天竺葵，或者是用單品的快樂鼠尾草精油。當療程中用到芳香精油（或者是芳香精油的調和油）時，就像是幫病人灑上香水一樣，對病患而言，芳香精油不單單是一種處方，還是一種香水！

將芳香植物用於皮膚保養上，這種傳統大約可追溯至五千年前，而也許還可能更久之前。古代埃及人很可能就是第一個用芳香植物作爲化妝品的民族。他們將芳香植物製作成芳香油、油膏和敷面膏等等。他們當時也許就已經有了蒸餾方面的一些知識，但是，他們製造芳香油的方式通常是將芳香藥草植物或是樹脂浸

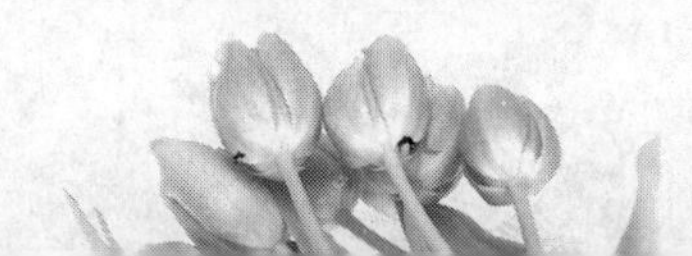

泡在植物油中。油膏的製作方式也是相似的方法，但是是將植物浸漬在較為濃稠的動物脂肪油中，或是浸漬在油脂以及蠟的混合液中。他們的敷面膏則含有磨成粉狀的樹脂、研磨過的藥草植物、蜂蜜、蠟以及油等等。他們所生產的東西很可能已不符合我們現在更複雜及多樣化的需求；我們會覺得他們自己製造的東西稍微有些太濃稠、太黏、香料太多、樹脂太重。然而，他們製造的這些東西都是現代皮膚保養產品和香精的始祖，無可置疑地，僅有少數有能力負擔的埃及仕女們才有可能有這樣的珍藏。現代的芳香療法用品，在某些程度上，雖然會讓人覺得過度精緻，但是這些用品的處方與古埃及時代也大多類似。

由於正統醫學已經越來越實驗導向，因此現代的化妝保養品大多是化學合成物和不自然的物質所組成。對於天然產品的需求，在化妝品貿易上和食品以及醫藥的狀況一樣。塗抹於皮膚外的保養品大多是藉由皮膚的吸收能力，此外皮膚吸收和直接用口服的效果大致相同。而為了這些消費者的緣故，每年對於化妝品進行的實驗，大約需要犧牲成千上萬條動物的生命，為抵制這樣實驗持續的進行，我們最好盡可能去避免使用任何化學合成品。很不幸地，「天然的」這個詞語在廣告中已被太氾濫地使用，廣告中所標示的「天然的」一詞，可能是指任何的東西，即使是最不自然的產品，在廣告中也使用「天然的」一詞。

將植物用在皮膚保養上，芳香精油是一種最理想的模式；芳香精油可以與任何的基礎油、乳液、香膏、凝膠、爽膚水、香精等等的物質搭配使用。當然，大多數的芳香精油都會散發出怡人的氣味。而在進行面部治療的療程中，氣味的因素是相當重要的，而使用芳香精油便可以達到相當大程度的放鬆效果。因此，具有最怡人香氣的芳香精油，在皮膚保養的使用上就越受歡迎，而這是再自然不過的事了。事實上，花朵的芳香精油似乎是最為

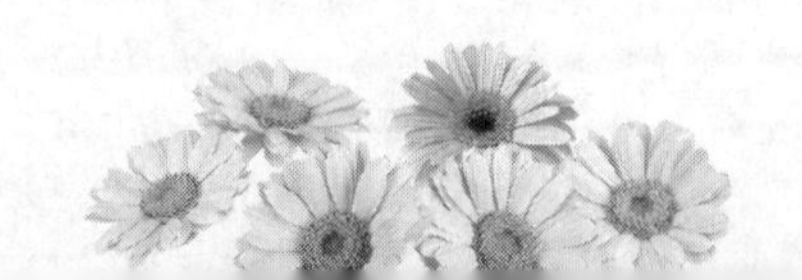

有用的：茉莉、玫瑰、依蘭、薰衣草、橙花和洋甘菊等等；它們不只是花朵長得美麗，而且美化方面的功效也很好。

「將芳香精油用在皮膚保養上，可有效幫助皮膚調節毛細孔的活動，此外也可幫助皮膚保存住營養素。我們幾乎可以說芳香精油可以使皮膚更為晶瑩剔透。」

在摩利夫人的著作《生命以及年輕的秘密》一書中，她的中心主題便是恢復青春，她還建議芳香精油是最自然的回春劑，而且是比一些其他方法更好的選擇。在此所指的「其他方法」，通常是與動物體內萃取出荷爾蒙、胎盤、細胞或者是這類的東西有關。在我看來，這種類型的療法是非常野蠻的；而且已經死亡的產物又怎麼能夠再生出新的生命？此外，保持青春是一個微妙的課題；自古以來，人們總是遍尋萬能的「長生不老」藥。重新獲得已經失去的青春，或是延長人們有限的壽命是可能的嗎？先不考慮這些問題，可以確定的是，如果我們改進我們的健康狀況，包括皮膚的健康狀況，那麼我們會看起來更爲年輕，當然我們的壽命就有可能更長。而唯一可以肯定又安全的方法就是透過自然的健康保養和自然的皮膚保養，在某些情況下，這樣的結果將不單單僅是恢復青春而已。首先，這當然是取決於個人的身體狀態；如果相對而言，這個人的健康狀況良好，那麼我們可以說他很具有「恢復青春的潛力」。

除了一般人們試圖增進健康的方法之外，無論是將芳香精油內服或是由皮膚吸收的方式，芳香精油具有很強的效能可以代謝細胞廢棄物以及死亡的細胞，還能夠再生新的、健康的細胞，而這也就是爲什麼芳香精油被視爲恢復青春的重要良藥。芳香精油的抗菌性質非常有名，如果經常使用還具有抑制衰老和防止腐敗

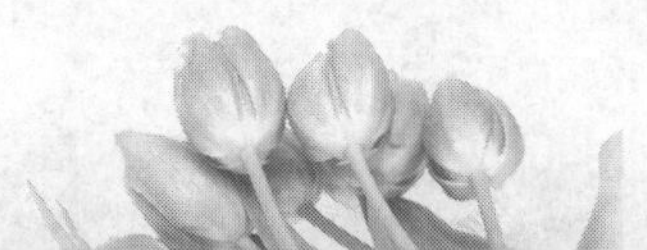

的作用。許多古代文明都將芳香精油用在防腐用途上，大多是用來保存肉類。今天，芳香精油不僅用來作爲防腐劑使用，而且還用來防止眞菌的滋生和用來作爲食物和化妝品中的防腐劑，因此，我們可以簡單地了解芳香精油爲什麼可以用來保持年輕。但如果僅維持身體的健康和容貌的年輕，而無法變得更好的話，這雖然和恢復青春有一小段距離，而規律地使用芳香精油和芳香植物製成的皮膚保養品，會是達成這個目標最安全也最有效的方式。較爲年長的人通常採用較濃的芳香精油，例如乳香、檀香和沒藥等等。

當然，我們無法使老化的過程減緩或者是倒轉，但是，重新獲得失去的健康並恢復青春，這不也是次好的事情嗎？而且我們確實想要我們逝去的歲月再次返回嗎？皮膚老化的過程是由許多因素造成的，環境的影響和傷害，或是慢性地失去皮膚本身原有的健康，都是造成老化的因素。非常乾燥或者是缺水的皮膚會很容易導致皺紋產生。皮膚變得鬆弛的主要原因是因爲喪失了原有的彈性和一些皮下脂肪。慢性的皮膚堵塞（出油、粉刺、黑頭粉刺等等）通常與身體局部性的壅塞有關，這會導致身體中較下層的細胞產生過多的毒素（代謝廢物）。還會使皮膚的效能降低，而且對於皮膚的健康有害，因而導致皮膚的老化程度大大加速。而芳香精油所具備的抗毒、抗菌、以及滋養的功效，可以有效地防止或者清除皮膚堵塞方面的問題。

絕大多數的芳香精油都是具有細胞吞噬的作用，它們具有刺激新細胞再生的能力，而藉由這種方式，芳香精油可以有效地保持皮膚的健康以及年輕。這種具有刺激細胞再生能力性質的芳香精油，特別是在薰衣草精油和橙花精油中最爲明顯。而這也就是爲什麼薰衣草精油對於治療像燒傷這種表皮皮膚的破壞那麼有益的原因之一。我曾處理一件遭受嚴重燒傷的個案，我親眼看到一

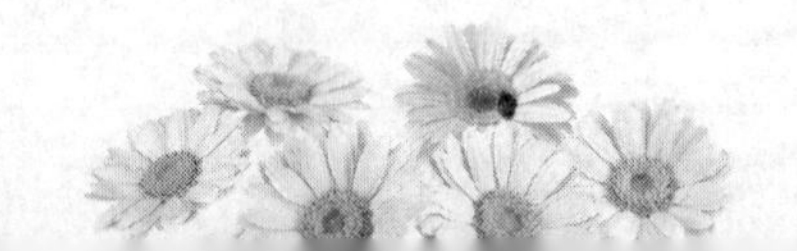

個非常戲劇性的狀況。這個病人是住在我家附近的一位朋友，當他摘下車子汽車散熱器的蓋子時，他並不曉得裡面的水是在沸騰的狀態。當蓋子一打開時，高熱度的蒸氣立即湧出，直衝向他前臂的內側，並且迅速地脫下整個表皮層，這是屬於非常嚴重的二度灼傷。他立即衝到我家，而在我有生以來，我從未處理過一個如此嚴重的燒傷狀況，因此我把他送到我的診所，與我一位有多年處理傷患工作經驗的護士一起看顧這個朋友，她小心地將仍然貼在他手臂內側的死皮移除，並且我們用浸泡過薰衣草精油的紗布處理傷口。患部極爲疼痛，雖然芳香精油僅僅少量地附著在傷口上，但疼痛的現象卻很快就減輕。一開始時，他幾乎需要經常性地看顧，但是，在七天之後他的傷口完全癒合，而且完全沒有感染的徵兆或者現象。我的護士對此感到非常地驚訝。

在每個恢復青春的配方中，並非都一定需要用到薰衣草精油或者是橙花精油。所有種類的芳香精油在某種程度上都具有這種特性，而且，使用芳香精油的同時，最好考慮到不同個體的個別情況，比方說是個人的人格特質、皮膚狀況等等，可能會使精油的效用更爲顯著。

荷爾蒙乳霜在使皮膚恢復青春的方面頗負盛名。茴香精油，其中便含有女性荷爾蒙的成分，因此它在抗皺方面享有高度的療效。其他芳香精油則含有植物性荷爾蒙或者有助於使皮膚恢復青春的效用。蓋特佛賽對植物性荷爾蒙的評論已經證實植物性荷爾蒙對於乾燥的和多油的皮膚都有幫助，此外植物性荷爾蒙還可以使皮膚恢復緊實，且可以刺激皮膚細胞的新陳代謝以及作爲恢復青春的活化劑。

芳香精油是純天然的有機物質，還能夠和身體裡的自然力量協調地運作。爲了將芳香療法發揮最大的功效，無論是在皮膚保養上或者健康保養上，我們必須按照自然法則去生活，尤其是在

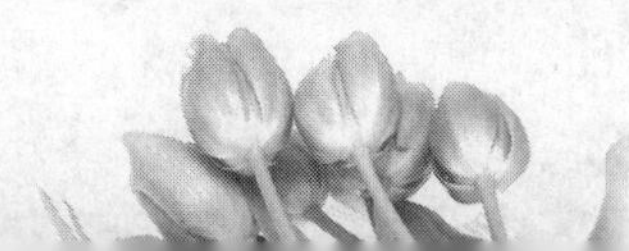

飲食方面。皮膚的狀態時常反映出身體的狀態，也間接地反映出心理的狀態。然而，只要是飲食中含有不自然的食物，天然的保養品以及芳香植物都無法改進皮膚的狀況。就如同皮膚需要防止大氣中殘留的污染物（灰塵、砂礫、煤煙等等），皮膚也一樣需要防止體內產生的污染物。在這種情況下，防止體內產生污染物的方式便是謹慎的飲食。皮膚的健康首先取決於血液的狀態，因爲皮膚的營養是由血液來供給，而血液的狀態主要取決於攝入食物的品質。其次，皮膚的健康取決於淋巴系統以及外部細胞流（這與體內的每一個細胞有關）的健康和效率。過度飲食或者錯誤的飲食都可能導致這些體液的流動中壅塞著毒素，而這將使皮膚（和其他的細胞）的作用變得遲緩而且效能降低，並且也許可能會使細胞缺氧死亡。新陳代謝過程所產生的廢物會在皮脂層中逐漸停留和累積，由於皮膚是一種代謝的器官，身體經常透過皮膚來排除這些毒素，例如痤瘡的形成便是因爲這個原因。而如果因爲錯誤的飲食導致身體長期處於營養不良的狀況，當然，皮膚也必然是在營養不良的狀況中。混合性膚質，也就是一部分多油（通常是在前額、鼻子和下巴處），而在其他部分則是乾燥的皮膚，這種現象的成因也許就是由於食入過多和營養不良的身體造成的結果。

我之前已經提過，當皮膚處於壅塞狀態時，用芳香療法按摩身體的療效會因而大幅降低，因爲這種皮膚的狀況將使芳香精油的吸收大大地減少。這種情形在對皮膚本身做治療時也會是一個問題。芳香精油在處理皮膚問題上那麼有效的原因之一，就是因爲芳香精油可以直接由皮膚吸收，滲透進皮膚的最裡層或是皮膚最裡層之下。爲了避免這種體內壅塞的情形發生，則應該養成理想的飲食習慣，不要有化學添加物、低糖、低鹽，而如巧克力、糖果、餅乾、蛋糕、咖啡、烈酒等等的食物也應避免食用。穀

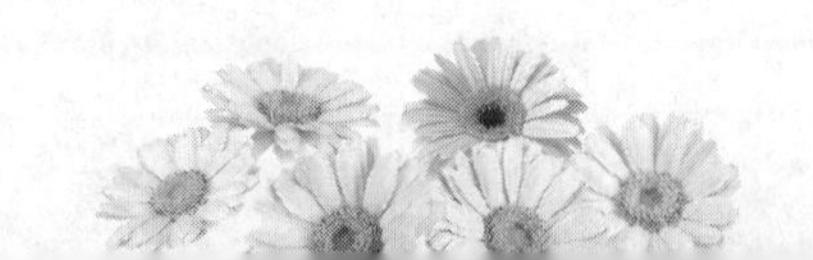

類、蔬菜（未加工的或者烹煮過的）、水果、豆類植物和植物性蛋白質則可以自由地食用。如果身體有營養不良的狀況，則應該攝取具有滋補效果或是有營養的藥草植物。這種改善方式比起服用維他命更為自然，而且更容易被人體吸收，此外，營養素在攝入體內時都是以一種自然有機的形式。

當體內有壅塞的狀態時，先採行短時間的禁食或者是服用水果餐，之後再進行飲食的調整將會對這種情形有相當的幫助。要預先知道哪些人在飲食調整之後會產生最好的結果並不是一件困難的事。這類型的人在按壓到腳掌上胃、腸、肝臟的神經反射點時會感到酸痛，此外，體內毒素累積的現象會導致包括超重、疲勞、嗜睡和皮膚剝落等等。那些需要進行飲食調整的人就是那些靠玉米片、漢堡、乾酪三明治和咖啡生活的人們。身體會需要一些時間去適應一個新的內在環境，飲食的調整應該是漸進和漫長的，而不是迅速而短暫的。

某些皮膚狀況可能與缺乏一種或是一種以上的維他命有關。我引述戴維絲的《讓我們過得更好》一書中所寫的：

「油性或是乾性的皮膚。當受試者在飲食安排上刻意缺少小量的維他命B_2時，他們會出現的第一個症狀是出現粉刺以及油性的頭髮和皮膚。然而當每日飲食中維他命B_2的份量加至五到十五毫克之後，這種情形便會漸漸減輕。就我所知，這種異常情形與其他維他命不足沒有關係。」

「皮膚乾燥的情況僅有當受試者缺乏維他命A、維他命C以及亞麻油酸或者維他命B群中的任何一種維他命時才發生。皮膚中的油脂是屬於不飽和脂肪而且幾乎全部都是由必需脂肪酸所形成，因此，除非我們食用植物性油，不然的話皮膚狀況會是非常乾燥的。」

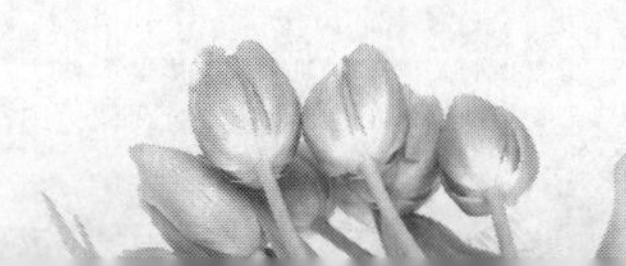

「妊娠紋。儘管健康的皮膚有非常良好的彈性；而大多數體重過重以及生產過後的婦女身上都會有妊娠紋。這種異常狀況的產生是由於不正當的減重以及懷孕所導致，這會使體內蛋白質的寬度被破壞，因而造成了鬆弛的皮膚。」

「我有一位朋友在第一次懷孕時產生嚴重的妊娠紋；爾後，在她第二次懷孕的期間透過每日採用高蛋白的飲食，再附加六百單位的維他命E和三百毫克的泛酸，雖然她之後生了一對雙胞胎，她在第一次懷孕時所產生的妊娠紋便完全消失了，並且在第二次懷孕期間都沒有形成任何的妊娠紋。」

就如我一再提醒的，身體的狀態是由心理的狀態所影響的。當然，皮膚的狀況也不例外；事實上，面部的皮膚狀況是最能夠反映出我們的心理狀態，無論是過去或是現在。在多年下來的憂傷、沮喪、焦慮、厭惡、害怕、冷淡以及快樂、歡笑、溫柔和滿足都會在臉上留下它們曾經存在的記號，臉，正是我們過去生活的一面鏡子。歲月會讓人產生很大的不同，一張佈滿皺紋的臉有可能是由歡樂刻畫出來的，而另一人的臉則可能是描繪出悲哀和打擊。差別也許在於一個人是享受舒適的生活，而另一個人則是在與命運搏鬥；但也有可能是因爲一個人是樂觀主義者，而另一個人是悲觀主義者，而這也正是關乎我們對於事情發生時會產生如何的回應，這種心理狀態會決定我們的感受是愉快或是悲傷，而這些感覺則會完完全全地在我們的臉上表現出來。內心的和平和喜樂才能給予生活最大的滿足，這絕非任何的化妝品或是皮膚保養品所能夠複製的。一個更爲明顯的例子是痤瘡，如果這個人因爲臉上的痤瘡而感到困窘，因而變得緊張和神經緊繃的話，食用任何有幫助的食品，也僅會維持這樣的狀況。

而憂傷、沮喪等等具破壞性傾向的因素，也是身心症這種身

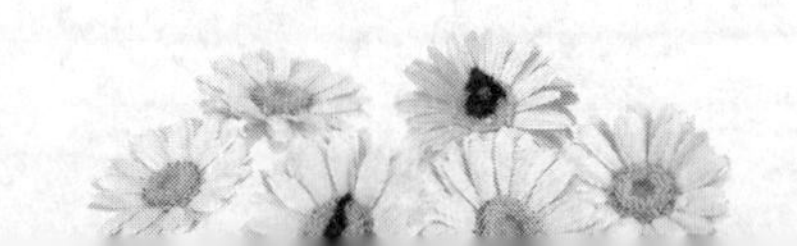

體狀態的影響因素，因此，也會間接地影響人們皮膚的狀態。過度地憂傷可能會影響到心臟，因而產生外觀上泛紅或是發炎的現象，但是這並不是因爲心臟出血，而可能是微血管出血所造成的。這並不意味著紅腫或者靜脈破裂都是憂傷所造成的結果，但是，顯而易見的是，心臟和血管的狀況會深深地影響到皮膚色澤的紅潤或是暗沉。橙花油、薰衣草和檀香油主要的用途就在這裡，它們可以使我們的皮膚、心靈以及身體再度感受到撫慰以及平靜。

憤怒以及挫折感會對肝臟產生重要的影響：它們能夠阻止肝臟的若干功能。這樣的結果可能會造成食物吸收的不良；也就是即使你們吃下足夠的食物量，但是，身體卻不能處理它本來應該消化吸收的數量。這種情形經常會導致乾燥的膚質。玫瑰、依蘭及迷迭香將有助於矯正這種身心關係的不平衡，而玫瑰、檀香以及洋甘菊則較可對皮膚產生直接的功效。在處理任何與消化不良有關的問題時，請千萬記住大部分的消化作用是在小腸中發生的而不是在胃部發生，此外，此處的消化液是由膽囊以及胰腺分泌出來的（所以有問題的話應該出現在上述器官中），而且消化作用是在口腔中開始的。唾液中的消化酶使烹調過的澱粉轉變成糖類，所以，有消化問題的人們必須要好好注意咀嚼他們的食物，尤其是穀類、馬鈴薯、麵包等等。吸收不良基本上是屬於肝臟的問題，因爲肝臟其中一個主要的作用就是蛋白質、脂質以及碳水化合物的新陳代謝。此外，肝臟也是負責產出由膽囊所分泌的膽汁，而膽汁的主要效用在於幫助脂質的消化。因此，任何形式酒精的使用都應該盡量避免，無論是用在內服或者是外用。

憤怒和挫折的情緒不單單對肝臟有影響，還有其他部位的身體器官都會接連受影響，如同憂傷可能不僅僅只會影響到心臟一樣。我們身體有許多不同的症候群，就如同我們有很多不同的情

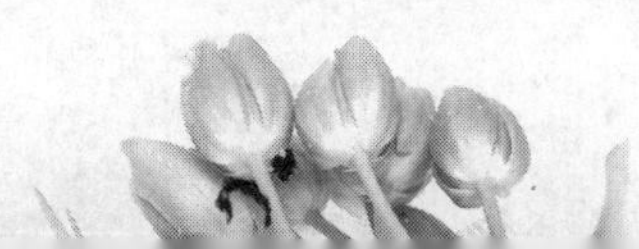

緒種類一般。當你們面臨恐懼的時候，你們知道你們的嘴會如何感到乾渴嗎？皮膚脫水的現象經常與恐懼感有關，而恐懼感會影響到我們的腎臟和膀胱。腎臟是調節身體中水量的器官，因此，也會因而影響到皮膚的水含量。皮膚脫水的現象可能也就表示身體有脫水的現象，而這很可能是由於身體攝入的水分不足，或者是由於腎臟的機能不良所造成。對於這種症候群的治療，主要可以用快樂鼠尾草、天竺葵和檀香的芳香精油。雖然還有環境因素也許同時要考慮進去，但是，當如果我們大家是處於相同的天候環境以及相同的大氣狀況下，個體膚質的狀況便應該是第一個要考慮的因素。

皮膚多油的情形通常是與大腸的狀況以及心理擔憂的狀態有關。雖然每一個人都或多或少會對某些事物感到擔憂，但是眞正的憂鬱症會使人傾向於大吃大喝，或是食入過多不當的食物，像是巧克力，或是喝入過多的咖啡。這樣的人大多會有便秘的現象，這是由於他們始終感到擔憂以及壓力。而且要說服他們節制飲食，通常是一件很困難但是又很重要的一件事。薰衣草、檸檬和天竺葵的芳香精油將有助於抑制這樣的症狀，但是，僅有飲食上的改善，他們的任何症狀才可能獲得眞正的改善。摩利夫人過去經常使用洋甘菊、羅勒和檀香的一種混合精油來治療皮膚堵塞的問題。

還有一種膚質是與多油的皮膚有密切的關聯，就如皮膚乾燥是與皮膚脫水狀況有密切的關聯一般，那就是多水型的膚質，這也是屬於一種皮膚狀況的壅塞，而這種狀況會造成皮膚的水腫。肥胖型的人通常都是屬於多水型的膚質，多水型的膚質與脾臟、淋巴系統有關，此外這種人還常常具有多疑、憐憫的人格特質。這些人通常動作遲緩、容易受騙、太善良，而且非常樂於助人，但卻總是沒人需要他們的幫助。薰衣草、迷迭香以及杜松的芳香

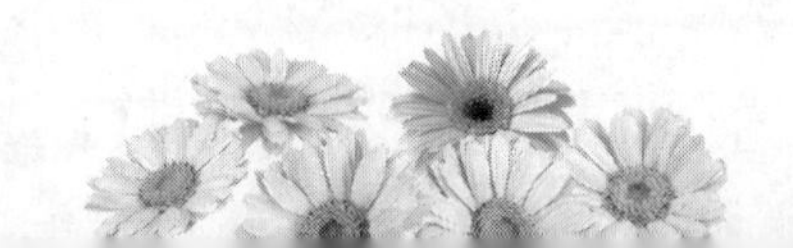

精油對於這種類型的狀況很有效。

要全盤了解芳香精油對皮膚狀況的效用，我們應該還要討論到收斂性芳香精油，像是絲柏和乳香，這些芳香精油都有助於修補皮膚損壞的現象，像是痤瘡，此外，還可以抑制油性皮膚油脂的分泌。在抗菌的效用上，它們常用來防止痤瘡和傳染性的皮脂溢（佛手柑、杜松、薰衣草）。上述相同的芳香精油還可以用於頭皮的皮脂溢症狀中，這種症狀就是頭髮會多油或者是產生很多頭皮屑。這些芳香精油的抗菌功效還與它們作為除臭劑有關。它們不僅僅可以蓋住身體的氣味，而且還能夠阻止產生這些氣味的細菌生長（佛手柑、薰衣草、絲柏）。

我們在此還要提到有關芳香精油在刺激作用和鎮靜作用這些相反的效力，而這些通常與芳香精油在神經系統方面的作用有關。事實上，芳香精油對身體內部產生的某些影響並不一定就意味著當用於皮膚上時也會產生相同的作用，但是在一般的狀況中這是個案。

大多數的芳香精油都會產生不同程度的刺激作用，或者也可說是具有皮膚刺激性。具有高度皮膚刺激性的芳香精油包括芥末和鹿蹄草，這些芳香精油直接用於皮膚上可能會使皮膚產生水泡或者灼燒的感覺。絕大多數的芳香精油都是屬於溫和刺激性的物質，而且加以充分稀釋後，它們的效用都對人體有益，並且不會對皮膚造成任何的傷害。然而，如果你們使用一些像是樟樹、尤加利樹這樣的芳香精油，若在沒有稀釋的情況下使用時，你們的皮膚很可能因此而產生灼傷。而如果是用在已經受到感染的皮膚上，這結果可能又會更糟糕。基於這樣的一個原因，我們並不建議直接在皮膚上塗抹純的芳香精油。在經過稀釋處理之後，像是杜松以及樟樹這類具有皮膚刺激性的芳香精油，會產生具有促進局部血液流通的效果。這對於治療皮膚堵塞或是毒素殘留的狀況特別有用，而這些狀況可能導致痤瘡、皮膚多油或者是水腫的皮膚。然而，如果有發炎的情形發生，通常是指痤瘡的情形，具有皮膚刺激性的芳香精油應該配合潤膚劑的使用加以調和。

在此所指的潤膚劑，就是一些具有冷卻效果的物質，像是洋甘菊和玫瑰的芳香精油，在治療皮膚發炎的情況上很有價值。發炎通常是由於傳染或是一般性的毒素所造成。這些芳香精油對於敏感性皮膚產生的紅腫或者發炎也很有療效。紅腫現象的產生主要是由於過敏或是微血管破裂所造成，絲柏精油與橙花精油的鎮靜功效兩相結合時，對於這種症狀應會很有幫助。一些芳香精油可以在血液、淋巴液以及皮膚細胞上產生作用，因此在回春的過程中都扮演極爲重要的角色。這類的芳香精油大略包括乳香、沒藥、薰衣草和橙花油。

一般而言，芳香精油在尚未稀釋之前，不應該直接塗抹在皮膚上，這不但造成較高的花費，而且還是一種浪費的行爲，此外對於皮膚也不會有任何的好處；除了某些情況之中，我們會取用少量的芳香精油來作爲芳香劑的用途。

皮膚

皮膚也可說是人體中最大的器官，面積大約爲一點五平方公尺的範圍。皮膚覆蓋著我們身體的每一吋，幫助我們隔絕寒冷、水和一些不需要的有機體和物質，並且使身體保持熱度，使體液流暢等等。此外，這還是頭髮和指甲增生的所在（所以此三者的健康狀態是密切相連的）。皮膚會分泌出皮脂，這一種屬於蠟質的油脂，和頭皮上產生的油脂一樣。皮膚上的汗腺負責排除溶解在水中的代謝廢物（汗水其實與尿液很類似；因此當你們排出許多汗時，你們的排尿量便不多，而反之亦然）。此外，當皮膚暴露在遠紫外光下，皮膚中一種固醇便會轉變成維他命D（與此同

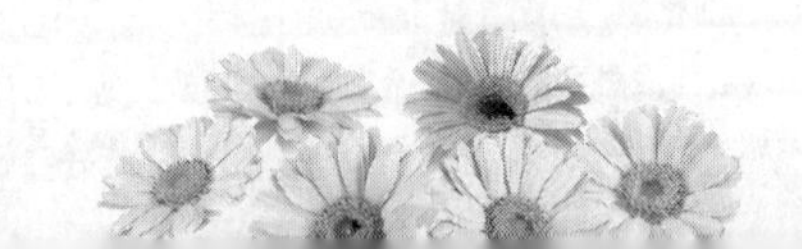

時發生的，還有皮膚色素的沉澱）。而皮膚還是一種觸覺器官，可以感受到觸碰、壓力、疼痛、熱和冷。

此外，皮膚還能吸收某些特定的物質，主要是一些可溶解於油中的物質，像是芳香精油。

皮膚種類

蓋特佛賽將皮膚類別區分成四種主要的類型：

• *油性膚質*

皮脂的分泌量過多，臉部通常有較多的油脂分泌，面色呈現蠟黃色，還有毛孔粗大的現象。這種膚質通常容易產生痤瘡以及遭受傳染，此外，尤其是在皮脂腺增生的區域，油脂的分泌最爲旺盛：諸如鼻子、下巴和前額。

• *乾性膚質*

這是屬於缺乏油脂的膚質，但是並不一定是指脫水性的皮膚。臉部肌膚通常像羊皮紙一樣皺，在自然的環境中也較爲脆弱。這種膚質的皮脂腺通常沒有明顯的開口，這與內分泌不足的現象有關。

• *缺水型膚質*

缺乏水分——皮膚容易快速出現皺紋、皮膚下垂，此外皮膚保持體溫的功能還會減低。通常都是老年人和那些長期暴露在嚴苛天候中的人們較會產生這種狀況。這種情形大多是由於內分泌不平衡所造成——一般是由於甲狀腺的分泌過量而腎上腺素分泌卻不足。有這種膚質的人大多具有瘦長及纖細的體型。

• *水腫型膚質*

水腫，顧名思義就是身體儲存了過多的水分；有這種類型皮膚的人們經常對天候的變化極爲敏感。這種膚質的人對冷尤其敏感，因爲他們的皮膚容易產生皸裂而且也較容易起凍瘡，這可能

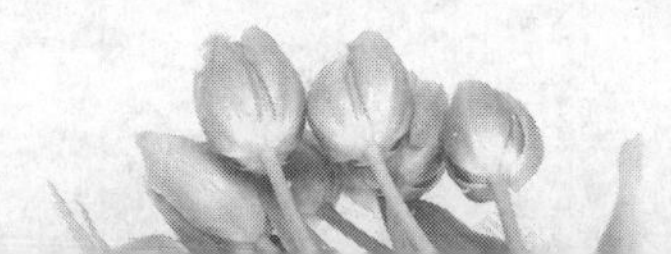

與不正常的血液黏度有關，而不正常的黏度常會導致手部以及腳部血液循環變得遲緩。

最後一種類型的膚質就是我們現在所稱的「敏感性」膚質。有趣的是，我們可以將這四種膚質類型與四種元素以及四種心境歸類在一起：

樂觀	冷淡	暴躁	憂鬱
空氣	水	火	土
乾性膚質	水腫型膚質	缺水型膚質	油性膚質

此外，蓋特佛賽對於占星術也很感興趣，因此，他還對皮膚類型給予占星學上的分類。蓋特佛賽認爲這種分類法「比科學分類法」更容易也更有用，此外還提供了個體差異間的某些訊息。

- *水星*

長型的臉蛋，細緻的下巴，還有一雙炯炯有神的眼睛。這種類型的人通常膚質極佳有如綢緞一般，但是面部膚質的變化卻很快。這類人在年輕時常常展顏歡笑，因而容易產生一些極細小的皺紋，而這些極細小的皺紋很快就會變成眼角的魚尾紋或是其他處的皺紋。

- *金星*

這種皮膚都是較爲結實但是不緊繃，而且通常還都會覆蓋著汗毛。他們的眼神堅定而且美麗，但若是缺乏水星的影響，眼神則不會讓人感到如此聰慧。

- *地球*

通常是屬於國字臉，臉部輪廓線條有稜有角，鼻子通常長得不太好看。通常都有明顯的皺紋，皮膚不但粗糙而且呈現深褐色，即使是塗抹上許多乳霜，也無法使膚質軟化。皮膚乾燥時看

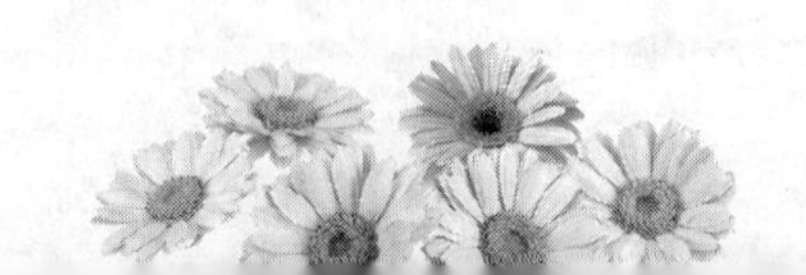

起來像是脫水的蘋果，但是這類人也有可能屬於油性膚質。

• *火星*

大多是長方形的臉型，雙眼通常水平緊連在一起，嘴唇略薄，還有方形的下巴，皮膚大多呈現棕色，臉上的皺紋顯示出嚴謹的性格。隨著年齡的增長，臉部的汗毛漸漸增加。

• *木星*

屬於樂天型的人，通常有甲狀腺機能衰退的現象，因此會有一種冷漠的傾向，體毛會較一般人多。

• *土星*

臉色通常顯得蒼白，而且總是顯露出悲傷的神色，鼻子尖削、嘴角下垂，而且還有拱形的眉毛。

• *太陽*

通常都有冷靜、沉著、光滑、以及紋理細密的皮膚。

• *月亮*

通常有圓形的臉型，而且皮膚狀況多為緊實而紅潤，此外皮膚紋理細密，看起來豐滿而且圓潤；有拱形的嘴唇和細長的嘴形。

這些類型與人們出生的星座並不一定完全一致，絕大多數的人都是屬於上述類型的混合型。蓋特佛賽建議我們應該試著區分自己所歸屬的「主要類型」和「次要類型」。透過去除次要類型的屬性，找出眞正潛藏的特質並加以重塑，這便是恢復女人美麗的秘密，而這也正是遠古的藥草學家找出人們潛藏性格的方法。每個人一定有某種特質是主要的性格，這是一種普遍的現象而且不需要加以治療。只有當個人性格當中有不平衡的狀況發生時，才需要進行診治。

按摩身體和臉部時，由植物油和芳香精油所組成的香氣混合油是理想的按摩油。這種香氣混合油的製作方式在調配和混合一

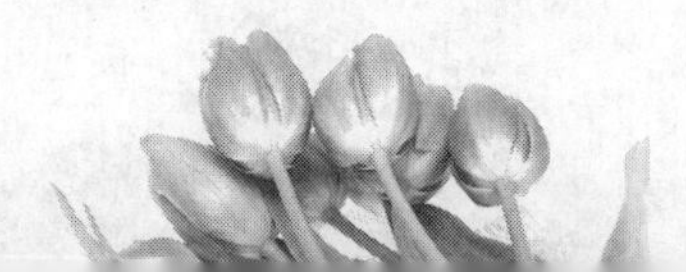

章節中將會有更詳盡的說明，此外，有關臉部按摩的一些介紹在按摩一章節中可以看到。臉部按摩的益處不單單來自於按摩，芳香精油對皮膚也很有幫助。雖然按摩和芳香精油二者都具有放鬆的功效，但是若想要達到最放鬆的程度，我們必須謹慎地選擇芳香精油，而且僅有精緻的天然芳香精油才具備這些獨特的特質。我們不可能去期望一個昂貴的療程和聞起來廉價的芳香精油，能夠達到治療應有的效果。不單是要調和油的品質良好，還要混合出病人喜歡的氣味，這樣才能夠使病人完完全全地放鬆，而療程也才能算是成功。

以植物油作為按摩油的基礎油，好處在於植物油比礦物油更容易滲透進皮膚裡層，而且植物油又不會滲透得太快，以至於必需不斷在按摩過程中持續塗抹植物油。按摩過程中自然產生的溫熱會使毛孔打開，因而可幫助芳香精油更容易滲透進皮膚裡層。有些乳霜比油類更容易迅速被吸收，但是吸收效率因不同乳霜而有差別。若是希望療程能迅速產生結果，使用乳霜是最好的選擇，但是若要進行按摩，使用乳霜的效果就不盡理想。在做完臉部按摩以後，油脂應該還留在皮膚上達十五分鐘以上，尤其在按摩的動作很快便完成的情況下。這樣子芳香精油才會有足夠的時間滲透進皮膚裡層，並且完成它們的工作。在這段時間裡，最好再一併使用溫敷法或是用純露覆蓋住整個按摩過的區域。要完成上述動作最簡單的方法，就是取一條白紙毛材料的毛巾，在鼻子底部以及眼睛的區域挖洞。臉部蓋上毛巾之後，眼睛四周的區域可以用小黃瓜蓋住，或者用浸泡過薰衣草或者是玫瑰精油的棉花墊蓋著。總之，眼睛四周應該保持在比臉部其他區域更涼爽的狀態下，而且在這段時間之內都不該在眼睛四周溫敷。

除了溫敷的選擇之外，你還可以使用蒸臉器或者噴霧器。這些治療方式對於痤瘡或者堵塞的皮膚很有幫助，此外使用蒸臉器

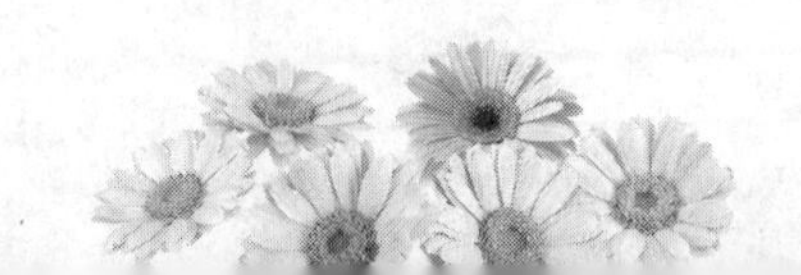

或者噴霧器比用溫敷還更有效用；用噴霧器可以治療任何類型的皮膚問題，只要在噴霧器中加入二或三滴適當的芳香精油或者是混合油在水中便可。在溫敷或者是使用噴霧器之後（當然，也可以選擇兩者都使用），你將會驚訝的發現芳香精油竟然可以如此有效地滲透進皮膚裡層，此時，皮膚清潔並沒有必要，但是如果仍有油漬殘留在皮膚上，僅需要用衛生紙輕輕拍拭便可。眞正的深度清潔過程是在敷臉這個步驟進行。

製作面膜時會需要許多基本的組成物。這些組成物包括優格、陶土或者漂白土、水果或者植物油還有芳香精油。優格具有清潔、滋養的功效，而且因爲質地溫和，所以適合用在任何膚質上。一定要使用原味以及含有活性乳酸菌在其中的優格，因爲優格的功效主要是來自於其中的乳酸菌。優格，就像水果泥一樣，因爲無法固定在皮膚上所以無法單獨使用；由於總是會在臉上緩緩地滑下來，所以優格需要和黏土粉（陶土或者漂白土）或是其他質地的粉粒調和在一起，例如是燕麥粉，優格—黏土的混合物可以作爲任何面膜組成的基礎物。

對於乾性以及缺水型膚質需要用較爲溫和、保濕以及滋養的面膜，爲了達成這樣的功效，水果便是面膜中最理想的組成物。水果必須先去皮，再用手或者是攪拌器打成水果泥。可以僅僅使用果汁，但是水果泥效果會更好；爲了更好的保濕效果，可在其中添加一些蜂蜜，對於乾性或是成熟的皮膚，可再添加一些小麥油，以及二到三滴的芳香精油，然後再將水果泥加入預先準備好的面膜基礎混合物中。治療皮膚堵塞、痤瘡以及油性膚質的毛病，黏土粉應該是調配面膜的主要成分，黏土粉具有強烈抗毒性的性質，並且還是極佳的清除劑，有助於將代謝廢物從皮膚中清除出來。若添加釀酒的酵母可以增加清除過程的效果，還可配合加入葡萄汁或者甘藍菜汁。以下爲一些簡介：

痤瘡	甘藍菜、葡萄、番茄、酵母、樟樹、杜松、佛手柑
油性膚質	甘藍菜、葡萄、檸檬、梨樹、草莓、樟樹、乳香
敏感性膚質	蜂蜜和優格、葡萄、甜瓜、橙花油、玫瑰、洋甘菊
乾性膚質	鱷梨、香蕉、胡蘿蔔、甜瓜、小麥油、玫瑰、檀香
成熟的膚質	蘋果、鱷梨、葡萄、檸檬、小麥油、絲柏、乳香、廣藿香
水腫型膚質	泥土、燕麥片或是亞麻子、杜松、薰衣草
一般性膚質	鱷梨、葡萄、檸檬、桃子、小麥油、茉莉、橙花油、薰衣草

我在此必須強調以上整理的資料僅是一份概要，每種膚質所列舉的植物並不需要全部都使用，你僅僅需要使用上述所提一至兩種水果或是一至兩種的芳香精油便可。對於一般性膚質的皮膚，你可使用任何種類的水果和幾乎任何種類的芳香精油。如果你覺得打出水果泥的方式並不方便，可以僅使用黏土粉、優格和芳香精油。我在這裡所提到的芳香精油都是經得起考驗的配方，但是，在每種情況下還是可以試著考慮使用其他芳香精油。敷面膜的主要功效在於滋養和清潔。它不但刺激局部性的血液循環，還可以增進代謝廢物的清除，並且還可以使面部按摩之後的效果持續下去。此外，由於面膜中組成物的特質，還具有撫慰以及保濕的功效。藉由使用新鮮水果和優格，這兩者都是屬於活性和有機的物質，和透過它們與芳香精油的活化功效相結合，只要經常加以使用，便可以達到我們期待的回春的效果。但是要謹記在心的是，僅僅使用一、兩次是不夠的，要使這種效果持續的方法，就是養成規律性敷臉的習慣。一般性膚質通常僅需要一至兩個星

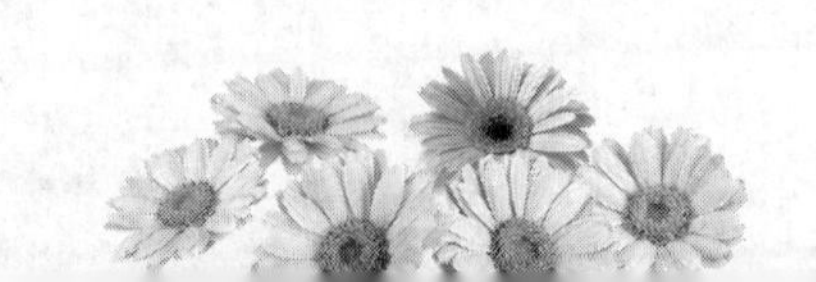

期敷臉一次。

敷面時應將面膜留在臉上至少二十分鐘，以便使面膜能確實發揮它的功效，敷臉完成之後，應用溫水輕輕地將面膜拭去。此時，你可以選擇對臉部溫敷，更好的話，可用噴霧器對臉部噴上芳香精油，這對皮膚不但具有滋養、清新的功效，還有助於緊縮臉部的毛細孔；絲柏、杜松或者佛手柑的精油都具有這種效果。在此之後，可以面紙將皮膚拭乾，或是可以再用一些具保濕效果的乳霜，和緩地拍打在臉部肌膚上。如果有具保濕效果的乳霜，還可以自行在其中添加一些適合的芳香精油，調配出適合個人不同膚質使用的保濕乳霜。記得請用密封良好的密封罐，不然在調配過程當中，沒有充分混合的芳香精油可能會漸漸揮發掉。此外，仿照這樣的方式，還可以做出適合自己使用的清潔乳霜、滋養乳霜等等，當然，這也可以和一般的商業產品交替使用。在敷臉完成之後，千萬不能在臉上抹上任何化妝品，這會使敷臉後對臉部肌膚的效果打折；因爲我們的皮膚需要有適當的呼吸。

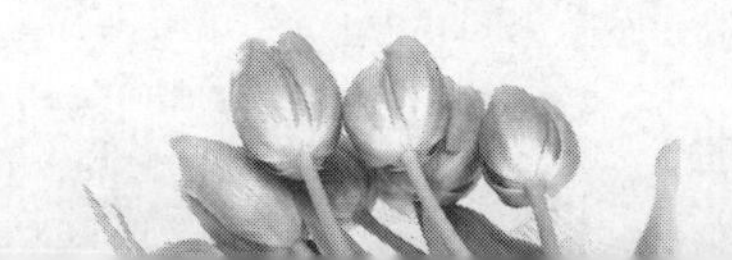

第十章　有效的配方

使用量和稀釋方式

以下所述的單位都是以毫升爲基礎。在本書中，我會將一毫升、一西西、或是一公克這幾個單位交互使用，因爲指的是相同數量的東西。

一毫升＝ 20 滴

五毫升＝一茶匙

三十毫升＝一盎斯

五百毫升＝一品脫

一千毫升＝一公升

按摩油

對於所有的按摩油而言，無論是身體或是面部的按摩油，我們通常都將之稀釋成百分之二又二分之一（2.5％）的濃度。這種濃度碰巧又是便利於稀釋的濃度，因爲稀釋方式相當於：**在每兩毫升植物油中加入一滴芳香精油**。

試舉一例，典型混合油的調配如下：

	百分比（%）	毫升（ml）	
芳香精油	2.5	1.25	25 滴
杏仁油	97.5	48.75	
	100%	50ml	

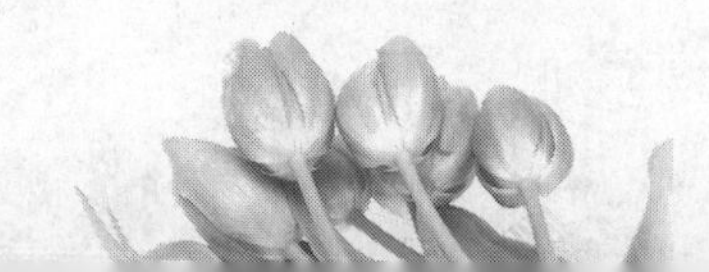

值得注意的是，在五十毫升的混合油之中是加入了二十五滴的芳香精油。無論你們是使用何種體積的瓶子，你僅須將其容積量轉換成毫升數再除以二，你就可以依此得到在這個瓶子中你所需加入的芳香精油的總滴數。不必擔憂必需完整測量出基礎植物油的體積，你僅須將所需數量的芳香精油滴入瓶中，然後再用基礎植物油倒滿瓶子便可。

油膏

要製作油膏的話，芳香精油的濃度必須是之前的兩倍，也就是說濃度是百分之五。這表示說總量的毫升數與所需芳香精油的滴數是相同的。

舉例如下：

	百分比（%）	毫升（ml）	
芳香精油	5	1.5	30 滴
杏仁油	75	22.5	
蜂蠟	20	6 公克	
	100%	30ml	

在以下的內容中，會有更詳盡的油膏調製方式的介紹。

吸入劑

8～12 滴在一碗熱水中

4～6 滴在蒸臉器

在以下的內容中，會有更詳盡的吸入劑調製方式的介紹。

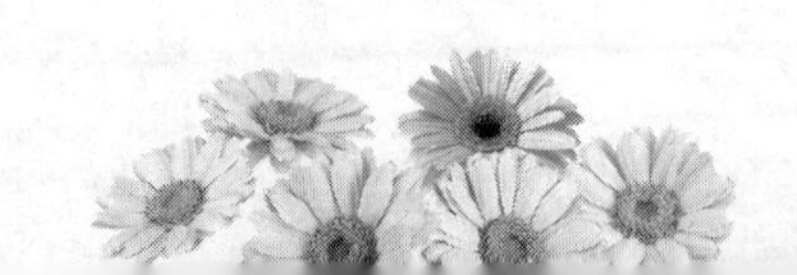

泡澡

3～5 滴的芳香精油

更詳盡的內容請參考第 129 頁。

濕敷

兩滴的芳香精油在一品脫的溫水中

更詳盡的內容請參考第 136 頁。

當要對病人下處方時，病人所有症狀的模式都應該要考慮到。針對各種不同的症狀和病況，可以參照療程指南的指示，然後特別標記出那些經常會使用到的芳香精油。接著再參考芳香精油一章中，就你們所列出的精油名册中進行了解，之後，你們就會找出一種或是一種以上較爲適合你們使用的芳香精油。在大多數的情形下，採用一種芳香精油便已足夠，事實上在大多數的療程中，我們並不一定需要使用由許多芳香精油調配成的混合油，而且如果只要一種芳香精油便可以恰巧適用於某種情況時，實在沒有必要將這種芳香精油再與其他芳香精油混合使用。

如果並沒有單一種芳香精油可以涵蓋大多數的症狀時，就必須要將許多種不同的芳香精油混合在一起，但是要嘗試挑選出最少的幾種芳香精油，大約最多用到二至五種的芳香精油便可。各種芳香精油混合之後具有的效果，並不單單僅是結合了各個芳香精油的性質；各種芳香精油間還保持著自己本身的個別特質，因此，結果就是好像你們重新創造出一種不同的芳香精油。雖然在本書中僅記述二十八種芳香精油的性質，但是取三種、四種、或者五種芳香精油的排列組合所可能產出的混合油，其種類可以達到一千兩百萬種以上。此外，在傳統中國藥學中的一些基本規

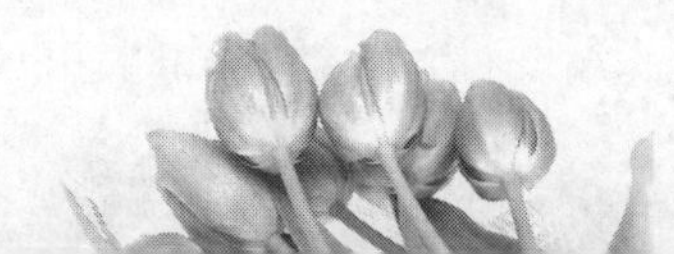

則，由於在使用上可提供一些幫助，因此也涵蓋在本書內容之中；而且我還發現其中的一些規則是相當有用的。比方說，像是因爲受寒影響而產生的疾病應當用熱的藥草來進行治療；反之，冷的藥草應當用來進行治療因爲受熱影響而產生的疾病。此外，要治療位在胸腔以上的器官所產生的疾病，應該在飯後服藥；治療心臟以及胃部以下器官的疾病，應該在飯前服藥；用來治療四肢軀幹部的醫藥，應該在清晨空腹時服用；而治療骨骼和脊髓方面的疾病時，則應該在晚飯以後才服藥。

藥草可以分成四種類型：「『皇帝』型的藥草（主要的治療劑）、『部長』型的藥草（一種藥物的連結劑，用在輔佐或是幫助『皇帝』型藥物的作用）、『首相』型的藥草（活化治癒的過程，可說是一種療程中的催化劑）、以及『大使』型的藥草，是作爲處方簽的藥底或是媒介。」基本上，處方本身的開立是基於「七個處方簽的學說」，其中處方簽有如下的分類：

1. **奇方**，也就是奇數的處方簽，內含有奇數的組成物。基本上這是屬於陽性的處方簽，主要是用來治療陰性的症狀。
2. **偶方**，也就是偶數的處方簽，內含有偶數的組成物。基本上這是屬於陰性的處方簽，主要是用來治療陽性的症狀。
3. **大方**，也就是一種很強大的處方簽。由於效用很強大，專用來治療較爲嚴重的疾病，而且通常伴隨有許多不同的病症。
4. **小方**，也就是一種效用較小的處方簽。專用來治療較爲簡單的疾病，而且通常僅有一種或是兩種的病症，處方簽中僅使用兩種到三種的組成物。
5. **緩方**，也就是一種效用和緩的處方簽。是屬於一種效力溫和的處方簽，專用來治療身體狀況較爲虛弱的病患，而這些病患通常無法承受效力太強的藥物。這種處方簽注藥是用來增強病人的體力。

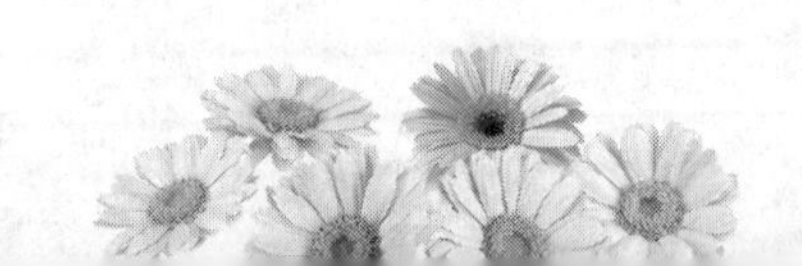

6. **急方**，也就是緊急處理的處方箋。這種處方箋會產生一種即刻的效用，通常用在治療那些接近死亡的病人。
7. **重方**，也就是重複的處方箋。通常用在較爲複雜的病症，而這些病症會影響到許多不同的器官。這種處方箋內含有許多不同的組成物，而且通常要長時間的服用。

在順勢療法的治療中，沒有必要進行標準化的醫學診斷，而且順勢療法的醫生還經常會藐視這種診斷過程。對他們而言，藥物的型態、病症的模式才是最重要的考量，此外，他們也不需要知道病人是否有哮喘或者支氣管炎。但無論如何，開立正確的處方是最重要的。在針灸療程中基礎的診斷也相當重要，但診斷的方式與西醫的路線並不相同。

在芳香療法中，應該要考慮到病人的一般狀態，有時即使是看起來並無重大意義的症狀，也都對於開立正確有效的處方有所幫助。相較於順勢療法的療程，芳香療法並不需要施行相同程度的診斷，然而，正統醫學的診斷在此一樣具有重要性。此外，一旦你們知道身體的問題在哪裡時，你們便可以簡單地參考療程指南，但是你們一定要清楚你們自己是要採行何種治療。

對於疾病與健康的關係，我們一直要謹記在心的是，這絕不單單是身體上的問題；還涉及到某些心理上的因素。因此，盡可能的話，我們希望調配出用來按摩的混合油一定要具有怡人的氣味。如果可以的話，最好是僅僅透過改變混合油中各種芳香精油的相對百分比，就能夠改善混合油的氣味，這樣的話，我們可以得到更多芳香精油所帶來的好處，而不會需要捨棄某種精油，因而喪失處方的某些功效。本能地，我們會盡量避免用到大量氣味強烈的芳香精油，而且這種做法絕對是正確的。當我們在試著調配混合精油時，鼻子是我們最好的指導。人們經常在問是否有些芳香精油是絕不可以相互混合使用；事實上，並沒有這樣的規則可循。但是，若要判斷某兩種精油是否可以相互協調的最好方法，就是將芳香精油混合之後，用鼻子聞聞混合精油所具有的氣味。試驗過之後，你將會發現某幾種特定的芳香精油可以良好地協調在一起；當然，芳香精油在特定的比例以及濃度下混合才會有最佳的狀態。這也許會需要一些時間去找出芳香精油間的平衡點，但是在試驗當中，你可以獲得最好的學習經驗。在你嘗試混合一些芳香精油之後，便會漸漸發現在任何精油混合油當中，組成的芳香精油所佔的比例各是多少。

按摩油

混合用於外用的芳香精油時，有兩種基本的組成物要用到：芳香精油和植物油（植物油在混合油當中是當作基礎油）。基礎油的主要作用是作爲一種芳香精油混合油的媒介，因此可以將芳香精油混合油稀釋至理想的程度，而且能夠像普通按摩油一樣使用。對於植物油種類的選擇上，除了價格因素之外，還仍有其他的考量。如果你要調配出具有皮膚滋養效用的按摩油，而希望基礎油能發揮充分的媒介效果，鱷梨油和小麥油都是特別富含維他命的油類。然而，若是單單使用這兩種植物油會使混合油顯得過於沉重，因此，還需要與質地較輕的植物油混合後才便於使用，因此，混合後的「基礎油」就會具有足夠的滋養效果而不會顯得質地沉重。我還發現甜杏仁油在一般用途的使用中效果最好。此外，橄欖油、大豆油或葵花子油也可以用在所有用途上。

另一個重要的考量是，幾乎所有的蔬菜油和芳香精油都有氧化的問題：這些油脂都會漸漸腐壞。腐壞的結果會導致植物油產生令人不適的氣味，此外還會使得芳香精油嚴重的損失它的新鮮度，而原本怡人的氣味也會因此惡化。這些現象發生之後，混合

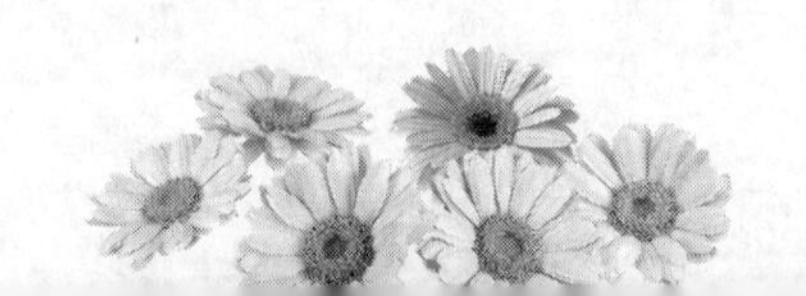

油便會開始變得混濁，當然，它的治療價值就會因而降低。而一旦氧化作用開始之後，便不可能再加以回復。這也就是爲什麼我們要求將芳香精油放在完全密封的容器當中，而且最好還要加到滿，此外，千萬不要將新鮮的芳香精油置於已使用過的瓶罐中。幸運的是，大自然提供給我們一種天然的抗氧化劑，小麥油：這是由於小麥油內含高度的維他命 E。所以，我建議你們在調配混合油時，可以在裡面加入百分之五至百分之十的小麥油。雖然這無法使你們的混合油可以永久保存，但是，通常會比一般情形下保存得更久；而實際上究竟可以保存到多久，這取決於打開瓶子的頻率，一般而言，當你們使用的是新鮮的芳香精油時，大約可有五個月的平均期限。

芳香精油的用量一部分是取決於精油本身的強度，但是一般而言，我建議芳香精油的濃度大約維持在百分之二便可。芳香精油是屬於非常有效的物質，你們僅需使用足量便可，千萬不要認爲如果使用較多的芳香精油，就可以產生更好的效果或者是可以更快地復原。芳香精油在植物體中所佔的比率由百分之零點零一至百分之十不等，平均而言是在百分之一到百分之二。

我常常聽到許多關於混合油的一些怪誕傳聞，就好像是有某種巫術的效果，但是，芳香精油的混合油其實是再簡單不過的東西而已。芳香精油混合油不需要加熱，除了在室溫下還保持在固態的芳香精油。芳香精油也不需要在滿月時，或是天頂七顆主星排列成一直線時才可以採行！你們只需簡單地將你們的瓶子裝滿植物油，然後再加入幾滴芳香精油，將瓶蓋蓋緊再震動瓶子使之均勻混合便可。我知道有一些人喜歡先將芳香精油以適量的植物油個別調配至百分之二的濃度後，再將調配好的芳香精油加以混合，這也是一種可行的方法，但是這樣先調配過的芳香精油可能會較快便開始腐壞，若將精油各自儲存再進行調配的話，則不會

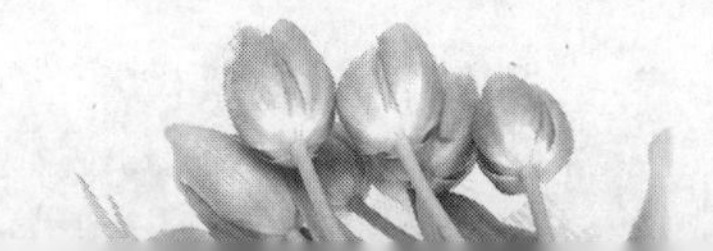

那麼快就開始產生腐壞的現象。

如果你們希望調配過的混合油可以維持最長久的香味的話，最重要的因素就是在於無論混合油仍是瓶裝或是已經倒出來，這些精油都必須充分加以調和。換句話說，混合油的組成中至少要有一種芳香精油，是歸類在揮發性比較表中下三分之一的部分。像這樣的固定劑在香水的調配中也很有用，這有助於延遲氣味揮發的作用，因而使香味能夠維持更長久，此外，氣味在揮發的過程中，不會因爲某些成分較早散失而使香味產生太多改變。檀香油是最好的固定劑，而廣藿香、沒藥和雪松也很有好的功效。

雖然芳香精油價格昂貴，但是自行提煉是一個不切實際的做法。這會需要好幾百擔的芳香藥草，以及一些專用的設備和大量的技術知識。然而，還有另一種較爲容易的作法，這是幾千年前古代的藥草學家們的方式：

「玫瑰油的做法如下。將玫瑰花置於油中加熱，或是將玫瑰花和油裝入玻璃瓶中，將玻璃瓶隔水加熱，這些玫瑰油的效果很好。有些人是將新鮮玫瑰和油脂浸泡後裝入大玻璃桶中，在太陽下照射四天之後便可。」

「紫羅蘭油的做法如下。將紫羅蘭花朵置於油脂中浸泡、擠壓之後，便是很好的紫羅蘭油。」

這些芳香油，也就是法國香水師過去所稱的古香水油，我則稱之爲「浸泡油」，這種芳香油並不常用來當作香水，也沒有用在內服、吸入或者是做成純露，但是，它們用在芳香療法的按摩中卻是上上之選。這種調製出來的芳香油，與植物油和芳香精油調配出的混合油極爲相似。這基本上有兩種製造方式，一是將藥草以及油脂裝入完全密封的容器中，將容器置於平底鍋上，並在

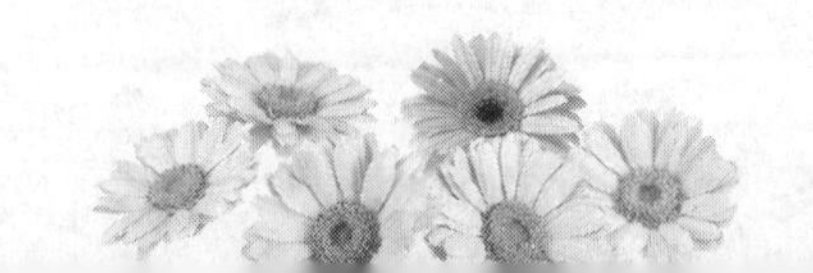

鍋內注入清水二到三英寸高，將水加熱至沸騰約一小時，這樣的話，容器內的油脂不會直接受熱，然後用過濾的方式使藥草和芳香油分開，在受熱過的芳香油中再加入新鮮的藥草再加熱一遍。如果可以的話，只要一直不斷重複這樣的處理方式，而每加熱一次，芳香油的效用就更強，但是當芳香油的效用越強時，使用時便需要先將芳香油稀釋才能用來進行按摩。另一個方法是將藥草與油脂液體一起置入透明的玻璃容器中，將容器放在強光的曝曬下，每二到三天就更換一次浸泡在裡面的藥草。雖然芳香精油不適合在陽光下曝曬，但是這個方法卻可以用來生產品質良好的芳香油。我可以確定的是陽光必然給予芳香油許多的能量，因而去除了裡面許多的不良物質。大多數的藥草植物需要先加以揉搓，這樣的話，裡面的芳香精油成分才會與油脂充分的混合。

油膏、純露、吸入劑

油膏的製作方式非常簡單，你所需要的有芳香精油、油脂以及蠟，將上述材料在適當的比例下混合。我最常用到的是蜂蠟（黃的比白的更為自然），蜂蠟和油脂在混合前必須先行融化，混合時的比例是一比四。先將蜂蠟和油脂置於一平盤中，再將平盤置於裝有熱水的容器中，當蠟開始融化時，便將平盤移開。當油和蠟的混合物由邊緣處開始固化時，便添加進一些芳香精油，攪拌之後，便可將調製出的油膏裝入容器內以放入冷水浴中，這樣可以使油膏的冷卻效果更加快速。在最後幾分鐘才加入芳香精油的主要原因，是要使芳香精油在油膏完全固化前的揮發量降到最低。如果要調製較為軟質的油膏，則要使用五份的油脂、一份的蠟和一份的凡士林。如果你在其中添加小麥油，而且保存在密封良好的罐子中，你調製的油膏將可以保存至少一年。這樣具有淡淡清香的油膏，也就是我們現在稱為髮油的油膏，是所有香精、香脂以及化妝品油膏最早期製造的用途。

製作純露最簡單的方法就是將幾滴芳香精油與蒸餾水充分混合。根據這個方法，我們還可以製作玫瑰純露、橙花純露、薰衣草純露、天竺葵純露等等，只要是你所喜歡的芳香精油都可以用此法製作出純露。透過混合幾種芳香精油，你可以調配出精緻的混合式化妝水純露，其配方在這個章節的後段會加以詳細說明，製作的方式僅要在半杯的蒸餾水中加入一滴的芳香精油就足夠。由於純露的混合物必須保存在密封的瓶子中，所以容器的選擇最好像是嬰兒的奶瓶一樣，再鎖上密封的蓋子。在一百毫升的蒸餾水中加入二或是三滴芳香精油，蓋緊瓶蓋後充分的搖動，以使芳香精油以及蒸餾水之間能完全混合。儘管芳香精油無法完全地溶解在蒸餾水中，但是藉由適度的搖動可以使芳香精油能分散在純露當中。如果純露可以保存恰當的話，一般可以維持幾個星期，若是再加入足量的酒精的話，將有助於芳香精油眞正地溶解在蒸餾水中，但是由於酒精對於皮膚有不好的影響；所以實際上不需要在純露中加入酒精。

芳香精油、混合油或者是其他的配方，都應該保持在陰涼、黑暗、以及乾燥和密閉的環境中。

要製作吸入劑的話，需要用八到十二滴的芳香精油。將芳香精油噴灑在約一碗量的熱水面上（約在一至二品脫之間）。應該要先將水煮沸後倒入碗中，待其冷卻一分鐘後，再將芳香精油加入其中，如果水溫太熱的話，蒸散出來的芳香精油可能會太過於強烈而不適於吸入，另一個可以選擇的方式是用蒸臉器，也就是在蒸臉器的水中加入幾滴芳香精油。這其實是一個更好的方法，因爲蒸臉器中水是保持在一定的溫度之下，而且芳香精油的使用量僅僅需要一半而已。慢慢以及深深地吸入五至十分鐘之久；傳統上放置於頭上的毛巾並非一定需要不可。

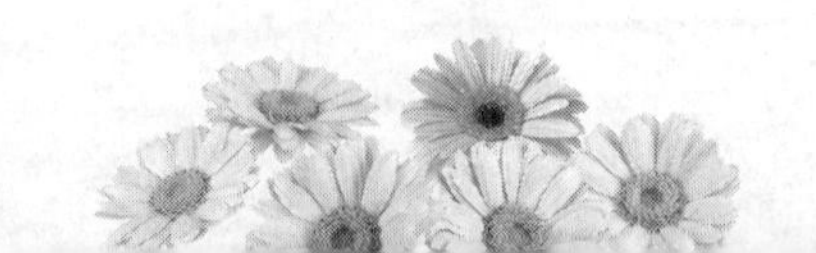

對於泡澡以及濕敷的方式，在芳香精油泡澡一章中有更詳細的說明。

醫療以及保養用混合油

臉部混合油

• *一般膚質*

天竺葵	6 滴
茉莉	3 滴
薰衣草	16 滴
	共 25 滴

• *乾性膚質*

天竺葵	7 滴
玫瑰	4 滴
檀香	14 滴
	共 25 滴

• *油性膚質*

佛手柑	12 滴
絲柏	8 滴
杜松	5 滴
	共 25 滴

• *敏感性以及發炎的膚質*

花梨木	12 滴
橙花	4 滴
玫瑰	4 滴
	共 20 滴

注意：在上述處方中，25 滴芳香精油的數量需要稀釋至五十

毫升的植物油當中。

皮膚滋養水

• *一般膚質*	佛手柑	4 滴
	茉莉	10 滴
• *乾性膚質*	天竺葵	10 滴
	玫瑰	7 滴
• *痤瘡的膚質*	佛手柑	10 滴
	薰衣草	6 滴
• *油性膚質*	絲柏	7 滴
	杜松	10 滴

請儘可能使用蒸餾水爲稀釋液，以上所列出的芳香精油滴數是用來稀釋成五十毫升的芳香水。

頭髮保養

• *經常掉髮的頭皮*

杜松	7 滴
薰衣草	9 滴
迷迭香	9 滴
	共 25 滴

• *油脂分泌旺盛而且多頭皮屑的頭皮*

雪松	7 滴
絲柏	9 滴
杜松	9 滴
	共 25 滴

上述芳香精油用量是用植物油來稀釋成百分之二又二分之一的濃度。除了用上述按摩油按摩頭皮之外，將按摩油繼續留在頭

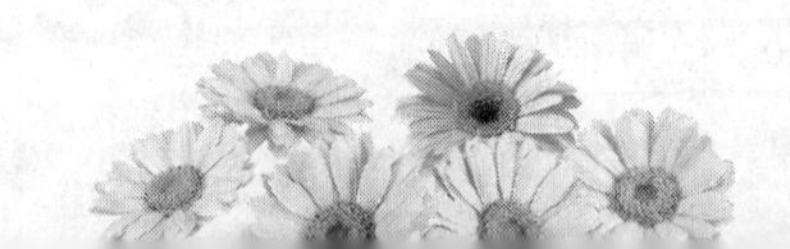

皮一小時以上。再將洗髮精倒在頭髮上揉搓，之後才加一些水，否則的話這些按摩油不容易去除。

手部保養

• *乾燥以及皺裂的手部膚質*

取等量的安息香、玫瑰、廣藿香，可將上述配方調製成油膏或是按摩油，將調製出的油膏或按摩油在手上按摩至少兩分鐘。最好是在晚間才進行，而且最好在就寢前戴上一雙棉布手套。

• *容易出汗的手部膚質*

用手浴法，對於易出汗的雙足就用腳浴法，也可以選擇用濕敷法，或是簡單的將浸泡過芳香水的棉花濕敷。

泡澡

以下皆爲一次泡澡的用量。

• *宿醉*

茴香	1 滴
杜松	2 滴
迷迭香	1 滴
	共 4 滴

也可以用上述芳香精油在頭部以及肝臟部位濕敷。此種浴法對於肥胖也很有效。

• *放鬆精神*

羅勒	1 滴
天竺葵	2 滴
薰衣草	2 滴
	共 5 滴

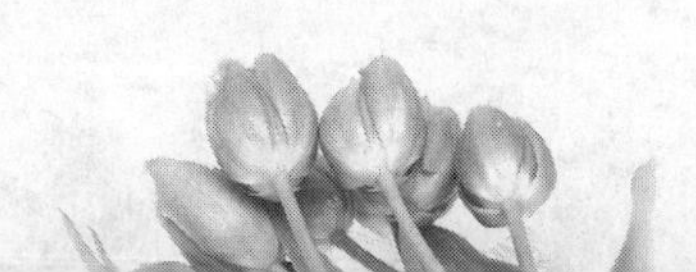

足浴

• *易出汗的雙足*

鼠尾草	2 滴
絲柏	3 滴
薰衣草	2 滴
共	7 滴

• *疲倦、酸痛的雙足*

杜松	3 滴
迷迭香	2 滴
薰衣草	2 滴
共	7 滴

臀浴

• *痔瘡*

絲柏	3 滴
乳香	2 滴
杜松	2 滴
共	7 滴

• *陽痿、早洩*

快樂鼠尾草	6 滴
茉莉	1 滴
共	7 滴

灌洗法

• *白帶*

佛手柑	1 滴

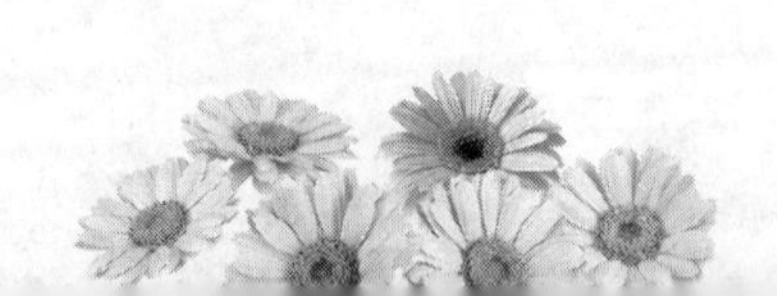

薰衣草	3 滴
玫瑰	1 滴
共	5 滴

（牛膝草、杜松、檀香也可用在內部。）

• *經期疼痛*

鼠尾草	2 滴
馬鬱蘭	2 滴
洋甘菊	1 滴
共	5 滴

• *經期不規律或是短暫*

鼠尾草	2 滴
香蜂草	2 滴
玫瑰	1 滴
共	5 滴

• *陰道瘙癢*

佛手柑	2 滴
洋甘菊	1 滴
薄荷	1 滴
共	4 滴

上述處方簽都需要用一品脫的水加以稀釋。

按摩油

• *風濕痛*

乳香	5 滴
尤加利	5 滴
迷迭香	15 滴
共	25 滴

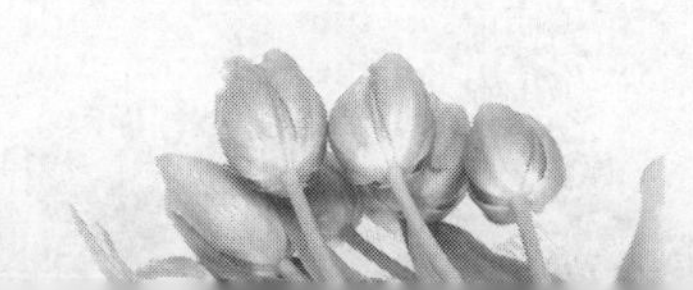

- *舒緩肌肉以及釋放輕度的疼痛*

杜松	6 滴
薰衣草	12 滴
迷迭香	7 滴
	共 25 滴

- *一般用的舒緩油*

天竺葵	10 滴
薰衣草	10 滴
馬鬱蘭	5 滴
	共 25 滴

- *催情效果的按摩油*

花梨木	13 滴
茉莉	4 滴
依蘭	8 滴
	共 25 滴

注意：上述二十五滴的芳香精油量，需要稀釋至五十毫升的植物油中。

抗菌劑

- *抗菌漱口水*

佛手柑	2 滴
薰衣草	1 滴

用一杯水稀釋。

割傷等等用的抗菌油膏

- *芳香精油*

佛手柑	12 滴

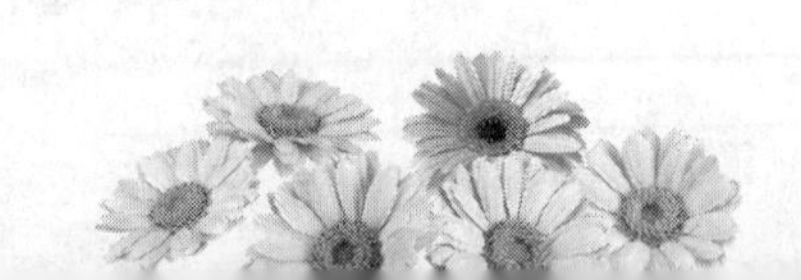

尤加利　　　　4 滴
薰衣草　　　　14 滴
　　　　　　共 30 滴

• *基礎油*

凡士林 1 盎斯（約 30 公克）
植物油 1 盎斯（約 30 公克）
蜂蠟四分之一盎斯（約 7 公克）

將基礎油的部分加熱至開始融化之後，再加入芳香精油，充分攪拌之後，將之倒入罐子中，並且快速加以冷卻。

也可以用上述相同的芳香精油在水中稀釋，用來作為割傷等等傷口的抗菌清洗液。

• *消毒的空氣清新劑*

佛手柑　　　　155 滴
尤加利　　　　5 滴
杜松　　　　　40 滴
　共 200 滴＝ 10 毫升

將上述芳香精油充分混合之後，裝入點滴器中，可作為病房中、浴室裡等一般的空氣清新劑。此外，還可當作擦拭地板、家具及清洗尿布等等時用的消毒劑。

吸入劑

• *頭痛或是鼻塞時*

羅勒　　　　2 滴
尤加利　　　7 滴
薄荷　　　　1 滴
　　　　　共 10 滴

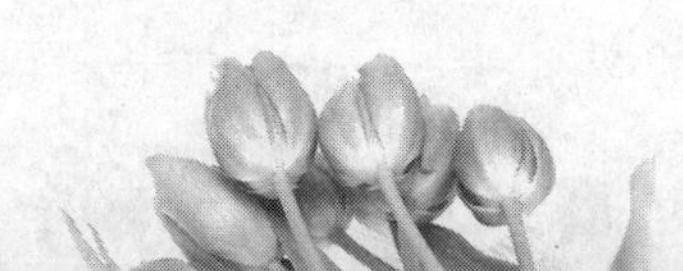

• *熱病或是重感冒時的發燒*

樟樹	3 滴
尤加利	7 滴
	共 10 滴

• *氣喘病等等用的祛痰劑／抗菌劑*

佛手柑	3 滴
尤加利	3 滴
檀香	4 滴
	共 10 滴

• *哮喘、氣喘病等的抗痙攣劑*

牛膝草	2 滴
薰衣草	6 滴
馬鬱蘭	2 滴
	共 10 滴

尼可拉斯·卡爾培波的著作《身體的美化及藝術》中的一些配方

義大利人的一種香甜水，他們將之稱為花緞水

取一盎斯的肉桂、半盎斯的丁香、及各約一把的甜馬鬱蘭、迷迭香、薰衣草、月桂樹葉、薄荷、綠葉玫瑰，還有桉樹酒以及玫瑰水，各取大約一個半品脫的數量，將仍然新鮮的植物切碎，而已經乾燥過的植物就磨成粉末，再將上述植物放在太陽下曝曬六天，然後再放在大型的瓶子中蒸餾；有一些人會再添加一些香櫞樹的藥劑、安息香脂蘆木等等，每一種各一杯量，此外還加入茉莉花，義大利人喜歡將他們的花緞水灑在四肢、頸部、雙手和鼻孔處。

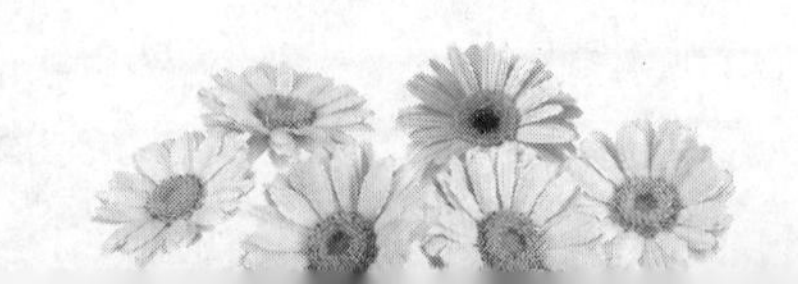

高貴仕女的香甜芳香澡

取足量的玫瑰、香櫞樹藥劑、香櫞樹花、橙花、茉莉、月桂、迷迭香、薰衣草、薄荷、天然泉水等，將上述物質混合後用小火溫和地加熱，然後再進去泡澡，可在泡澡水中加入五滴種子油、麝香油、三滴的龍涎香還有一盎斯的甜細辛，記住泡澡動作要在進食前兩小時進行。

另一個潔淨和美化身體的配方

各取兩把的快樂鼠尾草、薰衣草花、還有玫瑰花，再取少量的鹽巴，將上述物質倒入水中或者在鹼液中加熱，泡澡水的溫度不要太高，泡澡要在進食前兩小時進行。

治療眼睛充血的芳香水

取一盎斯的安息香樹脂、純的白蜂蜜半品脫、茴香和芸香水各十二杯、甜馬鬱蘭水半盎斯，混合後置於蒸餾器中進行蒸餾。

香甜油膏

取壓過的肉豆蔻一杯，還有微量的蜂蠟、六公克的麝香，種子油以及薰衣草油各二到三滴，將上述物質製成油膏，可塗在前額、鼻孔和其他身體的主要部分，具有滋養的功效。

美白雙手的油膏

取一磅的松樹毬果，將之潔淨和擠壓處理過，取一盎斯的芥末子、三盎斯的無花果、二特拉姆的樟樹油，將上述物質充分攪拌和混合之後，將之敷在雙手上。

使胸部不再長大

取足量的明礬粉以及足量的玫瑰油，混合後將之塗抹在胸部處。

治療臉部皮膚發紅

取四盎斯的杏桃仁、兩盎斯的種子，將之混合後擠壓處理，將擠壓出來的油脂塗抹在臉上，早晨和晚上各一次。

去除臉上皺紋

取小米，將其穀粒加以煎煮，將油脂塗抹在臉上可有效撫平以及舒緩皺紋的現象；此外，堅果油的效果也一樣好。

南木蒿油有助於生髮

就像製造芸香油的方法一樣，南木蒿油有助於頭髮的生長，對於脫髮方面的問題，可再塗上岩玫瑰和黑熊的脂肪。

治療乳頭裂縫的油膏（粗裂的乳頭）

取玫瑰油和接骨木的外皮各兩盎斯，再取足量的油蠟，將之混合後便可。

一些其他的處方

以下兩個處方簽是各來自於不同的來源：

液體芳香劑製作

肉桂枝	3 份	薰衣草花	5 份
快樂鼠尾草葉	10 份	茴香種子	3 份

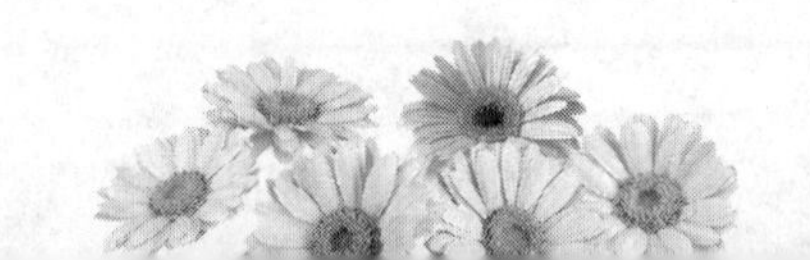

薄荷葉	5份	迷迭香葉	5份
酒精	70份	水	300份

液體芳香油製作

肉桂油	1份	薄荷油	1份
快樂鼠尾草油	1份	酒精	350份
薰衣草油	1份	迷迭香葉	1份
茴香油	1份	水	644份

在西元一六八一年出版的處方簽書籍中，便提到液體芳香油是：「可治療高溫的燒傷，也可以排除憂鬱或是沮喪的情緒，還可將精神狀態提昇至自然境界之上，此外，還可以去除暗疤使臉部恢復好氣色，且有助於維持臉部的線條以及輪廓……。」

創傷油

洋甘菊、藿香、小白菊、薰衣草、香蜂草、迷迭香、鼠尾草、玫瑰花苞、南木蒿、苦艾。

上述植物各取約一把的數量，將之切成小碎屑，置入石製容器中，在上面覆蓋足量的沙拉油，需要放置兩星期的時間，此外還需要經常加以攪拌。之後再將之用小火溫和地加熱直到精油都萃取出爲止，但是不要拿去隔水加熱。用亞麻過濾好之後，將此混合油裝入密封的瓶罐中。

潤膚香油

榲桲種子	1/2盎斯	酒精	4 1/2盎斯
水	7盎斯	水楊酸	6公克
甘油	1 1/2盎斯	石碳酸	10公克

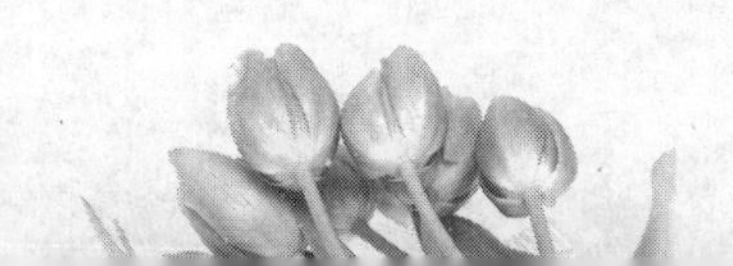

月桂油	10 滴	鹿蹄草油	8 滴
丁香油	5 滴	玫瑰油	2 滴
橙皮油	10 滴		

將榅桲種子用水浸泡二十四小時，然後用布加以擠壓。將水楊酸溶解在酒精中；將石碳酸加入甘油之中；將上述所有材料充分混合，然後裝入瓶子當中。

漱口水

水韭枝	125 份
酒精	155 份
甘油	95 份

將之充分混合，靜置四日之後，再加入下述材料：

石碳酸	4 份	藤莖	45 份
玫瑰油	0.6 份	穎果油	0.6 份
肉桂油	0.6 份	玫瑰水	900 份
天竺葵油	0.6 份		

混合靜置四天之後，再加以過濾。

古龍水

迷迭香油	5 份	佛手柑油	220 份
薰衣草油	5 份	檸檬油	75 份
橙花油	20 份	90％酒精	5000 份

加爾默羅芳香水

香蜂草油	30 滴	芫荽油	5 滴
丁香油	15 滴	肉桂油	10 滴
馬鬱蘭油	3 滴	當歸油	3 滴

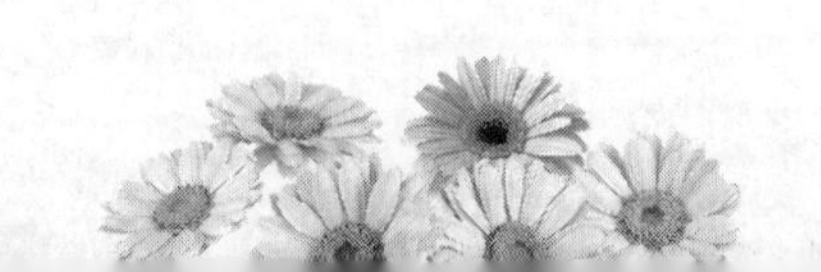

檸檬油	30 滴	90 %酒精	10 盎斯

佛羅里達芳香水

佛手柑油	3 盎斯	薰衣草油	1 盎斯
橙花油	1/2 盎斯	檸檬油	1 盎斯
丁香油	1 1/4 盎斯	玫瑰水	1 品脫
茉莉油	6 盎斯	酒精	8 品脫
肉桂油	2 1/2 盎斯		

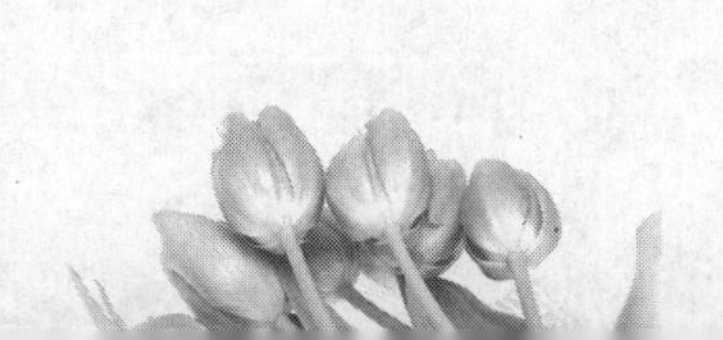

第十一章　芳香精油

本章要進行介紹的芳香精油明細如下：

羅勒、安息香、佛手柑、黑胡椒、洋甘菊、樟樹、豆蔻、雪松、快樂鼠尾草、絲柏、尤加利、茴香、乳香、天竺葵、牛膝草、茉莉、杜松、薰衣草、馬鬱蘭、香蜂草、沒藥、橙花、廣藿香、薄荷、玫瑰、迷迭香、檀香、依蘭

將芳香精油區分成陰性以及陽性是非常困難的一件事，因為芳香精油的屬性具有一種動態的特質。每一種芳香精油都同時具有陰性和陽性的性質，而在應用時，它的實用屬性則取決於當時的條件。然而，了解芳香精油陰性及陽性的屬性有助於我們建立起對芳香精油作用的概念；此外，這也是讓我們對不同的芳香精油作比較的有用工具。

對於占星學上的分類也是同樣的情形，雖然我並不想強調星座專屬的芳香精油配方，但在此我還是提供一些資訊給予那些希望對這方面有進一步了解，而也想嘗試使用的讀者。然而，在大多數的狀況下，我會採用卡爾培波的分類法當作主宰星球分類的依據，然而有些植物並未歸在卡爾培波的分類法中，我將依據我對這四大元素的認知來予以分類。芳香精油的揮發率以及香氣濃度是依據路易斯·阿波羅的資料作成，香氣濃度的範圍是分為一到十級，但沒有一種芳香精油的香氣濃度是低於四級的，這是由於在最初的研究中，受測者還包括某些芳香化學分子，其香氣濃度都在四級以下。相對而言，香氣濃度在七級的芳香精油是屬於中級的香氣，四級的精油則已是香氣最淡的一群。揮發率的範圍

是分爲一到一百級，如此，尤加利精油具有最高的揮發率（五級），而廣藿香的揮發率則是最低的（一百級）。這些數據與路易斯・阿波羅實際使用的參考架構並不相同，但是相對數值是相同的。大多數這些揮發率與布查在大戰之前所得的數據不同。布查在實驗中是用了一種比較主觀的方法，同時不可避免把香氣濃度包含在一起。我在此也將布查的數據資料放入書中，因爲這些數據有助於我們區別高揮發度、中揮發度與低揮發度的精油。這本書中的一些芳香精油並沒有在阿波羅的研究中出現，所以我會給予一個我推想的數字，或者就直接留下空白。

任何對科學方法熟悉的人都知道，要證明自然界的性質有多麼困難。尤其是針對生命體而言。藥物的實驗通常都在貓、老鼠、狗、乳豬身體進行，偶爾還會在人體上進行。經常會發生的情形是，在兩個不同的實驗對象上進行實驗，相同的條件下，也可能產生互相矛盾的結果；其中一個人對藥物可能顯示具有提升血壓的功效，但是在另一個人身上則是對藥物產生降低血壓的結果。這便是爲什麼這樣的實驗在每一個條件的控制方面會越來越爲嚴苛的原因所在。在上述的例子當中，他們的實驗是用完全相同的物質嗎？是在相同的時間內用相同的劑量嗎？是在相同的動物體身上，透過相同的方法進行嗎？其他的元素，例如在一年當中的時節、在一天當中的時間點、地理位置上的差異、占星星座的影響、動物的心理狀態、科學家對於實驗的態度等等，都可能對實驗結果產生影響。上述的一些因素在華生所寫的《超自然》一書中已指出它們的影響力。

隨著實驗變數的控制越來越爲嚴苛，要判讀實驗結果的影響就變得更爲困難了。我們可以假設，在精確的條件下，也就是相同的地理位置、相同物種的動物、相同的劑量等等，對於這種狀況，我們會得到某種特定的結果。但是這結果的意義有多重要、

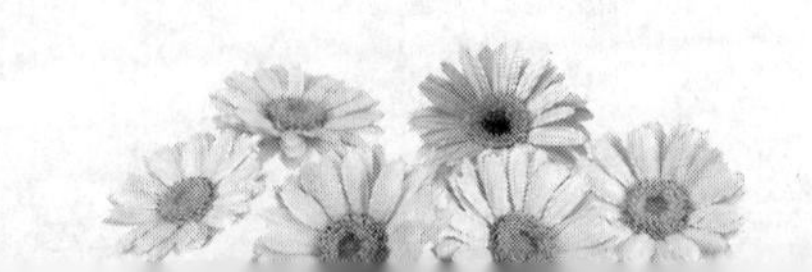

有多有用？如果在這些條件下會得到這種結果，那在其他狀況之中是否也會是這樣呢？在一九六二年時，美國曾經將一隻狗在施行麻醉後將胸腔剖開，發現用肉桂精油可以用來刺激狗的心臟肌肉，這樣的實驗結果，是否可以意味著對於我們而言，肉桂精油也具有刺激心臟肌肉的功效嗎？

科學家們認爲如果兩個相同的實驗卻產生相反的結果，這其中一定有一個合乎邏輯的原因：在這些條件當中，至少有其中一種一定是不相同的。在合乎邏輯的假設下，他認爲在給予這些相同的條件下時，物質絕對應該會產生相同的影響。這個推論也許是正確的，但是我們必須要涵蓋住所有一切的變因，包括星學上的變因，然而事實上這項變因是從不曾會重複的。

當科學家在狗和貓上做了足夠的實驗之後，他也許會滿意地發現他的藥物具有某些性質，而且由於不太具有毒性，他開始將他的注意力轉移至人類身上，這就是我們所稱的臨床實驗。當這些藥物在我們身上已經做出足夠的測試之後，我們就會對這些藥物貼上批准出售的密封，因而推到市面上供人採購。而時常發生的是，在許多年之後，我們又發現一些像是六氯酚或是撒利多邁德胺這樣的物質是對我們有害的，因此，我們又再度將之除出市場，禁止使用。因此，即便是經過多年臨床實驗的物質，我們仍舊無法十分確定這對於我們會是安全的。而「安全」其實只是一種相對的概念；事實上有任何的藥物使用起來是完全安全的嗎？

僅有十分少數的芳香精油是歸類爲有毒物質，例如苦艾，如果口服一定劑量時（10～20毫升），則很可能會有致命之虞。然而，這些有毒的芳香精油並不會銷售到市面上。市面上可以取得的芳香精油都是屬於不具毒性的，即使劑量過高也不至於產生太大的危害。至少，使用芳香精油並不會突然引發一種新的疾病。大多數的芳香精油至目前爲止，已經過人類上百年的使用歷史，

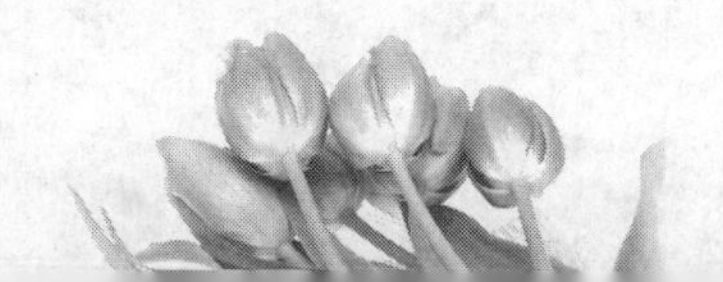

而其中還有很多甚至是超過四百年以上。芳香精油在藥學上的殞落並不是因爲被發現具有危險性，而是因爲芳香精油的效力比化學藥劑溫和許多，芳香精油甚至還具有抗毒性的性質，像是可以用來對抗蛇毒、巴必妥酸鹽或者是酒精等等。

針對芳香精油的作用，科學家已經做出了許多令人印象深刻的實驗，而且還有許多相關訊息的文章被刊登在各媒體中。這些訊息不但支持我們許多的實用經驗，而且和遠古的藥草學家的理論一致。這一點，對我而言，是比單獨在動物身上做出實驗的結果更具有說服力。對於療效能力的測試並不需要花太多的時間去測驗，但是對於治療的完整性則需要很多時間。大多數的實驗結果都證實芳香精油在實際應用時的效能。當結果不同，或是結果和經驗法則中相違背，或者是有其他不確定性發生時，人們只能夠依靠直覺去判斷，以建立起對芳香精油更多的了解。我們也可以諮詢一些資深的藥草學家，或是對原植物體進行檢驗，包括它的顏色、成分架構以及「震動」模式。藉由對芳香精油以及其原植物體各方面性質的了解，我們便能夠發覺到原植物體的某種性質是否就是其芳香精油特性的來源。

當我在對每一種芳香精油作介紹時，由古藥草誌和現代的實驗結果中蒐集出的資料，我發現要區隔出兩者的意見是一件困難的事。大多數的狀況中這兩者是重複的，但是當這兩者不相同時，誰能夠分辨哪一方是正確的？在試著描述芳香植物時，我有時必須從自己的經驗或者直覺中來決定是否予以補充，盡可能去以實例爲基礎。我節錄許多古老藥草學家的論述，不僅僅是爲了增添趣味，他們也提供了更多的訊息。有時古藥草誌原文的訊息不是譯文所能盡釋的，原文中還含有一些小細節是我沒有摘錄到書中或者是療程指南中。

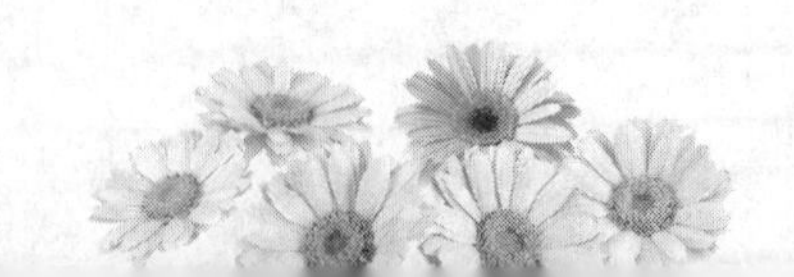

羅勒 Basil

拉丁學名：羅勒屬 Ocimum basilicum

科名：唇形科 Labiatae

屬性：陽性

主宰星球：火星

揮發率：78

香氣濃度：7

萃取部位：藥草

性質：抗抑鬱、抗菌、止痙攣、祛脹氣、利腦、助消化、通經、祛痰、退熱、健神經、激勵腎上腺皮質、發汗、健胃、滋補

用途：支氣管炎、噁心、受寒（慢性的）、神經緊張、沮喪、麻痺、消化不良、息肉（鼻部的）、耳痛、呼吸系統不適、癲癇、昏暈、嘔吐、熱病（瘧疾的、間歇的）、百日咳、痛風、打嗝、歇斯底里、失眠、精神疲勞、偏頭痛

羅勒，也被稱爲甜羅勒，在印度被人們稱爲「tulsi」神聖羅勒，被廣泛地運用在阿輸吠陀醫療中。在宗教上是用來祭祀印度的兩位天神。它是一種多毛的植物，可長到三英尺高，還會開出白色的花朵。它原本是生長在亞洲，但是現在歐洲、北非、塞席爾群島和留尼旺島中也有生長。

羅勒精油帶有一點黃綠色，裡面含有沉香醇，而這種成分也存在於佛手柑和薰衣草精油中。它的氣味非常怡人、清新而且可以提振精神，就像是將百里香、薄荷和甘草混合在一起。羅勒的藥草嚐起來味道香甜、辛辣還帶有輕微地苦味。它在調香時可展

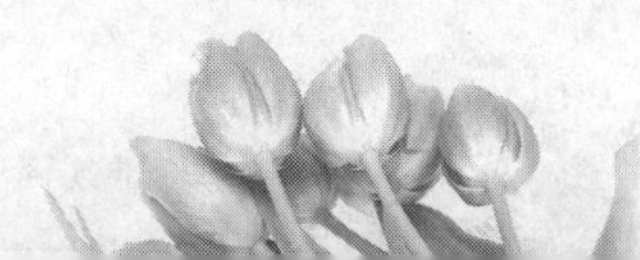

現香甜、青綠、高揮發度的特性，適合和牛膝草、佛手柑以及天竺葵混合在一起。羅勒的名字來自於希臘文，意思是指皇家軟膏或者良藥。

「羅勒的氣味對於心臟有益。……它可以帶走由憂鬱產生的傷心，而使人感到快樂和高興。」（約翰・傑拉德）
「瑞生博士告訴我，這是火星主宰的藥草植物，受天蠍宮星座的影響，所以才叫做 basilicon，也無怪乎它具有蠍子般的特性。這種植物可以塗抹在被有毒動物咬傷的傷部，或者是被黃蜂或者大黃蜂螫傷的傷部，這種植物能快速排出這些毒物注入的毒素。這又是同類相吸的道理。……它可以排除活體以及死體的毒素。」（尼可拉斯・卡爾培波）

印度人似乎是世上最懂得使用羅勒的民族。以下是摘錄自錢德斯卡醫生所寫的《阿輸吠陀醫療與你》一書：

「將其葉片榨汁之後，給予被毒蛇咬過而造成意識昏迷的患者，在每兩到三小時的間隔便給予服用一到兩匙的汁液；汁液還可以塗抹在整個身體上。這種治療方式在被毒蠍螫傷時也可以用。」
「在一般情形之中，將神聖羅勒汁液與肉桂、丁香、豆蔻混合，再加上一點糖和一些牛奶，這有助於治療一般性的風寒和流行性感冒。這個配方可以引起發汗，還可以減低發燒以及關節的疼痛，此外，也可以作為祛痰劑。有時候，神聖羅勒的汁液還用來塗抹在整個身體上，用來治療瘧疾引發的發燒症狀。」
「將幾滴羅勒的汁液滴到耳朵裡，將有助於治療耳痛。如果每

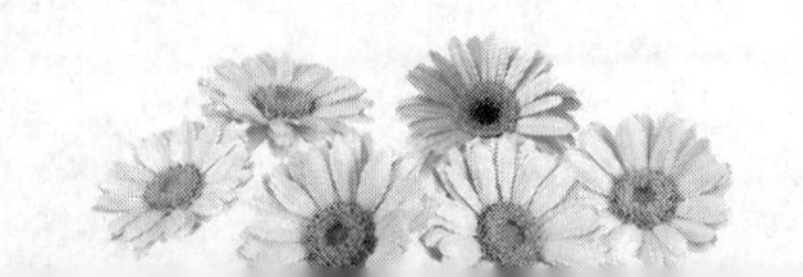

天服用兩次一茶匙量的羅勒汁液，則可以達到恢復年輕的效果，因為它可以刺激血液循環，使氣色更好。」

「印度人從吠陀時期便已經開始使用羅勒。在傳染病和風土病流行的那段期間，羅勒被用來作為良好的預防劑。」

「將葉子的汁液和大蒜以及蜂蜜混合，將可以非常有效地減輕咳嗽症狀。汁液可以制止嘔吐現象；而且還可以驅除體內寄生蟲。」

「葉汁單獨和蜂蜜混合可用來調製處方藥。對於一些特定的皮膚問題，像是搔癢、金錢癬和血液中有毒素等等，可將汁液塗抹在患部，當然也可以內服。」

羅勒在許多方面與薄荷都極爲相似。它們的氣味都有刺激性的穿透力，但是羅勒氣味較辣。它們兩者對於頭暈、消化不良、嘔吐等等症狀極爲有效。它們兩者也有類似冷／熱性質。葛莉芙夫人便將羅勒葉片描述爲「摸來清涼」；波特也提到過它的「清涼屬性」；錢德斯卡醫生認爲其葉片的汁液是屬於「辣而熱」。不像樟樹是由陰性轉爲陽性；羅勒是陽性而轉化爲陰性。用在泡澡方面，羅勒具有提振精神和消除疲勞的效果，但是羅勒對於皮膚會有強烈的刺激性，它會同時產生熱和冷的感覺，在水中加入越多時，刺痛感就會越明顯，就像是針刺一樣。這是由於羅勒受天蠍座影響。在泡澡時，羅勒產生的熱和冷的感覺與薄荷精油的效用相似，但是薄荷精油當然更涼。

蓋提和卡喬認爲在治療呼吸系統的疾病方面，羅勒的效用較尤加利精油弱，但是比百里香精油強。由於羅勒與薄荷的性質相似，且由於羅勒辛辣的性質，對於鼻塞問題極有幫助。羅勒是良好的抗菌劑、袪痰劑和抗痙攣劑，對於哮喘、支氣管炎和肺氣腫都很有效。用於急性症狀時，則宜與和緩化痰的精油併用。瓦涅

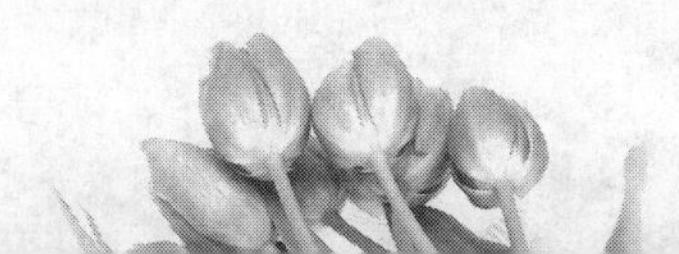

醫生建議將羅勒用來治療慢性的傷風，而錢德斯卡醫生則認爲羅勒可調和暖性的芳香精油，來對抗流行性感冒和傷風。

羅勒滋補神經的效果卓越，事實上可以說是最好的神經系統補藥。它不但使頭腦清醒，還可以減輕用腦過度的疲勞，此外，還提供我們的頭腦力量和清晰度。它可以用於治療各種類型的神經失調狀態，尤其那些與虛弱、猶豫不決或者歇斯底里有關者。瓦涅醫生還推薦用羅勒來治療癲癇和癱瘓。在唇形科植物中，它是最令人感到舒適的芳香精油之一，此外，對於治療緊張、憂慮和沮喪的狀態有很大的價值。它具有提振精神、澄清頭腦以及強化心志的功效。

由於它具有抗痙攣的效用，因此對於治療打嗝和乾咳很有幫助。它可以促進發汗和退熱，所以能用在治療各種類型的熱病上。在阿輸吠陀醫療中，人們將羅勒和黑胡椒粉混合用來治療瘧疾性的發燒。羅勒的效用和百里香有許多類似處。羅勒雖然沒有像百里香這樣強大的抗菌效果，而在生理上的作用也不像百里香那樣顯著，但對於心靈和情緒上的影響會更多。它具有更令人愉快的氣味，而且是一種微妙的藥劑，當用於心理問題所引發的呼吸、消化和神經系統有關的疾病時，羅勒就會很有效。錢德斯卡醫生認爲羅勒可以使臉色散發光芒；這是由於它對於皮膚的刺激作用，在低劑量的情況下，羅勒可用於改善鬆垮以及堵塞的皮膚，也可作爲一般性皮膚的滋養回春劑。通常會將羅勒與其他精油結合以提升它的功效。

羅勒被證實是一種優良的驅蟲劑，特別是針對蚊子，此外對於昆蟲、毒蛇以及蠍子的咬傷也很有用。

羅勒精油在懷孕期間最好避免使用。

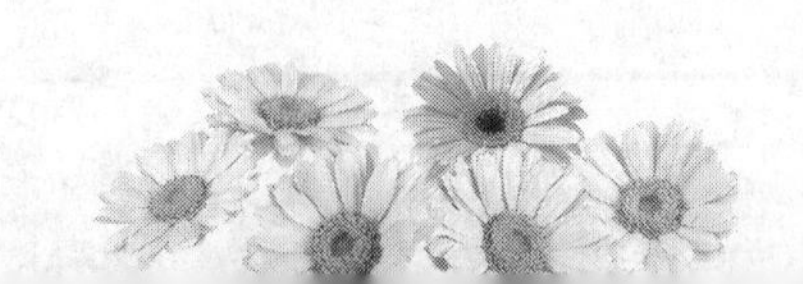

安息香 Benzoin

拉丁學名：安息香屬 Styrax benzoin

科名：安息香科 Styraceae

屬性：陽性

主宰星球：太陽

揮發率：100

香氣濃度：4

萃取部位：樹幹流出的樹脂

性質：抗菌、祛脹氣、強心、止臭、利尿、祛痰、鎮靜、治療外傷

用途：關節炎、氣喘、支氣管炎、腹絞痛、咳嗽、痛風、喉炎、皮膚過敏、腫疱、遺精、外傷

安息香樹生長於爪哇、蘇門答臘以及泰國。樹脂並非天然生成的，而是在樹幹部位切下一深深的缺口使樹汁流出所形成的。樹幹上的缺口會緩慢地滲出樹汁，當樹汁漸漸凝固成硬塊時，才從樹幹上採收下來。樹脂呈灰色而帶深紅色的斑紋，也就是這些深紅色的部位才含有大多數的芳香成分。

安息香，實際上是安息香樹脂，是傳統焚香成分的其中一種，古代文明將它用在煙燻法中，認爲它是驅除惡靈的重要法寶。安息香調成複方酊劑最爲人所熟知，亦即「修士的香脂」，常常用來吸入。它與安息香酸的作用相似，安息香酸也正是安息香的主要成分。雖然在十六世紀時歐洲人便已知道安息香，但是遠古的藥草師卻對安息香甚少提及。我發現最早有關安息香的資料是來自於約瑟夫・米勒：

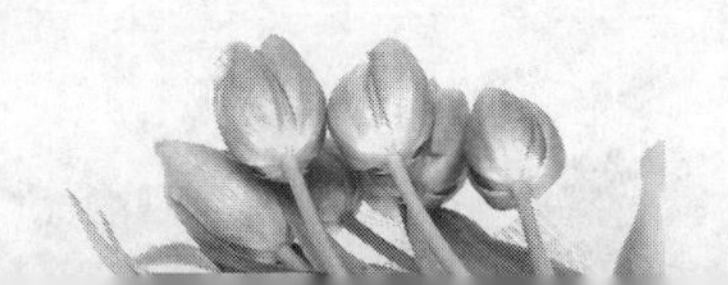

「這種樹擁有如香櫞一般的樹葉，但卻有比較淡的綠色，而且底部呈現白色，而它的果實有如豆蔻一般大小，但是較為扁薄，外表覆蓋如胡桃一般的表皮，但較為柔軟。」

「樹脂需加熱還有乾燥……有助於舒張肺部，可排除刺激而凝塊的黏液，藉由這種方式，對氣喘是非常有幫助的。」

樹脂是由樹膠中產生的，它具有漂亮的紅棕色，裡面還含有脂質。幾個世紀以來，安息香都是由中國進口而來，李時珍曾提到一種類似於我們現代安息香的藥材：

「液態安息香……一種像糖蜜一樣的油類，具有安息香樹脂所有的特性，在大型藥店中都以小罐裝的方式販賣。」

純安息香有如糖蜜一般的氣味，有一點像香草的味道。尤其是樹脂，具有最爲怡人的一種氣味。安息香精油適合和玫瑰以及檀香混合，而且安息香是一種最佳的定香劑。將一滴安息香精油滴在舌上，會產生出灼燒以及熱的感覺，雖然事實上並不會眞的灼傷。而這種熱會在身體產生溫暖舒適的感覺，而且可以讓頭腦清晰。

它是屬於陽性的鎮靜劑，而且對黏膜問題有顯著的功效。它對於呼吸系統以及泌尿系統特別有益。由於太陽是它的主宰星球，它具有強勁的刺激以及振奮的功能；它似乎可以「融化」掉窒礙。它可以幫助咳出痰，順暢泌尿系統，溫暖及調和心臟及血液循環，還可以幫助排除胃腸脹氣。

安息香精油對於所有與肺部有關的受寒病症都有益，比方說著涼、流行性感冒、咳嗽、氣喘、支氣管炎等。它可以外用也可以吸入。它大多數的揮發性成分是藉由肺部來代謝。它對於泌尿

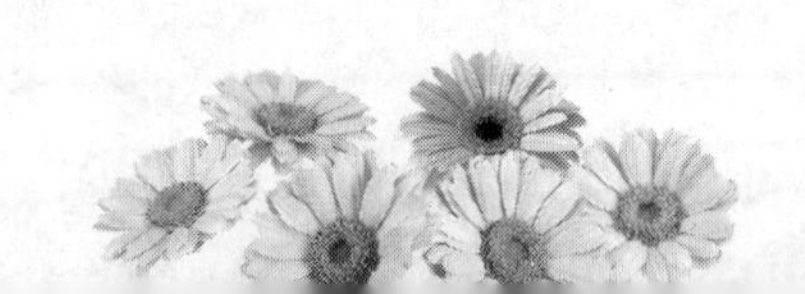

生殖系統的受寒也很有益，適用於膀胱炎、蛋白尿以及感染或分泌物較多的情況，例如遺精、淋病、白帶等。

在外用上，安息香精油對於皮膚發紅、過敏、發癢的情形極爲有效，例如是皮膚炎；此外還有皮膚粗裂、乾燥以及外傷也有效。在內服以及外用上，安息香精油對關節的受寒都很有用，例如是痛風、類風濕性關節炎。它會產生熱力，無論是生理上或是心理上的。摩利夫人對於安息香精油有如下評論：

「安息香精油有助於營造愉快的心情，它可以在我們以及影響我們的事情中作為一種緩衝墊。」

她還建議一種安息香精油和肉桂精油的混合油，對於「情緒以及身心狀態的枯竭」極爲有效。約瑟夫・米勒也說：「由於它怡人的氣味，可以使頭部以及腦部舒暢。」

要了解更多安息香精油的特性，你僅需多想想它的主宰星球太陽便可：溫暖、乾燥、提供能量、提振精神，但也可以使人昏昏欲睡。還有什麼比沐浴在太陽中更爲愉悅和怡人的事情呢？

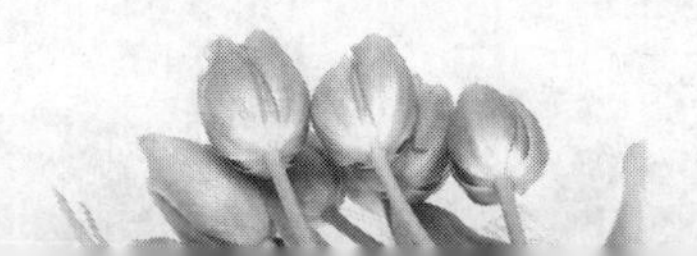

佛手柑　Bergamot

拉丁學名：柑橘屬　Citrus bergamia
科名：芸香科　Rutaceae
屬性：陽性
主宰星球：太陽
揮發率：55
香氣濃度：4
萃取部位：果實

性質：止痛、抗抑鬱、抗菌、止痙攣、祛脹氣、促進傷口癒合、止臭、促進消化、祛痰、退熱、鎮靜、利尿、驅蠕蟲

用途：膿瘡、痤瘡、支氣管炎、癌症（子宮）、癰、腹絞痛、膀胱炎、沮喪、白喉、消化不良、濕疹、發燒、胃腸脹氣、膽結石、舌炎、口臭、疱疹、白帶、神經緊張、牛皮癬、呼吸系統感染、疥瘡、護膚、口腔炎、扁桃腺炎、結核病、泌尿系統感染、陰道搔癢、靜脈潰瘍、外傷

佛手柑精油由義大利生產的果實之果皮處提煉而成，不過千萬別和一種也稱爲佛手柑草，或是蜂香薄荷的植物混淆在一起。後者是原產於北美洲，而它如此命名的原因就在於它的氣味和佛手柑精油極爲相似。佛手柑是由一個義大利小鎮而命名，這個小鎮是最先販售這種精油的地方。佛手柑精油是由果皮萃取而來，果實的外型有點類似梨型的柑橘。在香水產業中，佛手柑精油是使用最廣泛的芳香精油之一，它的氣味和價格也比其他柑橘類精油要更爲優越。它的氣味香甜，而且有柑橘類的氣味，但是卻有檸檬和橙所缺乏的溫和花香，還會使人聯想到薰衣草或者橙花。

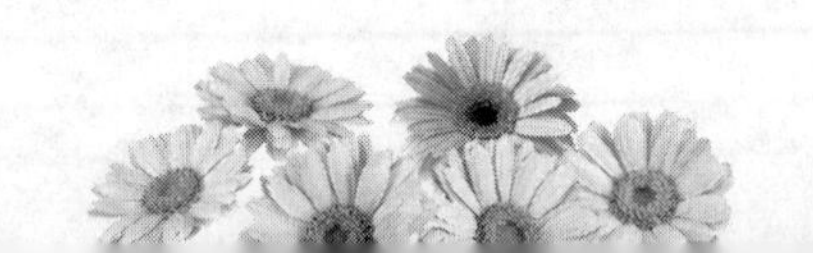

佛手柑精油的味道比檸檬精油甚至苦橙精油還苦；具有偏綠的黃色。

可以和大多數的芳香精油調和在一起，尤其是茉莉、絲柏、以及橙花。若單單是和橙花或是薰衣草精油混合，便是一種古龍水中的基礎成分。它幾乎是所有混合油最佳的選擇，也是用來消除疲勞和放鬆精神最好的沐浴油。

中國的李時珍說：

「所有不同種類的柑橘屬植物都被中國人視為寒性的水果。如果吃得過多的話，會分泌出過多的痰，因此不免有礙健康。較甜的柑橘會增加支氣管的分泌物，而較酸的則可化痰。它們具有止渴的功效，而且是健胃和祛脹氣的良藥。」

照上述所說，柑橘屬植物的果皮具有健胃、祛脹氣、刺激、滋補、消炎、除臭等諸多的功效。佛手柑並沒有在中國生產，但是有好幾種柑橘類植物都普遍使用在中國醫藥中。橘子皮對於小孩子營養不良、寄生蟲的症狀有幫助，此外還有助於乳癌。

羅維斯提建議佛手柑精油可用於子宮癌患者，並非作爲治療用，但它可以明顯減輕許多症狀以及副作用。衆所周知，柑橘類精油都具有輕微的刺激性，實驗上當劑量很大時，還可以使老鼠身上產生腫瘤。這些腫瘤都是良性的，而且要用佛手柑精油引發腫瘤也不是那麼容易的事。因此，腫瘤和柑橘類精油之間看來似乎存在著某種關聯，但這看來似乎又是順勢療法的例子，亦即：劑量大時，才會導致腫瘤產生，但是當劑量很小時，反而具有治癒的功效。

佛手柑在義大利民間已經使用許多年了，大多是用來治療寄生蟲以及熱病。由於是義大利土產的植物，佛手柑在其他國家的

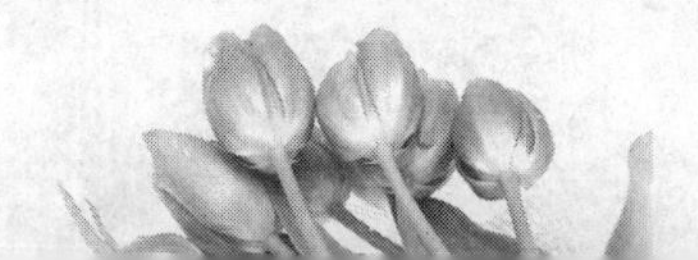

傳統醫學中相當罕見。在一九六〇年，羅維斯提出版的一篇文章「佛手柑的芳香精油」是本篇內容的主要參考資料。

用在灌洗以及臀浴中，佛手柑精油可以有效抑制淋病雙球菌的感染、白帶和陰道搔癢症。在子宮癌的症狀中，佛手柑精油可減輕局部的感染、膿的分泌和外生殖器的刺激。在作爲抗菌劑方面，它具有很廣泛的用途，可以有效地抑制淋病雙球菌、葡萄球菌、腦膜炎雙球菌、弧菌和白喉桿菌及其他許多病菌。此外，在口腔、皮膚、呼吸系統和泌尿系統的傳染病治療上具有高度的價值，對於白喉、扁桃腺炎和喉嚨痛等病症也很有效。

佛手柑精油在濃度較高時，對於皮膚會產生輕微刺激性，但是，如果使用適當的濃度時（少於百分之一），則會有相反的影響。佛手柑精油被發現對於治療溼疹、牛皮癬、痤瘡很有用，對於癒合緩慢的外傷和潰瘍也是一個很好的抗菌劑和治療劑。此外，這可治療皮膚和頭皮上的皮脂漏，在疥瘡上還可充當驅蟲劑。它還是一種很有效的除臭劑。

佛手柑精油也可以有效治療結核桿菌，對於各種類型的呼吸道感染病症，尤其是支氣管炎也很有效；在這一方面，若將佛手柑精油與檸檬精油混合時效力最佳。藉由佛手柑精油對於口腔細菌的消毒作用，它有助於使我們產生較佳的口氣。佛手柑精油的抗菌效果在膀胱炎和泌尿系統疾病方面可發揮強大的功效。佛手柑精油對於各種類型的熱病，包括那些間歇性的以及瘧疾引發的發燒都很有效。佛手柑精油在消化道上的作用主要有抗痙攣、祛脹氣、促進消化等等，它與很多精油一樣可以治療腹絞痛、胃腸脹氣以及消化不良等等。

作爲神經鎮靜劑，佛手柑精油用於沮喪以及焦慮的狀態有高度的價值，此外，它還具有和玫瑰或者檀香一樣令人愉快的氣味。但不同的是，佛手柑精油的氣味較爲輕盈以及清新，所以在

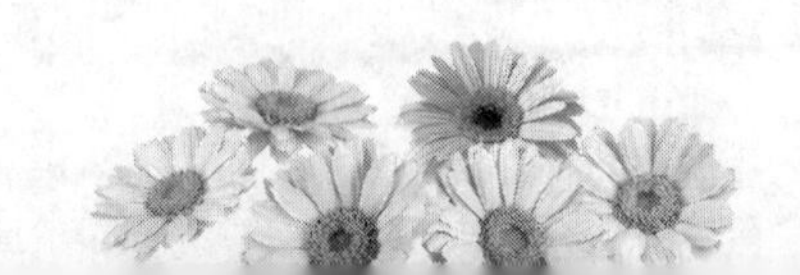

提振精神以及放鬆情緒上的作用更佳。佛手柑精油還用來添加在伯爵茶中。

佛手柑精油可以增加皮膚的感光性，因而有助於曬黑。但是，千萬不要在有太陽或是遠紫外光存在的環境中，直接在皮膚上塗抹佛手柑精油。即使是用植物油稀釋過之後，佛手柑精油仍無法保護我們的皮膚免於太陽的灼傷！

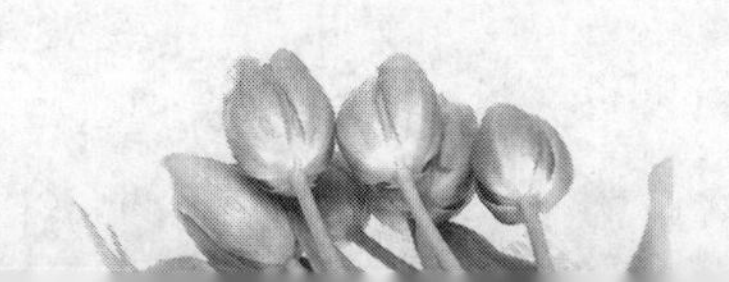

黑胡椒 Black Pepper

拉丁學名：胡椒屬 Piper nigrum

科名：胡椒科 Piperaceae

屬性：陽性

主宰星球：火星

揮發率：60

香氣濃度：7

萃取部位：果實

性質： 止痛、抗菌、止痙攣、抗毒素、利尿、退熱、助消化、通便、發紅劑、刺激、健胃、滋養（尤其是脾臟）

用途： 黏膜炎、霍亂、腹絞痛、腹瀉、痢疾、消化不良、胃腸脹氣、噁心、扁桃腺炎、牙痛、眩暈、喪失食慾、便秘、嘔吐、腹瀉、咳嗽、流行性感冒、胃痛、發燒

黑胡椒主要是生產在馬拉巴海岸、爪哇、蘇門答臘以及檳榔嶼。在自然環境中，黑胡椒可以長到大約二十英尺的高度，但是爲了商業上的考量，黑胡椒被限定長到十二英尺的高度。黑色的黑胡椒是太陽曬乾後的紅色果實，這些紅色果實是在成熟以前便摘取下來；白胡椒粒是出自同一種植物，但是在徹底成熟之後才被摘取下來，而果皮（外層）是在乾燥之前就去除了。

胡椒一詞是起源於拉丁文的「印度香料」一詞，而其拉丁字源又出自梵語。胡椒和肉桂以及丁香一樣，都是目前所知最古老的香料，印度人使用這些香料已經超過四千年之久了。此外，在古希臘和羅馬時期，這些香料就已經被廣泛使用，而且遠在三千年前就已經是非常重要的商業物資。

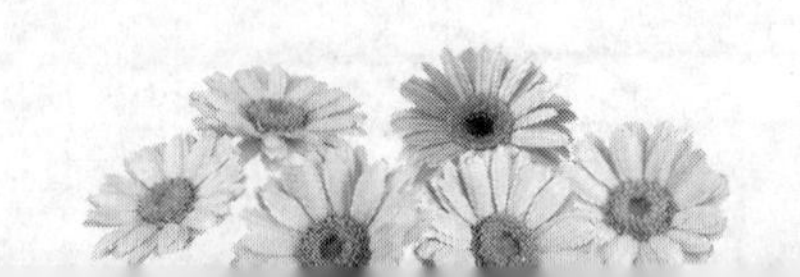

黑胡椒精油呈現淡琥珀色，而且聞起來很像丁香精油的氣味，但是黑胡椒精油的氣味更令人覺得舒適、也更爲細緻，還可將之與檀香和乳香調和在一起。由於受到火星的主宰，黑胡椒精油是屬於很熱的物質，而且嚐起來帶有一點的苦味。

「這就稱作為胡椒。它的熱度和乾燥度都在第四級。但是，胡椒事實上可以分成三類，黑胡椒、白胡椒以及長胡椒……在所有種類的胡椒中，黑胡椒是最好和最有益健康的。取一些胡椒放在鼻孔前，一定會讓你想要打噴嚏……這是因為它會刺激鼻黏膜……此外，黑胡椒具有放鬆、舒適的功效。黑胡椒還具備驅寒、袪痰的功能，當黑胡椒與無花果一起服用時，還可以溫暖、健胃以及激發食慾。但是，對於樂觀或是暴躁的人而言，使用黑胡椒就不太好。」（貝肯氏的《藥草集》）

「所有的胡椒都是在火星的主宰之下，而且都具有熱和乾的特質，大約都是在第四級；但是白胡椒是最熱的。它可以治療胃寒的症狀，驅除寒氣以及促進食慾。它可以驅除胃腸的脹氣、促進排尿、對於咳嗽以及其他關於胸腔方面的疾病也很有幫助，此外這還是一種很有效的解毒劑。……在治療瘧疾方面，黑胡椒有助於驅除胃寒的狀況以免病症發作。將胡椒和蜂蜜混合起來之後，可用來內服及外敷，將胡椒仁均勻分散在喉嚨以及身體其他部位，可用來治療扁桃腺發炎。」（尼可拉斯・卡爾培波）

「胡椒具有溫暖和乾燥的功效，可以排除脹氣，在治療風寒和驅除胃腸脹氣以及腹絞痛上都很有幫助；還可以強化神經系統和頭腦的功能，對於視力也很有幫助；在外用上，它可以治療牙痛，以及受寒所造成的神經感染病症以及四肢的酸痛。」（約瑟夫・米勒）

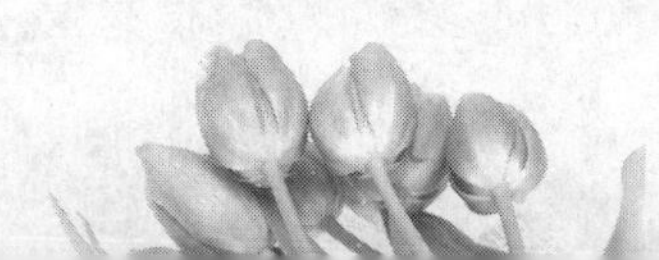

「這種藥物據稱具有祛脹氣、溫暖以及去除毒素的性質，這種藥物可用來治療霍亂、痢疾、夏日腹瀉、排尿困難以及嘔吐。此外，對於誤食有毒的魚肉、貝類和蘑菇，具有解毒的功能。……胡椒的本質具有健胃、刺激以及增進食慾的功能，對於脾臟有滋補的功效。」（李時珍）

「胡椒有芳香氣味，具刺激、祛脹氣的功效；據說還具有退熱的性質。它對於直腸的黏膜有特別明顯的刺激性，因此可用於治療便秘，對泌尿器官也很有幫助；在外用上可使皮膚發紅，也可治療脫腸的狀況；有時用來代替華澄茄來治療淋病；與輕瀉劑一起使用時有助於胡椒發揮效用，而且可以防止胃腸絞痛。」（葛莉芙夫人）〔華澄茄：爪哇島上的一種芳香莓果〕

錢德斯卡醫生建議使用黑胡椒來治療消化不良、腹絞痛、咳嗽、便秘、泌尿系統問題、胸腔問題以及感冒。印度的農村仍然用吸入磨成粉狀的黑胡椒，來治療昏厥以及歇斯底里症。瑞恩建議用黑胡椒來治療胃腸脹氣、受寒、以及間歇性的發燒。摩利夫人還告訴我們：「在希臘，這種植物被用來治療間歇性的發燒，也就是地中海型的瘧疾。」卡爾培波也建議黑胡椒可以：「治療瘧疾，在病症發作之前便暖化胃部。」瘧疾指的就是間歇性的發燒。摩利夫人還繼續說到：「由經驗中我們得知，黑胡椒精油對於肌肉強健有很顯著的影響。我們經常用黑胡椒精油來治療肌肉鬆軟無力的病症。」

在順勢療法臨床驗證中，黑胡椒精油被用來治療思緒集中困難、嚴重頭痛再加上眼球酸痛、流鼻血、胃腸脹氣、腹絞痛、咳嗽引起胸腔悶痛、心悸、心絞痛、排尿灼熱、以及悲傷和憂慮的心理狀態。

黑胡椒精油的屬性較熱，具有保暖的作用，是非常強烈的陽

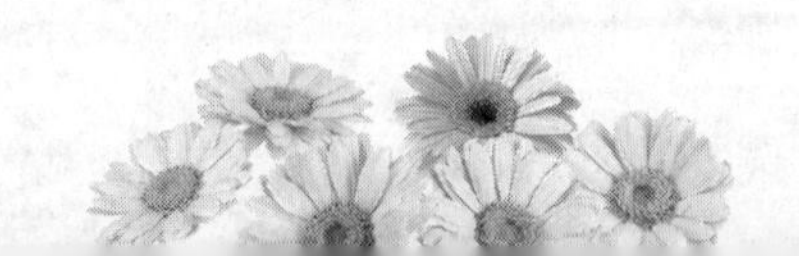

性藥材。黑胡椒精油主要作用的區域在泌尿系統、呼吸系統以及消化系統。黑胡椒精油是激勵性的芳香精油，因此具有利腦作用，並能調節心理狀態。黑胡椒精油不但可以刺激泌尿和消化系統，它還是一種具有刺激性的催情劑。它對於消化道有非常顯著的刺激效果，因此它被用於治療消化不良、便秘、脹氣、食慾不振等等。黑胡椒精油還有助於恢復鬆弛的平滑肌，例如結腸以及子宮下垂。

當體內有過多的水分堆積以及過冷時，就必須用黑胡椒精油治療，如果體內是過熱時，則應該只使用很小量的黑胡椒精油，將之稀釋至百分之一的濃度之下（如同在純露中一樣）。黑胡椒精油對於急性的病症很有效，也可用於治療慢性的病症，但是最好和其他芳香精油一起使用。

黑胡椒精油，像是所有熱性香料一樣，具有保暖的功效，因此可用來治療風寒和流行性感冒；而且還是治療發燒的良藥，尤其是間歇性的發燒。黑胡椒精油可以刺激血液循環，還有滋補脾臟的功效，此外，還可以作爲排毒劑，尤其是食物中毒。上述節錄自李時珍的文章。卡爾培波的評論則是「這是所有解毒劑中都含有的物質」，傳統上，人們治療中毒症狀時所用到的解毒劑，都一定含有這種芳香植物。

在外用上，黑胡椒精油被當作發紅劑，可以緩和疼痛的感覺，尤其是肌肉酸痛和牙痛或者心絞痛的劇痛。作爲發紅劑和刺激劑，它有時可以成功地防治關節炎或者癱瘓。作爲一種極熱的藥物，黑胡椒精油可用來治療生理上或是心理上冷感的病症。

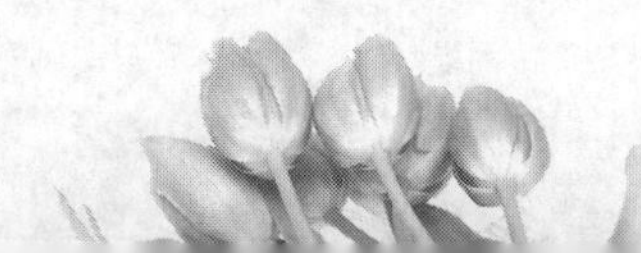

洋甘菊 Camomile

拉丁學名：羅馬洋甘菊 （黃春菊屬）
Anthemis nobilis
德國洋甘菊 （母菊屬）
Matricaria chamomilla

科名：菊科 Compositae

屬性：陰性

主宰星球：月亮

揮發率：47

香氣濃度：9

萃取部位：花朵

性質：止痛、抗痙攣、抗憂鬱、抗發炎、抗菌、袪脹氣、治創傷、助消化、利尿、通經、退熱、治肝病、鎮定神經、鎮靜、助脾臟、健胃、發汗、滋補、驅蠕蟲、血管收縮、治療外傷

用途：過敏症、歇斯底里、貧血、治瘡疤、燒傷、腹絞痛、結腸炎、結膜炎、偏頭痛、黃疸、月經過多、腎炎、風溼症、消化不良、牙痛、腹瀉、結石（泌尿系統）、發燒、蕁麻疹、陰道炎、耳痛、潰瘍、眩暈、胃炎、嘔吐、牙齦炎、陰道瘙癢、外傷、

盎格魯．薩克遜人將洋甘菊稱之為 maythen，而洋甘菊也是目前所知英國人使用的最古老的藥草之一。連同薰衣草和薄荷一般，洋甘菊是這個國家用以生產精油的主要藥草植物之一。洋甘菊花的香味經常會讓人與蘋果聯想在一起，而且希臘人還稱之為

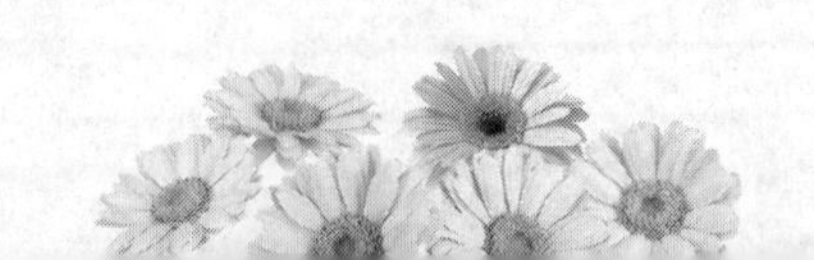

kamai melon（地面上的蘋果），這也就是洋甘菊英文名稱的由來。洋甘菊過去經常被視為「植物的內科醫生」，因為洋甘菊能讓其他植物保持健康。洋甘菊屬於雛菊屬的植物，所以和一般的雛菊植物非常類似，一旦接近洋甘菊時，它們獨特的氣味就非常明顯。中世紀時期，它們也經常被用作為「鋪地草」，就是用來栽種於花園的小徑旁。

歐洲、北非和一些亞洲區域，都栽種許多種類的洋甘菊。在英國能夠找到四種野生的洋甘菊，其中僅有一種被人們用於一般的醫藥中；這種就是所謂的羅馬洋甘菊。它長到約一英尺高，而且葉片上長滿細毛，在花朵的花蕊中心部分是黃色的，周圍是有白色的小花瓣圍繞著。而德國洋甘菊，主要生長在歐洲的東部，除了有較小的花蕊和較少的花瓣以外，外觀上與羅馬洋甘菊大多類似。這類型的洋甘菊較常用於製作洋甘菊茶。

由於最近在洋甘菊中發現到含有天藍烴的成分，因此再度引發人們對於洋甘菊的好奇。被分離出來的天藍烴，為一種深藍色的結晶物質，具有極佳的消炎效力，而且僅僅需要很小的劑量。現在許多的藥物和化妝品中都含有洋甘菊的成分。天藍烴在新鮮的花朵中並不存在，而是在芳香精油蒸餾的過程中形成的，將花朵乾燥的過程中也可以形成。

羅馬洋甘菊中芳香精油的成分約僅含有百分之一，德國洋甘菊中則僅含有百分之0.25。天藍烴在兩種芳香精油中都存在，但是在德國洋甘菊中的比例卻較高。這些芳香精油的顏色由羅馬洋甘菊的淺藍色到德國洋甘菊的深藍不等。羅馬洋甘菊的芳香精油氣味比較淡，可以提振精神，而且與蘋果的氣味類似，但是嚐起來的味道較苦，可是相較之下也較可以令人感覺愉快。洋甘菊精油可與玫瑰、天竺葵和薰衣草精油混合良好，可以調製出輕爽而放鬆的沐浴油。

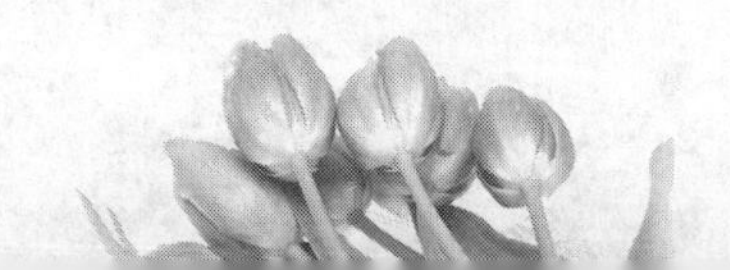

「這種油稱作洋甘菊。這種藥草植物的特性如下。如果將之和酒一起服下，將有助於清除體內結石，此外，還可以摧毀黃色惡靈。對於肝臟疾病和疼痛的問題很有益處，對於劇烈的喉嚨痛也很有幫助。它可以治療頭痛和偏頭痛的問題。」（貝肯氏的《藥草集》）

「它的花朵有閃耀的黃色，看起來像極了人們的眼睛。……這種藥草可以在英國找到，呈現耀眼的金黃色。用此泡澡之後，再飲用含有此成分的飲料，有助於使人恢復氣色。」（威廉·杜那）

「煎煮過的洋甘菊有助於治療體內的疼痛；將洋甘菊的花朵搗碎製成藥丸，服用之後可以驅除瘧疾；如果受傷的部位，從頭頂到腳心，用這種花朵製成的精油塗抹過後，在床上平躺一段時間使之出汗。這種做法可有效促進出汗，這是一種埃及醫學的處方。」

「這對於所有種類的瘧疾都很有效，無論是多痰、鬱悶或者是腸道發炎，因為洋甘菊可以調和病因：對於肝臟和脾臟區域，沒有比這的療效更好……還可以有效地消除疼痛以及結石，對於所有腹部的疼痛都可以有效地減輕，還可以和緩地治療泌尿系統的問題。將洋甘菊花朵用水沖泡後服用，可以使身體發汗，而且驅除所有寒冷、酸痛和疼痛的問題，無論如何：這是治療婦女疾病的有效良藥。將洋甘菊和其他材料調配成糖漿，或是將洋甘菊花朵以白酒浸泡，都有助於治療黃膽和水腫的問題。」

「洋甘菊精油可以有效地治療排汗困難、疼痛或者酸痛、體力的衰退、關節疼痛或者是痙攣以及任何身體其他部位的疼痛。還可以作為一種灌腸劑，可有效地驅除脹氣和減輕腹部疼痛；塗抹在身體的兩側時，可以治療肝臟以及脾臟的疼痛。」

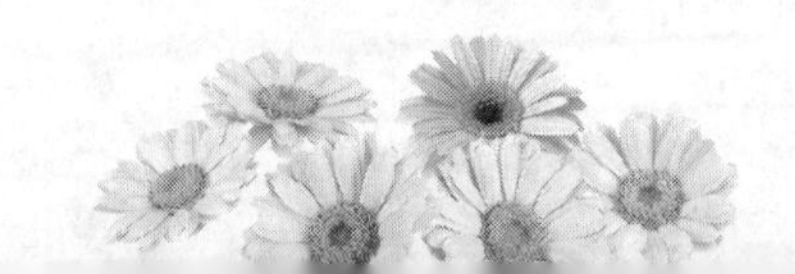

「這是可以肯定的，它可以非常有效地溶解結石；有些人將之製成糖漿或者煎煮後服下，有些人則是將之直接注射入膀胱。……對於膀胱內部的結石症狀，這是一種極好的治療方式，我也曾進行過這種療法，那就是；藉由洋甘菊精油的包裹效應，可以及時將結石溶解，而後帶出人的體外，這僅需要很短的一點時間。」（尼可拉斯．卡爾培波）

約瑟夫．米勒將羅馬洋甘菊形容爲「具有許多特質的一種植物，健胃、保肝、助神經、潤膚以及袪脹氣」。他還建議用羅馬洋甘菊來治療黃疸、泌尿系統結石、瘧疾等等，此外它還建議對於發炎和腫瘤問題也可以用羅馬洋甘菊來熱敷。威廉．懷特拉則將之形容爲一種芳香刺激劑，是具有健胃效用的苦藥，「藉由刺激胃壁的分泌，可以達到促進食慾和幫助消化的目的，用於消化不良的症狀。」他還提到用羅馬洋甘菊的芳香精油來當作刺激劑和抗痙攣劑，而且根據他的陳述，羅馬洋甘菊精油還可以減低肌肉反射的程度。葛莉芙女士則把洋甘菊精油當作滋補劑、健胃劑、鎮痛劑和抗痙攣劑。她還建議將洋甘菊精油用來治療女性感情上歇斯底里以及緊張的症狀，此外，還可以當作通經劑。她寫到：「它具有極好的撫慰、鎮靜的效果，而且絕對不會造成不良的結果。」

洋甘菊精油具有相對而言較低的毒性，而且作爲官方認可的藥劑達兩百五十年以上。在任何嚴重的發炎狀況下，都一定會是用到洋甘菊精油，無論是體內或是體外，因此，洋甘菊精油被用來治療燒傷、結膜炎、皮膚炎、胃炎、腹瀉、腹絞痛、腎炎等等。它是一種溫和的抗痙攣劑和利尿劑，對於哮喘、支氣管炎、膀胱炎也很有用。它是治療消化不良的一種良藥，此外由於它的消炎和醫治創傷的性質，還有它的鎮靜功效，它對於消化性潰瘍的治療尤其有效。在某些情況下，由於胃炎或者毒血症，當其他用藥都無效時，用洋甘菊精油則可有助於催吐。在順勢療法的治療中，洋甘菊被用來嘔出穢物，將胃酸由口中嘔出，或是用來催吐出膽汁。

洋甘菊精油一般都用於肌肉、骨頭或者器官的疼痛或是酸痛上。在特殊狀況中，我們還可以用來治療耳痛、頭痛、偏頭痛、下背痛、肝臟或者脾臟疼痛、腹痛、經痛、風溼痛、牙痛、幼兒長牙時的疼痛和顏面神經痛。洋甘菊精油是治療泌尿系統結石的良藥，此外，對於腎盂或者輸尿管結石所引發的發炎症狀也很有用。用洋甘菊精油調配出的按摩油，對於治療運動過度所造成的肌肉酸痛也非常有用。

根據瓦涅醫生的說法，洋甘菊精油可刺激白血球增生，對於脾臟充血的症狀也很有效；卡爾培波也說洋甘菊精油「對於脾臟有極好的滋補作用」。因此，它可用於任何狀況的感染症狀（因爲可刺激白血球增生），尤其是當抵抗力低弱，而重複遭受感染時。洋甘菊精油對於肝臟也很好。瓦涅醫生提到它可用於貧血以及肝臟充血的症狀。卡爾培波還推薦用洋甘菊精油來治療黃疸病。此外，它的抗發炎特性在治療膽囊炎上也很有用。

洋甘菊對於許多婦女疾病都很有益，比方像是經血貧乏、經期疼痛以及經期不規則、經血流量過多、子宮大量出血、陰道炎、外陰部瘙癢及其他經期問題等。此外，對於神經系統的問題也很有效。而由於洋甘菊對於婦女疾病上的效用，洋甘菊在德國的名字意味著「母親的藥草」。

洋甘菊對於心靈和神經系統上有非常顯著的效用。卡爾培波提到它同時具有安撫心靈和頭腦的功用，並且在傳統上是用來作爲治療歇斯底里以及神經緊張的症狀。它具有鎮靜和抗沮喪的作用。它在心理上的作用就像在身體上的作用一樣好，不僅是治療

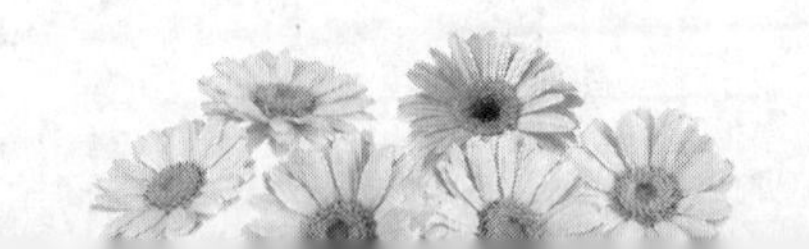

疼痛以及酸痛，還可治療像是心神不寧、神經過敏、不耐煩等心理狀態。基於它對肝臟上的效用，古代的藥草學家還將之用來治療憤怒的情緒、暴躁以及易怒的性格（這種性質在玫瑰精油當中也有，玫瑰精油也是一種消炎性的精油）。洋甘菊精油常用在治療過度敏感的症狀，無論是心理上或是生理上，所以洋甘菊精油是抗過敏以及抗發炎的良藥。

洋甘菊精油對於小孩子的輕微疾病很有用，主要是由於它的毒性低還有抗發炎以及鎮靜的功效。還可用在調整脾氣不好、抽搐、易怒、過度敏感、絞痛、腹瀉、胃痙攣、哮喘、牙齒疼痛、耳痛以及其他由於發炎或者疼痛所造成的不適。（註一）

註一：對於上述症狀，若發生在嬰兒身上，一定要用內服的方式治療，記得要將精油稀釋。

洋甘菊在古代的埃及是用來治療瘧疾（間歇性的發燒）而且直到現在，藥草學家們仍用於相似的用途上。在一九六六年一份波蘭的研究中顯示，洋甘菊精油可以降低大約三至三點五度的老鼠體溫。許多藥草學家都推薦用洋甘菊作爲治療創傷的良藥，尤其是約瑟夫・米勒。在針對腎小球所做的實驗中，證實洋甘菊精油可以有效降低老鼠高血尿的症狀。

用在皮膚上，洋甘菊精油具有良好的止痛、抗發炎、抗菌、促進傷口癒合的效果。洋甘菊精油在止痛上的功效就不再贅述，由於它結合多種性質，因此對於燒傷很有幫助，此外，對於發炎、外傷、潰瘍、瘡疤方面也很有效。它可以用在治療任何類型的皮膚發炎症狀，而對於皮膚炎、痤瘡或者超過敏的皮膚都有幫助；它的消炎作用和微血管的增生作用相似。它對於乾性膚質也很有益，尤其當有紅腫或者是過敏現象發生時。作爲一種抗過敏

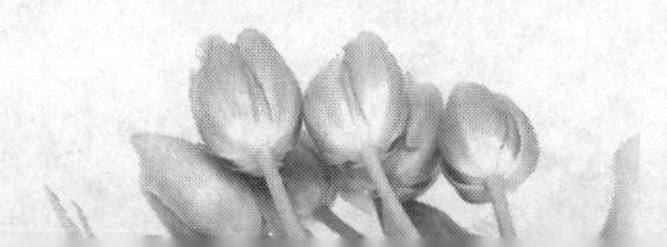

劑，洋甘菊可治療由於過敏產生的皮膚疹，因此對於治療蕁麻疹很有效果。它經常添加在藥草植物的洗髮精中，據說可以使頭髮更輕盈柔軟。

我們應經常記得的是，由於德國洋甘菊含有更濃的天藍煙的成分，因此在發炎症狀的治療上，是比羅馬洋甘菊具有更強的功效。

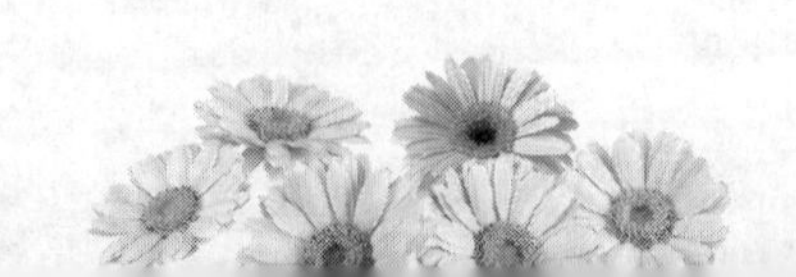

樟樹 Camphor

拉丁學名：樟屬 Cinnamomum camphora

科名：樟科 Lauraceae

屬性：陰性

主宰星球：土星

揮發率：？

香氣濃度：5

萃取部位：樹／木材

性質：止痛、驅蟲、抗憂鬱、抗菌、抗痙攣、祛脹氣、利尿、退熱、提高血壓、通便、發紅、鎮靜、刺激（血液循環、消化、心臟以及呼吸系統）、血管收縮、治外傷、發汗

用途：痤瘡、支氣管炎、瘀傷、傷疤、霍亂、風寒、腹絞痛、便秘、沮喪、腹瀉、發燒、胃腸脹氣、痛風、心臟病、低血壓、歇斯底里、發炎、失眠、神經緊張、肺炎、閉尿、風濕病、震驚、皮膚保養、扭傷、牙痛、結核病、潰瘍、嘔吐、外傷

樟樹是一種高大、堅硬的植物，原產於台灣、中國以及日本，此外，在其他一些亞熱帶的國家如印度、錫蘭和馬達加斯加也已經成功種植出樟樹了。樟樹是屬於一種常綠樹種，生長速度極慢，而且可以長到一百英尺高，而樹幹可以長到八到十英尺長的直徑。樹幹通常很直，而且直到長至二十到三十英尺高後才開始長出分枝。樹葉面積小，呈現橢圓形的形狀還有輕微地鋸齒狀。會長出一串串小朵的白花；之後便結出暗紅色的果實。

樟腦在樟樹的每一部分中都存在，但是需要經過許多年才能

形成，因此直到樹齡五十年之後我們才會在樹上萃取出樟腦。在樹幹中的樟腦塊會長到十二到十八英寸長。它的提煉方式是將樹枝部的木材劈成碎片，將這些碎片放入水中煮沸，如此，樟腦便會浮在水面上，當水被冷卻時，就會形成固體。而樟樹的精油則是藉由蒸餾的方式萃取出來。樟樹的精油是透明無色的，它的味道辛辣，聞起來與尤加利精油相似。

樟樹精油直到十七世紀末時才在英國藥草中出現。約瑟夫·米勒寫到：

> 「樟樹含有熱性精微成分，可以抑制腐敗作用的發生和惡性的失調，對於伴隨神志昏迷或輕微頭痛的發燒症狀很有助益。在外用上，它對於各種各樣的發炎症狀、眼炎、燒傷、燙傷等都很有用。它可以作為斑蝥的一種調整劑；一些人還將之放在絲綢提包中或懸掛在脖子上，用以治癒瘧疾。」

關於樟樹基本上是屬於熱或者是冷的物質，界定似乎一直不明。在李時珍的描述下，樟樹「有強烈的刺激性氣味，具有溫暖而苦的味道，在嚐過之後會有一點清涼的效果」。葛莉芙女士將之形容爲「摸來清涼」，而錢德斯卡醫生則說它具有「清涼屬性」。上述觀點和約瑟夫·米勒的評論難以相符，因爲事實上，樟樹可用來作爲皮膚發紅劑，還具有刺激心臟和血液循環的作用。哈內曼，現代順勢療法之父，對於樟樹投入許多的研究：

> 「這種物質的作用既難解又不易分析，即便是在健康的有機體當中，和其他的藥劑相較下，由於它可與有機體中的一些重要反應融合或是交互地進行，因此，在這樣的機制下，要決定哪些是屬於身體自發的反應以及哪些是在樟樹精油影響下所產生

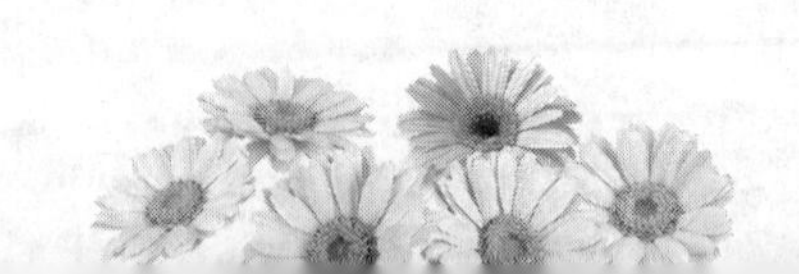

的作用，自然很困難。」

當我在苦思樟樹精油的作用時，我提醒我自己陰和陽不是二個相對的以及固定的狀態。不是一個之中含有另一個在內，就是兩者之間總存在著相互轉換的情形。當某件東西變得越來越陰時，它事實上是變到一種較不穩定的狀態，因爲沒有任何東西是能夠成爲完全陰性的，而且在此時陽的影響力會增強。

樟樹精油的作用就類似於陰變成陽，並且在這兩種特質上面都有非常強烈的顯現。在一開始時，它總是呈現陰性的狀態，它在皮膚上的作用是冷卻，而且它可作爲一種非常有效的消炎劑。每一個人都可以感覺得到，當碰到某些很冷的東西時，就像是碰到火一樣：也就是說冷劑的作用能夠產生很強烈的熱反應，就像是當臉被冷風吹到時，會刺激血液的流通一般。這種情形在我看來，就像是樟樹精油的作用一樣。根據哈內曼的論點（大多數是出自於實驗結果的推論），樟樹精油的作用比其他芳香精油更是取決於使用者的身體狀況而定。如果這些人在使用時的身體狀況是屬陰性的，則樟樹精油會引發陽的反應；如果在使用時的身體狀況是呈陽性時，樟樹精油的作用會是以陰性爲主。

由於樟樹精油是一種效用極強的藥劑，因此主要是用來治療一些嚴重的病症。它是一種強烈的心臟刺激劑，可用於嚴重的心臟衰竭狀態，無論是否是出自於極端的震驚、心臟的疾病或者是由於感染性發燒的結果，例如傷寒和肺炎。它對於肺炎的治療也很有效，可以抑制肺炎雙球菌的活動，還可以刺激血液循環。在順勢療法中，樟樹精油常用來治療全身性的發冷症狀（在此，它將產生強烈的陽性反應）。在任何發冷的症狀中，一般的感冒、胃寒、流行性感冒或是伴隨著發冷現象的發燒，都可以用樟樹精油加以治療。

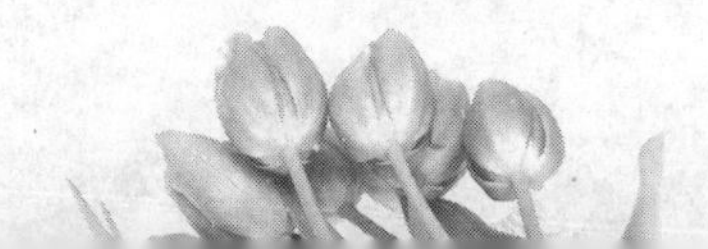

由於樟樹精油的雙重作用，它對於過量陽性的狀態也很有效：比如像是發高燒、急性關節風濕炎、皮膚燒傷以及任何種類的發炎症狀。此外，對於輕微的外傷和潰瘍也非常有效，對於油性皮膚、痤瘡類型的皮膚，將樟樹精油用於外敷上非常有幫助。將樟樹精油塗抹於皮膚上可以麻痺周圍神經末梢。

樟樹精油用於消化系統方面主要是在抗痙攣、袪脹氣、以及通便上面，此外它還可以刺激消化液的分泌。樟樹精油不但在便秘方面很有用，對於腹瀉、嘔吐、腹絞痛、胃腸脹氣以及霍亂也很有用。樟樹精油可用來治療嚴重的消化系統毛病，比方像是嚴重的腹瀉，而不僅僅具有通便的用途。

樟樹精油可以刺激心臟和呼吸系統，而且可以提升較低的血壓。當上述的功能較為衰退時，便可以試著用樟樹精油治療。它可以用來治癒嚴重的低迷狀態，像是手術過後，以及霍亂或結核病的發病期間。樟樹精油可以有效地抑制結核桿菌的增生。它還是一種有效的吸入劑，用來治療咳嗽、感冒、流行性感冒、支氣管炎、結核病和呼吸困難。樟樹精油還可以消除生殖器官發炎的現象，而且是非常有效的利尿劑。有一些人還將之視為一種催情劑，而其他人則覺得有相反的效果。而事實上，大多數的情形是屬於後者。

顯然地，樟樹精油在陰性和陽性上有很好的平衡效果，因此，當身體內這種平衡突然或嚴重被攪亂時：如震驚、心臟衰竭、歇斯底里、過熱或者過冷、傳染病等，便可以用樟樹精油加以治療。樟樹精油的平衡效果在神經系統上也有很大的影響力。缺乏活力時，它具有刺激的效用；歇斯底里時，它具有鎮靜的效用；此外，對於大多數的身心失調或神經緊張的病症都很有效。當一些較為溫和的藥物都無效時，或者是長期慢性病患要給虛弱的身體一些溫和的刺激時，樟樹精油通常都會產生效果。

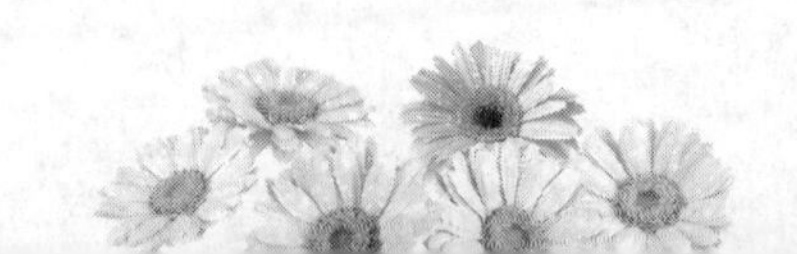

請記住，這種一百英尺的高樹，需要花多少時間去生長和產生樟腦。樟樹精油並不貴，但是我們最好聰明地加以使用，而且在需要時才使用。

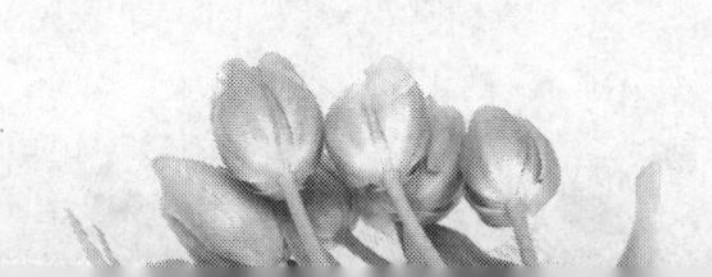

豆蔻 Cardamon

拉丁學名：豆蔻屬 Elettaria cardamomum

科名：薑科 Zingiberaceae

屬性：陽性

主宰星球：水星

揮發率：68

香氣濃度：9

萃取部位：種子

性質：抗菌、抗痙攣、催情、袪脹氣、助消化、利尿、健胃、滋補

用途：腹絞痛、咳嗽、虛弱、消化不良、胃腸脹氣、頭痛、胃口不佳、噁心、胃灼熱、嘔吐、神經衰弱

豆蔻這種植物主要出產在南印度、錫蘭，有一些其他種類的豆蔻則生長在中國和中南半島。在印度，豆蔻生長在海拔兩千五百到五千呎的森林中，它具有大而多肉的根莖，與薑極爲類似，這是因爲它們是屬於同一科的植物。它的葉子就像是綠色柔軟的光滑刀片一樣，大約有一呎到二點五呎左右的長度，它的花朵小且呈現淡黃色，而邊緣呈紫色。它的果實是鵝卵形，大約有半吋長，當成熟時會轉變爲灰色。果實可分爲三個部分，每一個部分都有兩排小的、微紅色的棕色種子。

豆蔻精油是透明無色的，相較起來是屬於較昂貴的芳香精油，而且具有非常怡人、溫和、香甜以及刺激的氣味。它的用處是比較近代才被發現，雖然它在印度本地早在好幾世紀之前就開始被蒸餾萃取。在現今的大多數藥典之中，它還是被列爲一種調

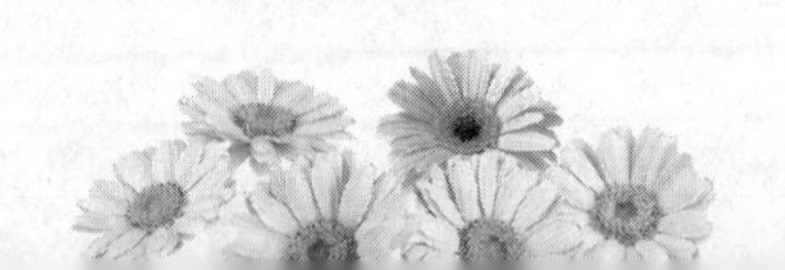

味料，有時候則被視爲祛脹氣劑。約瑟夫・米勒便寫到：

「豆蔻真正的特質應該是溫和以及舒適的，不但可以健胃、助消化、消除脹氣，並且對於腸胃問題也有很好的效用，此外可以治療毒物螫傷；還有增進排尿以及促進月經的功能。」

它屬於溫和的陽性，具有和緩的保暖效用，還可以滋補身體。它主要的作用在於消化系統上，這方面與薄荷精油很相似，若將兩者混合一起則可以作爲強力的滋補劑。有時，豆蔻可作爲通便劑，但它在腹絞痛方面的功效常常被人低估。我的妻子便能夠證明，豆蔻在她懷孕時期對於害喜症狀的紓解。就像薄荷精油一樣，它可以舒緩嘔吐的感覺，但是如果你眞正感到要嘔吐時，豆蔻則無法抑制嘔吐的發生。有時在嘔吐之後，反而可以加速舒適的感覺，而且使胃部感到溫暖，也可使頭腦回復到正常狀態。除了有助於消化不良之外，豆蔻對於胃灼熱或者是心絞痛也很有效，然而持續性的心絞痛有時也許是一種身體出現嚴重問題的徵兆，像是疝氣。此外，它也有助於矯正不正常的胃腸作用，這種情形經常是導致呼出不良的氣味（也就是口臭）。錢德斯卡醫生建議用豆蔻來治療咳嗽以及排尿困難，此外對於食用過量香蕉所導致的消化不良和脹氣也很有效！

雖然豆蔻的主要作用在於消化系統方面，但是豆蔻精油確實還有其他的用途。大多數的人都覺得它的氣味怡人，就我個人的經驗而言，這確實具有提振精神以及淨化心靈的功效，而達到頭腦清新、清除雜念以及煩惱的結果。這就是卡爾培波所說的利腦作用，葛莉芙女士也提到豆蔻可用於治療心智的混亂。雖然它對於神經系統可能無法產生生理的影響，但是，它確實具有心理上的療效，對於消化系統以及神經器官的好處更是不用多論。與這

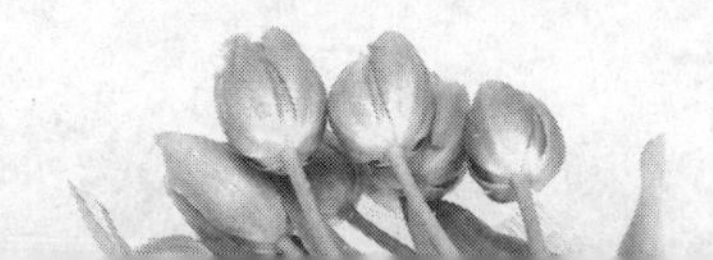

些相關的是它的滋補以及催情的功效。豆蔻經常被用於東方的催情藥之中，雖然沒有人可以確定這是否出自神經生理上的影響。作爲一種滋補和溫和的刺激劑，它對於一般性的衰弱，特別是那些與虛弱的消化能力相關的病症非常有效。在中國，它用在治療肺部疾病和間歇性的發燒。在這方面它也許具有一定的用處，但是，一般都認爲單獨使用豆蔻時，它所產生的影響事實上是較爲薄弱的。雖然豆蔻精油可以與其他大多數的芳香精油混合良好，但是由於它具有較高的香氣濃度，豆蔻精油的味道馬上就會被聞到。它可以作爲很好的沐浴油，質地溫和、提振精神，也是一種溫和的刺激劑。

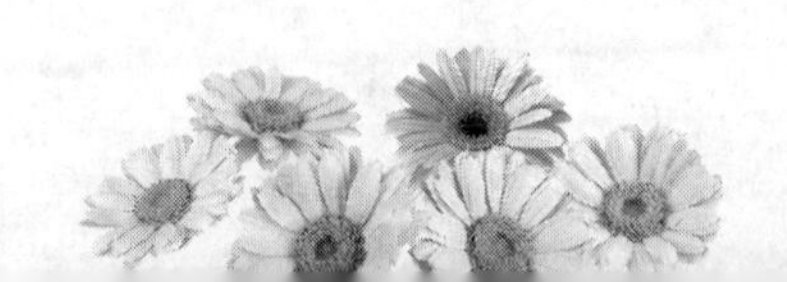

雪松 Cedarwood

拉丁學名：檜屬 Juniperus virginiana

科名：柏科 Coniferae

屬性：陽性

主宰星球：天王星

揮發率：97

香氣濃度：4

萃取部位：樹／木材

性質：收縮、利尿、鎮靜、祛痰

用途：痤瘡、支氣管炎、癌症？、鼻黏膜炎、膀胱炎、排尿困難、淋病、腎盂炎、呼吸系統感染、皮膚病變、泌尿系統問題

「我的妻子，你的唇啊！就像甜蜜的蜂巢：
蜂蜜和乳汁都在你的舌下；
你衣服的氣味，就像黎巴嫩雪松的氣味一樣！」
（所羅門之歌）

非常遺憾地，黎巴嫩雪松只有古代的人才使用，現今的數量已經不再如過往的豐沛了。過去，這種樹木曾經形成很大一片的森林，但是幾世紀以來，由於雪松家具的需求量很大，這種樹木的數量因而大量地減少。在中東地區，雪松木被用來建造寺廟以及宮殿，在耶路撒冷的所羅門大殿更是用掉數量繁多的雪松木，到了今天，黎巴嫩雪松大約僅存幾百株而已。

雪松精油極有可能是人類從植物體中萃取出的第一種芳香精

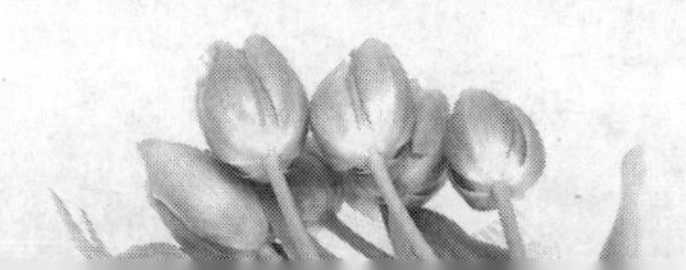

油，而且古代埃及人在製造木乃伊的過程中也就已開始使用。古代埃及人對於將雪松精油用於化妝保養品上給予高度的評價，而且若將之與紙草葉浸泡過後，還可以使他們避免被昆蟲叮咬。他們用雪松木來作成首飾、家具以及造船，此外，他們還使用雪松木來製作棺材。由於他們對雪松木有如此高的評價，因此他們將黎巴嫩地區納入埃及的版圖，以取得雪松原料的穩定供應。

在商品上有兩種芳香精油都是以雪松來命名。由 Cedrus atlantica，也就是白雪松所萃取出的精油，才是眞正的雪松精油；一般稱爲大西洋雪松精油（Atlas cedarwood oil），主要的來源是摩洛哥。另一種取自Juniperus virginiana，也就是紅雪松，是一種生長在北美洲結毬果的樹木，它與側柏是較爲相近的植物（Thuja occidentalis，由樹葉部分可萃取出側柏精油）。

紅雪松主要是用來製造鉛筆，所以它的氣味聞起來實在無法讓人不聯想到鉛筆！紅雪松的精油是無色透明的，而且較爲黏稠，就像檀香精油一樣；它可以和玫瑰、杜松以及絲柏精油混合良好，而且在香水的調配中是被當作定香劑。在醫療的作用上，它在某些程度上與檀香非常類似；它們都散發出溫和的香氣，但是雪松的性質較屬熱而且較具毒性，帶有輕微的苦味。

紅雪松精油主要的作用是針對皮膚、呼吸系統以及生殖泌尿系統。它據說在化痰和淋病的治療上，效果和檀香一樣好。它強力的抗菌效果尙不確知。它應該可以用在疼痛、燒傷以及排尿困難，此外，對於膀胱炎的治療也非常有效，還可以治療毒血以及腎盂炎。

就像檀香一樣，它對於黏膜表皮可以有很好的效用，對於鼻黏膜炎的症狀也有改善的功能，尤其是咳嗽以及支氣管炎。它可以與其他芳香精油混合作爲一種吸入劑，可治療各種類型的呼吸系統問題。與檀香一樣，它也具有鎭靜的功效，可用於治療焦慮

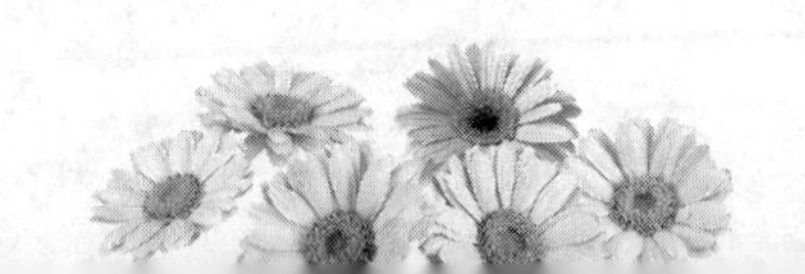

和神經緊張；它用在治療慢性疾病較急性疾病效果更好。

雪松精油對於皮膚有顯著的功效，可治療任何原因造成的皮膚傷口。它具有鎮靜、抗菌、收斂的功效，而且還可以止癢。它對於痤瘡、油性皮膚和頭皮的皮脂漏（頭髮多油、頭皮屑）很有幫助，並且還可用來治療禿頭。對於其他更嚴重的病症，例如溼疹、皮膚炎和牛皮癬也有功效。若是濃度過高時，它會產生皮膚刺激性。

它是一種很好的驅蟲劑，可以有效對抗蚊子、飛蛾、木蛀蟲、水蛭以及老鼠！由於它可以抑制腫瘤細胞細胞膜的增生，因此在癌症的治療上也很有價值。這個作用主要是來自於雪松的油質成分，松脂與多種脂肪酸也具此效。大西洋雪松油和紅雪松油的作用應該頗爲類似，可用在支氣管炎、淋病、泌尿系統以及呼吸系統感染、肺結核以及結核病。

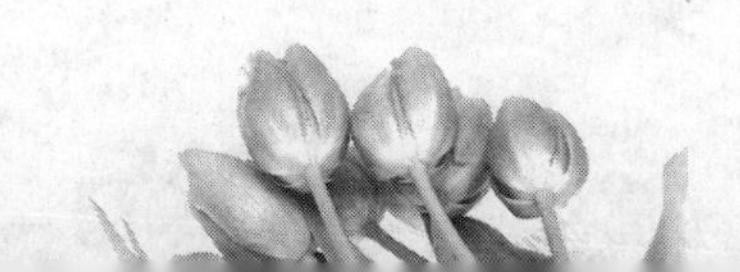

快樂鼠尾草　Clary Sage

拉丁學名：鼠尾草屬　Salvia sclarea
科名：唇形科　Labiatae
屬性：陽性
主宰星球：水星
揮發率：82
香氣濃度：5
萃取部位：藥草

性質：抗抽筋、鎮靜、消炎、抗菌、止痙攣、催情、收斂、祛脹氣、除臭、助消化、通經、降低血壓、助神經、健胃、滋補、利子宮

用途：月經不順、瘡疤、腹絞痛、抽搐、沮喪、月經困難、消化不良、水腫、性冷感、性無能、白帶、神經衰弱、眼炎、護膚、咽喉感染、潰瘍、咳嗽

快樂鼠尾草看起來和一般的鼠尾草相似，然而快樂鼠尾草的藍色花朵較小朵，它有寬闊的及皺褶的葉片，葉片是綠色的，但是還帶有些許的紫色。花苞是由尖拱的綠色苞片包裹住，有時還有紫色的條紋。無論是葉片和苞片，都能散發出怡人的芳香。快樂鼠尾草（Clary Sage）是由拉丁文中 clarus 轉變來的 sclarea 一詞所命名的，意思是「淨化」。而與clary一詞的同義詞之一便是指「明亮的眼睛」（clear eye）。這個典故的由來是因爲人們用快樂鼠尾草的種子所榨出的黏液來清除眼睛中的異物。然而，實際上基於快樂鼠尾草這樣的命名，是否就僅僅具有達到「明亮的眼睛」這種功效呢？在以下更多的介紹當中，各位便會發現事實

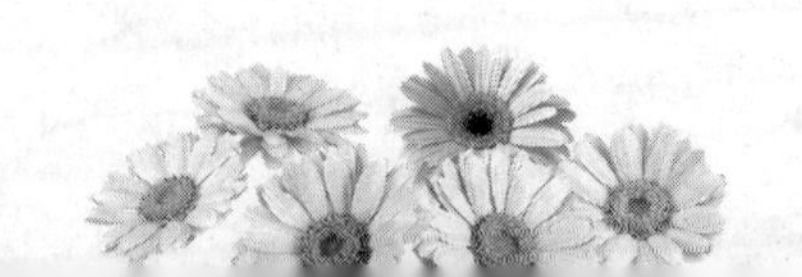

上它還有另外一些用處。

這種植物在遠古時代就被人們發現而且開始使用，主要的原產地在叙利亞、義大利、法國和瑞士。現在主要在法國和蘇聯栽種，以供應生產芳香精油。葛莉芙女士說快樂鼠尾草主要是在西元一五六二年才引進英國。在中世紀時期的歐洲已經廣泛使用，但是，近幾年來卻很少用在醫療方面。由此看來快樂鼠尾草可說被鼠尾草搶去了風采，就像沒藥搶去乳香的風采一般。

在德國，快樂鼠尾草被叫作 muskateller salbei，也就是麝香酒鼠尾草的意思。顯然地，德國人一開始應該是將之用在製造麝香葡萄酒。我第一次使用快樂鼠尾草的時候，是將之用作按摩油，而我和我的病人都有點迷醉的感覺。起初我不確定這是否是拜快樂鼠尾草之賜，但是每當我口服或是吸入一些這種精油時，都會產生類似的感覺。它使人身心狀態緩慢下來，給人一種幸福陶醉的感覺，而且使注意力的集中變得困難。它的這種作用較像大麻煙而較不像酒精的作用。我當時仍然不確定這是否是快樂鼠尾草的一般效用，我以爲這僅是我個人主觀的經驗，直到我無意間翻閱《現代藥草全集》一書，看到以下的段落：

「沃勒（一八二二年）說到，在這個國家，這被當作麻藥以及烈酒的代替品，由於它具有麻痺以及使人意識無法集中的性質，它會使人呈現一種精神恍惚的興奮狀態，可以治療嚴重的頭痛。」

「羅伯說：『有些啤酒製造商會將之加入酒中，使這種酒更能讓人陶醉，因此對於那些喜歡喝醉的人而言，這種就更適於他們的胃口，而使他們產生不同程度的酒醉狀態，如爛醉、昏醉或是醉得不省人事。』」

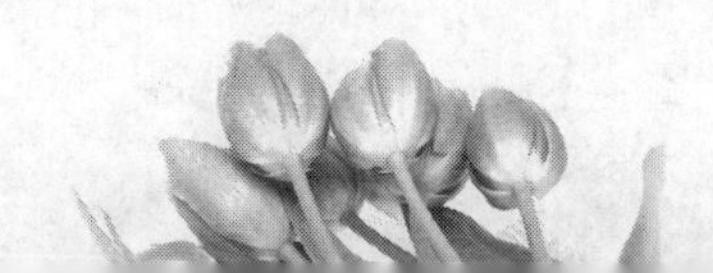

我從未試圖將快樂鼠尾草精油與酒精加以混合，但是，單獨使用快樂鼠尾草精油應該是不會造成頭痛。尼可拉斯・卡爾培波說到：

「將快樂鼠尾草葉片與醋一起服下，無論是單單用快樂鼠尾草葉片或者是加上一些蜂蜜，這都有助於減輕癤子、壞疽、以及發炎所造成的疼痛，只要在症狀惡化之前使用都會很有幫助。……將快樂鼠尾草的葉片或是種子和酒一起喝下，可以刺激性慾，此外，對於男人和女人背部的問題也有幫助……將快樂鼠尾草的汁液加到啤酒以及麥酒之中喝下，有助於催生女性月經以及有助於排除胞衣。」（卡爾培波）

「快樂鼠尾草具有溫暖和乾燥的特質；將之浸泡在酒中，可用來治療胃寒以及胃脹氣。」

「快樂鼠尾草特別可以用來增進性慾，可以治療性冷感，並且可以滋補子宮。」（約瑟夫・米勒）

「在牙買加，也就是找到這種植物的地方，它主要是黑人在使用，黑人將之用在清潔潰瘍以及治療眼睛發炎。他們還將快樂鼠尾草的葉片用椰子油煎煮，並且用這個來治療蠍子的螫傷。快樂鼠尾草以及牙買加的馬鞭草被用來作為當地一種沐浴時用的芳香劑，據說對身體很好。」（葛莉芙女士）

快樂鼠尾草精油是透明無色的，有一種香甜、堅果般的氣味，與鼠尾草相似處不多，氣味更為怡人，幾乎接近花朵的味道。它具有一種特別的感染力而且是我最喜歡的氣味之一。它的味道溫和，帶點適度地苦味。快樂鼠尾草可以與杜松、薰衣草和檀香精油混合良好；它經常在香水中用作定香劑。用快樂鼠尾草精油泡澡不但溫和而且非常舒適。

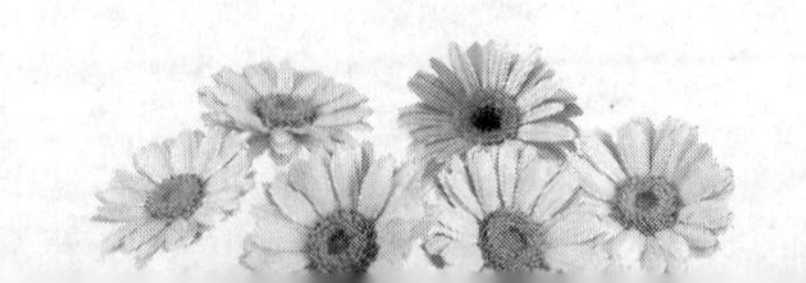

快樂鼠尾草是具有滋補作用的芳香精油，就像杜松以及鼠尾草。它的滋補效用主要是針對神經系統、胃、腎臟和子宮。它對神經系統有鎮靜、抗抽筋以及滋補的功效。它也會使人產生出一種溫和的愉快迷醉狀態，但這並不是直接與它的麻醉效果有關，因爲僅需很小劑量就具此功效。雖然和一般的鼠尾草相較之下，快樂鼠尾草具有較低的毒性，但是仍不應該下太重的劑量引起迷醉的狀態；這將會導致中毒和嚴重的頭痛，而不是極度的興奮。快樂鼠尾草的催情作用與它引發的興奮功能相關。

由於快樂鼠尾草具有神經滋補的功用，因此對於緊張、虛弱、恐懼等類型的身心狀態很有價值，此外對於病癒後的恢復期也有幫助。它對於各種類型的衰弱症狀都很有用，無論是身體上的、心理上的、神經方面的以及性方面的。由於具有興奮—滋補—鎮靜的功效，它對於神經沮喪以及心靈脆弱很有幫助；它對於沮喪、挫敗很有幫助，這種狀態通常會伴隨著急性的身體病症，像是流行性感冒等，而且也可用來治療產後憂鬱症。

根據科喬和法蘭克（一九四五年）的研究，將快樂鼠尾草精油注射進入狗的靜脈當中，可以使血壓產生小幅度的上升。這種效用將可以維持幾乎一個小時，而這個原因是在於快樂鼠尾草精油具有刺激腎上腺素分泌的作用，而不是藉由刺激神經而產生作用。士伯克里夫（一九六八年）發現，在實驗中，將快樂鼠尾草精油藉由對動物的靜脈注射，會產生血壓的降低。在前述第一個狀況中，所用的劑量是每公斤體重用一公克，而在第二個狀況中，所用的劑量是每公斤體重用五至十毫克，相較之下是相當小的劑量。根據羅維斯提和蓋特佛賽（一九七三年）的研究結果，則顯示快樂鼠尾草精油是屬於溫和的降血壓劑。其中士伯克里夫的研究中所用的劑量與芳香療法中的一般原則相同，我們也許可以假設快樂鼠尾草精油是有效的降血壓劑。然而，快樂鼠尾草精

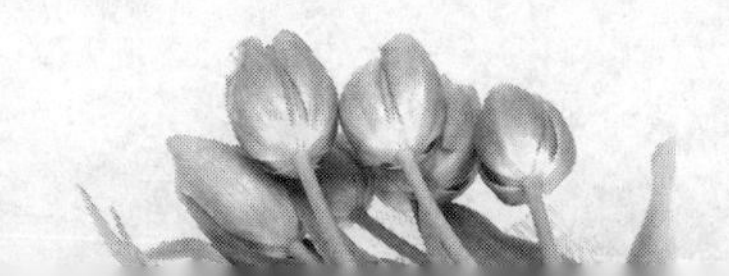

油對於腎上腺素分泌的影響是相當有趣的，這也許與它使人痲醉的效用有關。

作爲一種抗抽筋、使興奮的鎮靜劑，快樂鼠尾草精油可用於緊張、歇斯底里、偏執狂、驚恐的身心狀態，此外，對於任何器官的衰竭狀態都會很有幫助。它對於子宮有很好的滋補作用，對女性器官的一般功能也有幫助。（也許，就像田園鼠尾草一樣含有女性荷爾蒙的成分或是類似的成分。）在約瑟夫・米勒看來，快樂鼠尾草「有助於驅除寒冷、放鬆子宮」。它對於經期疼痛、經期不順、經血貧乏等毛病有幫助，此外，還可作爲分娩期間的吸入劑、煙燻劑或者是濕敷劑。它有助產的作用，同時還可以使母體放鬆。

快樂鼠尾草精油對於滋補腎臟和健胃方面享有卓越的聲譽。在外用上，它可以減輕發炎現象，由於氣味怡人，還常用於皮膚保養上。它對於過敏性、一般性、以及水腫型膚質都很有用。

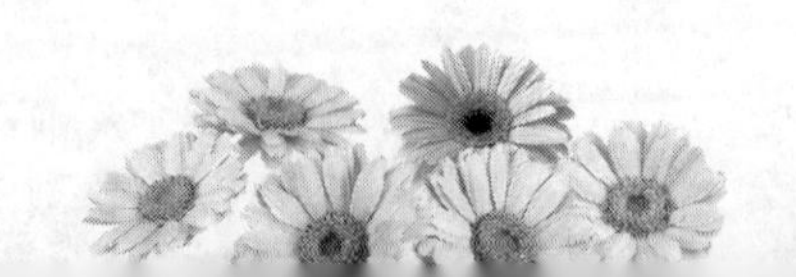

絲柏 Cypress

拉丁學名：柏屬 Cupressus sempervirens

科名：柏科 Coniferae

屬性：陰性

主宰星球：土星

揮發率：30

香氣濃度：4

萃取部位：毬果

性質：抗菌、止痙攣、抗發汗、收斂、除臭、利尿、保肝、鎮靜、收縮血管（局部的）

用途：哮喘、更年期問題、癌症？、腹瀉、月經過多、痢疾、神經緊張、風溼、月經困難、膿漏、遺尿、肝臟問題、護膚、痔瘡、咳嗽、流行性感冒、靜脈曲張、百日咳

絲柏是一種高大、圓錐形的樹木。它的小花是圓錐形的毬果，或者也可稱之爲堅果，是呈棕色或者是有點灰色的。絲柏是多年生的樹木，原產地是在東方。現在，它們可以在地中海區域的花園和墓園中看到，此外，在英國的花園和公園中也常看到。絲柏是由一個島所命名的，在那島上，人們非常崇拜這種植物。

絲柏精油是透明無色的，具有木本植物以及堅果的特質，還帶有香料的味道，也是我最喜歡的其中一種香味。它是屬於較具有陽剛性的氣味，然而有些女性也喜歡換用這種香水，以取代平時大多數具有香甜氣味的香水，或是其他的芳香精油。這種氣味會讓人聯想到其他同樹種的芳香精油，杜松以及松木，此外也可以與這些芳香精油混合良好。它可以調配出具有放鬆和消除疲勞

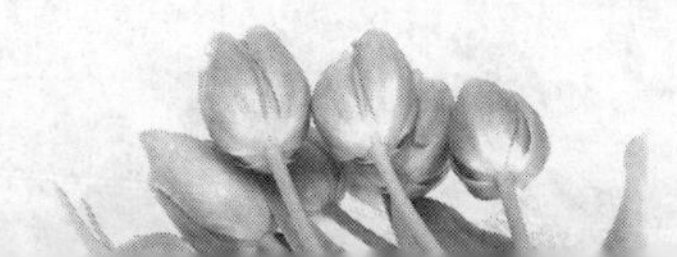

功效的沐浴油。卡爾培波對於絲柏有如下的說法：

「人們經常使用它的毬果或是堅果，但是針葉部分則較少；它們具有乾燥和束縛的性質，有助於停止所有類型的流失現象，像是吐血、腹瀉、痢疾、以及月經的不順、排尿不順等；它們有助於防止牙齦出血，還有助於使鬆動的牙齒固定住：在外用上，它們可作為止血劑、強效的濕敷劑和泥罨劑。」

中國人對於在Thuja和Cupressus之間並沒有清楚地區分。李時珍以下的評論是針對前面所說的兩種植物：

「它們的堅果含有豐富的營養和脂肪，並且據說它們對於呼吸器官很有幫助，還可以抑制多汗的症狀。它們也對於肝臟有功效，此外，對於小孩子的抽搐症狀也可加以治療。」

絲柏精油對於體液過度分泌具節制效果，就如同卡爾培波所述的一般。此外，它在收縮血管和止血方面的功效也很大，常用來治療出血的現象，比方說是子宮出血；對於體外的部分則有益痔瘡、靜脈曲張和油性的皮膚。它對於女性的生殖系統非常有幫助，可能透過卵巢來發揮效用，對於更年期和經期混亂已證實很有醫療價值。

它是效力強大的止痙攣劑，因此對於哮喘、咳嗽以及痙攣性的咳嗽都很有幫助。此外，它對於呼吸系統的神經末梢具有鎮靜的效果，由於上述對於呼吸系統的作用，絲柏可以用於支氣管炎和肺氣腫上；而它對於流行性感冒的作用已被證實。

目前絲柏對於肝臟的作用還不清楚。它似乎較不適用於屬陰的症狀中，例如貧血，但是對於肝臟中有過量的熱或者能量而導

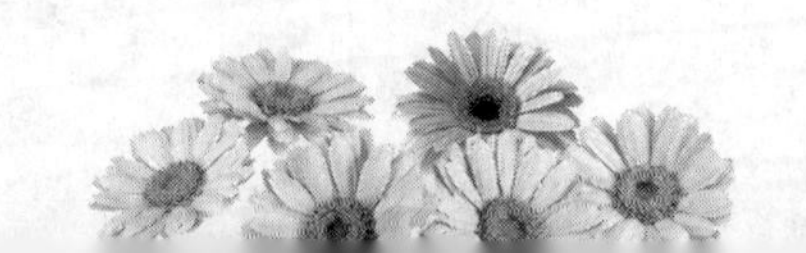

致膽汁分泌過量則很有幫助。由於它對於體液的收斂能力，我們大多將它用於多痰或是多話等心理症狀中，它對於神經上的作用主要是鎮靜而不是刺激的效果。

絲柏精油應是最多才多藝的精油之一，只要我們對於它的功效做更深入的了解。它對於體液的收斂作用是芳香精油之中獨一無二的，此外它對於女性生殖系統方面的功效（可能是由於它的類荷爾蒙的作用），使我們確定它的屬性是以陰性爲主。

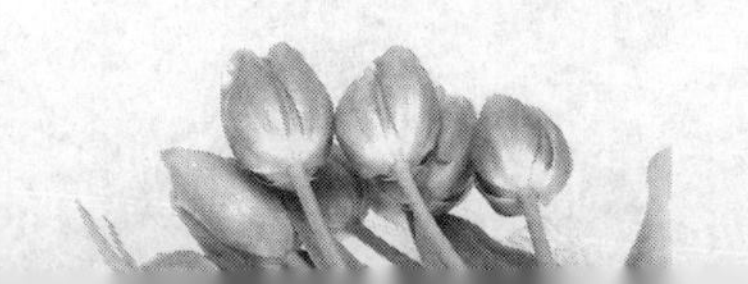

尤加利 Eucalyptus

拉丁學名：桉屬 Eucalyptus globulus
科名：桃金娘科 Myrtaceae
屬性：陰性
主宰星球：土星
揮發率：5
香氣濃度：8
萃取部位：葉片

性質：止痛、抗菌、止痙攣、除臭、促進傷口癒合、利尿、祛痰、退熱、發紅劑、降低血糖、鎮靜、驅蠕蟲、利子宮

用途：痙攣、支氣管炎、傷疤、癌症？、鼻黏膜炎、腹瀉、感冒、咳嗽、膀胱炎、糖尿病、白喉、消化不良、肺氣腫、發燒、膽結石、淋病、子宮出血、疱疹、流行性感冒、白帶、腎炎、風濕病、痲疹、瘧疾、偏頭痛、咽喉感染、潰瘍、結核病、間歇性發燒

尤加利樹（事實上大約有超過三百種）是世界上最高的樹種之一，其中Eucalpytus amygdalin有時可以生長達到四百八十英尺高，甚至比加州大紅杉（Sequoia gigantea）還要高，而加州大紅杉可能是世界上最高的樹。尤加利樹中最廣爲人知的是藍膠尤加利這一品種，它的高度通常可以達到三百五十七英尺。就像是大多數的尤加利樹一樣，藍膠尤加利源自於澳洲大陸本土。

尤加利的名字是來自希臘文 eucalyptos，意思是指被覆蓋完好的，因爲它的花苞是被杯狀的薄膜覆蓋住，而這層薄膜會在花開時被脫掉。它的葉片堅韌而且呈現出劍刀一般的形狀；長度通

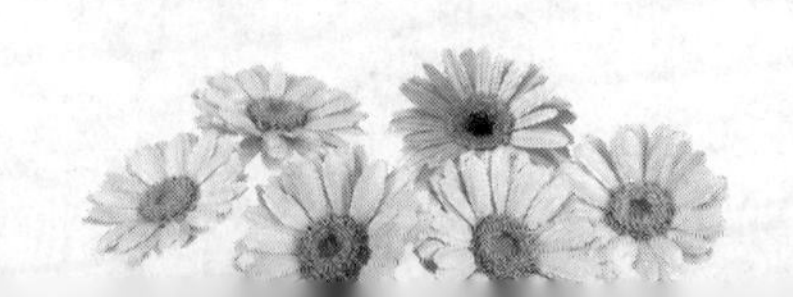

常在六到十二英寸長，由中心處延伸出一或兩英寸寬。葉片呈現有點藍的綠色，並且通常在邊緣處垂直地向下。這有助於使芳香精油和水的揮發量減到最少，以抵抗澳洲炙熱的太陽。

它是由一位德國籍的植物學家兼探險家斐迪南・馮穆勒男爵所發現，他將尤加利樹以及其芳香精油介紹到世界的其他地區。（從一八五七年到一八七三年，他是墨爾本植物園的主任。）自那時以來，尤加利樹在許多亞熱帶的地區就開始栽種了，包括埃及、阿爾及利亞、西班牙、南非、印度和加州。藍膠尤加利應該仍然是最爲普遍的樹種，雖然現在大約有五十種樹種都被種植用來生產芳香精油。這種樹種含有豐富的桉油醇（約在55%和85%之間），被用於醫藥上，而其他種類的樹種，由於它們在化學方面的成分非常不同，都被用於香水調配中。

尤加利樹，或是稱爲藍膠樹，一直是澳洲的家庭必備良藥，這些白種殖民者由澳洲原住民處聽到它的用途。以下的片段是出自比爾・華納的《民間醫藥》一書中：

> 「在十九世紀下半葉，尤加利精油遍及國內，被一般家庭視為可以治療所有類型的疾病。所以吉爾摩寫到：『每次只要受傷，父親便用尤加利精油幫我塗抹，這種方法是黑人教我們的。將葉片包紮在水泡、燒傷或者燙傷的傷口上，在一八八〇年時，我的一個兄弟，他的大拇指幾乎被斧頭嚴重切斷了，由於用尤加利葉包紮的良好功效，而父親仍然加以縫上了七針，當他最後一次去看外科醫生時，外科醫生問他是哪位醫生治療他的手，他沒見過任何醫生能夠做到這麼好的程度。』」

尤加利精油廣泛地用在治療感冒、蛇咬、痢疾、瘧疾性發燒、神經痛、肌肉酸痛和疼痛。威廉・懷特勒便有下述評論：

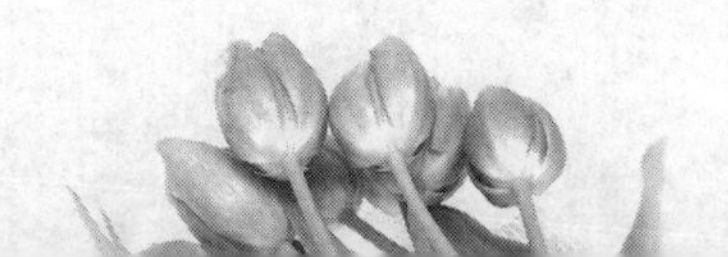

「在外用上，這是一種發紅劑，並且如果用抹上油脂的絲綢覆蓋住，會引起水泡產生。治療受細菌感染的發燒症狀，效果良好，僅用五滴的劑量將可有效治療發燒、膿血症和敗血症。它可以降低體溫，也可以治療瘧疾，由於它對於支氣管黏膜的淨化作用，它可以用來治療肺結核和支氣管炎引發的多痰現象，對於腎臟部位，則可以治療膀胱炎和淋病。此外，還可以藉由液體凡士林進入皮下。」

「現在有許多內科醫生在處理所有關於百日咳和白喉的病症時，都讓病人進入加了尤加利精油的蒸氣室。對於治療流行性感冒，這也是一種普遍接受的治療方式。葛傑文前不久的報告中便記錄了一個令人驚訝的結果，那就是尤加利精油可以用來治療猩紅熱。」

「在局部的使用上，這種蒸氣有助於治療肺臟方面的問題，像是肺結核、白喉，而稀釋過之後的溶劑可以用來洗滌和清潔骯髒的傷口，將之加入陰道栓劑中，可用來治療子宮癌以及直腸癌，加在紗布上包裹傷口，可作為外科的抗菌劑。」

「尤加利精油可以作為一種具刺激性以及抗菌的漱口劑。局部使用時，它可以削弱過敏反應。還可以增進心臟的功能。它的抗菌性質使它可以用來抵抗霍亂，雖然它不能代替金雞納樹皮。」

「對於痙攣性的咽喉問題，可以將尤加利精油用在外部的塗抹。」

「在獸醫的治療中，尤加利精油可以治療馬的流行性感冒，可以治療狗的犬瘟熱，還可以治療所有動物的敗血症。它還可以治療寄生蟲引起的皮膚感染。」（葛莉芙女士）

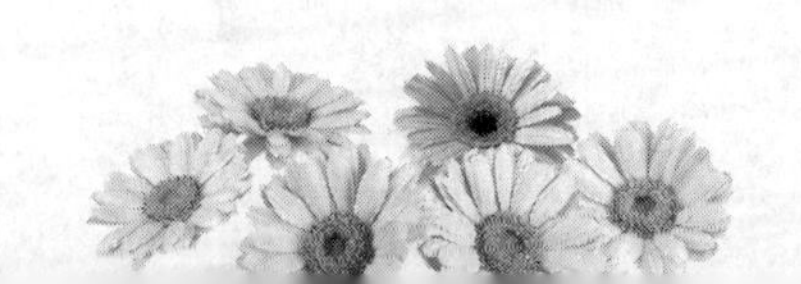

尤加利精油是澄清透明的，較少使用在香水調配上，但是作爲吸入劑或者塗擦在胸部卻享有盛名。它有一種顯著的樟腦般的氣味，還有一種令人意外的溫和輕淡的苦味。置於舌上，會感到一陣清涼，就像是薄荷精油一樣，雖然它其中並不含有薄荷腦。

尤加利精油最突出的特性表現在治療各種發燒症狀時。澳洲原住民將之用爲退熱藥，懷特勒建議將之用來治療發燒、瘧疾（間歇性發燒）、疹病（猛爆性發燒）和其他一些發燒的症狀，像是白喉、流行性感冒和腥紅熱。瓦涅醫生則建議用尤加利精油來治療霍亂、瘧疾、斑疹傷寒、猩紅熱、痲疹和流行性感冒。尤加利精油對於身體會產生一種明顯的冷卻作用，因此可以有效降低體溫。

尤加利精油是最具抗菌力的精油之一，它之所以能處理上述的許多病症，也都是因爲這樣的藥學屬性所致。它的抗菌效果一部分是出自於它的萜烯氧化所形成的臭氧。將含有濃度百分之二的尤加利精油噴灑環境中，可以殺死百分之七十在空氣中滋生的葡萄球菌。根據葛莉芙女士的描述，尤加利精油可以抑制霍亂弧菌的滋生。根據一項美國在一九五八年出版的研究，其中顯示出尤加利精油對於 s. typhosa、p. morgani、b. brevis 以及 m. citreus 病菌可適度地抑制。根據一項蘇聯在一九七三年的研究，其中顯示某些尤加利精油（e. viminalis、e. cinerea、e. macarthuri 以及 e. dalrympheana）可以有效地抵抗流行性感冒病毒 A 以及 A_2。這個實驗是用濃度百分之二的溶液在老鼠和孵化十天的小雞身上進行測試。

某些種類的尤加利樹會產生出紅色的樹脂，主要是由樹幹處萃取出，名爲「基諾」。尤加利精油與樹脂類精油的屬性接近，尤其值得注意的是，它在鼻黏膜炎、化膿、生殖泌尿系統、呼吸道感染以及皮膚上的症狀有顯著的作用。它對於慢性的創傷和潰

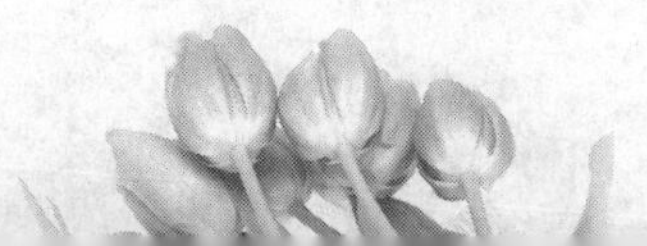

瘍有很好的幫助，並且對於任何的毒血症或者是腐敗作用相關症狀，都有淨化血液之效。在外用上，它對於疱疹和類似的皮膚症狀很有幫助。此外，它還具有很好的止痛效果，也可作爲燒傷的止痛收疤劑。作爲一種發紅劑，外用時可以治療肌肉酸痛或者風溼痛，也是風溼性關節炎的一個全身性系統用藥。它具有溫和的收斂效果。

尤加利精油最著名的是它在呼吸道抗菌、祛痰以及輕微的抗痙攣效果。已經獲得證實的是，它在大多數呼吸系統毛病上，像是鼻竇炎和結核病，以及大多數的咽喉感染病上都很有用，尤其是嚴重的黏膜炎。

它對於泌尿道也有顯著的作用，主要是抗菌和利尿；它可以促進排尿。它尤其對於發臭的下體分泌問題很有用，而且在膀胱炎、急性腎炎、白帶和淋病治療上都很有價值。它對於急性的腹瀉和黏膜炎也很有效。

尤加利精油可用於毒血症、敗毒病、頭痛、衰竭、意志不集中或者發燒。由於它對於感冒、疱疹、痲疹以及流行性感冒的效用，尤加利精油似乎可以作爲一種抗病毒劑，是在活體中，而不是在試管中。它具有輕微的女性荷爾蒙效應，與茴香類似，但是效果較不明顯。

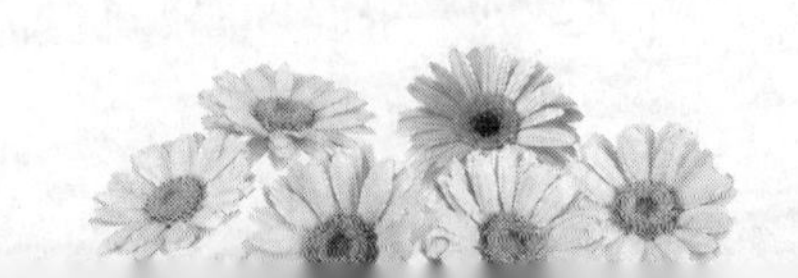

茴香 Fennel

拉丁學名：茴香屬 Foeniculum vulgare

科名：繖形科 Umbelliferae

屬性：陽性

主宰星球：水星

揮發率：85

香氣濃度：6

萃取部位：種子

性質：抗菌、止痙攣、滋補、健胃、袪脹氣、袪痰、助消化、利尿、通經、催乳

用途：便秘、消化不良、肥胖、酗酒、月經問題、嘔吐、痛風、打嗝、緊繃、腎結石、水腫、泌乳不足

茴香的名字來自拉丁文的 foenum 一詞，意指乾草，羅馬人將之稱爲 foeniculum。一般而言，它生長至四到五英尺高，金黃色的花序。它遍生在歐洲，一般認爲它原生於地中海的岸邊。在石灰岩土壤中生長特別茂密。古代人已認識茴香，羅馬人還加以栽種。蒲林尼對於它的性質深具信心，並且用此調配出二十二種藥方。傳統上將之用於烹調，可以抑制肥胖症，並且有助於增進體力、勇氣和壽命。它據說也可以增進視力：

「它的枝葉向下垂下，茴香金黃色的花；
在比我們的時期更早以前，被賦予無上的榮耀，
可恢復過往的相貌。」（朗非羅，美國詩人）

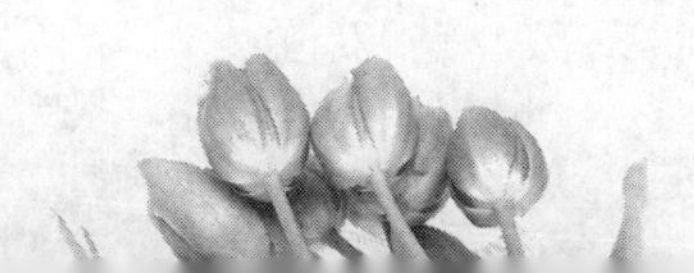

在中世紀時期，茴香被用來閃避巫術、驅除惡靈，並且被人們稱爲乾草。

「這種藥草植物被稱為茴香或者乾草。其特性如下：將種子曬乾之後，可以用它來健胃。它可以控制膀胱的收縮，如果將之與酒和水一起服下，則可以驅除體內所有的毒素，此外，將汁液滴入人的耳中，將可以驅除體內的蠕蟲。還有，如果將之與酒同時喝下，這樣可以治療水腫或是腫脹的症狀，還可有助於預防蠕蟲。如果將之與酒和水一起服下，這樣可以增進婦女乳汁的分泌。同樣地，如果將茴香精油與油脂一起混合，塗抹在傷部將可以治療患部的腫脹。這種藥草植物是屬於熱和乾燥的。」（貝肯氏的《藥草集》）

「茴香具有良好的袪脹氣功效，不但可以刺激尿意，還可以減輕結石所造成的疼痛以及清除體內結石。將它的葉片或者是種子在大麥水中煮沸後喝下，有助於促進產婦分泌乳汁，此外，更有益於嬰兒的健康……它的種子和根部對於肝臟、脾臟和膽囊壅塞的現象有很大的幫助，還可以減輕脾臟腫脹以及黃疸的現象；對於治療痛風也很有幫助。它的種子可以充分利用在醫藥上面，對於因為肺臟受壓迫所造成的呼吸急促和氣喘有很大的幫助。此外對於通經、催經也很有效……過於肥胖的人，無論是葉片或是種子以及根部，將之泡煮飲用之後很有幫助。」（尼可拉斯・卡爾培波）

「它的種子具有袪脹氣的效果，還可以幫助排出脹氣，也具有整腸的效用，可以減輕腹絞痛的症狀，而且還有助於衰退的視力。」（約瑟夫・米勒）

「它的果實可用來治療體液不順、消化不良、腹絞痛以及其他小孩子的腹部毛病。將之作成茴香酒，可用來治療背痛和牙痛

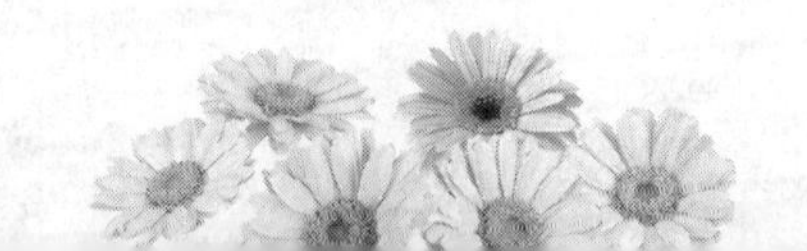

的問題。」（李時珍）

甜茴香精油是傳統常用的一種祛脹氣良藥，而且約瑟夫・米勒在一七二二年時說到這是唯一官方認可的茴香藥材。它澄清透明，具有一種香甜的味道，而且具有與洋茴香類似的氣味。就像是其他一般的「種子油」，茴香主要是作用在消化過程中。茴香精油中確實含有少量的酮類，但是在正常的劑量下，並不會誘發癲癇。

茴香具有中度的熱和乾燥性質。它對於虛弱的鼻黏膜炎很有用，對於消化系統中的肝臟和脾臟具有滋補的功用。由於它止痙攣和祛痰的效用，它也可以用來治療支氣管炎。它在健胃方面和消化系統的毛病上可以有很好的療效，包括脹氣、腹絞痛、各種類型的消化不良、噁心和嘔吐等等，此外還可以作爲治療打嗝的良藥。在幾個有效的驗證中，茴香精油都顯示對於腸道具有抗抽筋和止痙攣的效用。而它的收縮效用，可以加速以及促進腸部的蠕動，因此對於便秘問題是很有利的，此外對於直腸也有滋補的作用。幾百年以來，茴香精油由於它的抗痙攣作用，被廣泛的使用在腹絞痛的問題上。若將茴香精油與更強的放鬆劑一起使用，則可以防止腸絞痛的問題。這種看似矛盾的現象是出自於中和反應的結果，而不是取決於藥劑的劑量影響。我們能夠將之看作爲一種滋補性質，減輕反常的強烈痙攣現象，以及增強身體虛弱的狀態，可以有效解決結腸炎和脫腸的問題。

茴香具有良好的利尿效果，當尿液的排洩不足時，則應用茴香加以治療。它還有助於腎結石的溶解。儘管它含有酮的成分，一般是作爲一種排毒劑。就卡爾培波所言，茴香種子可用在治療「毒蛇咬傷、誤食有毒藥草或是蘑菇時」。此外，在貝肯氏的《藥草集》中，他建議用茴香來醫治「毒蛇的咬傷」。在最近，

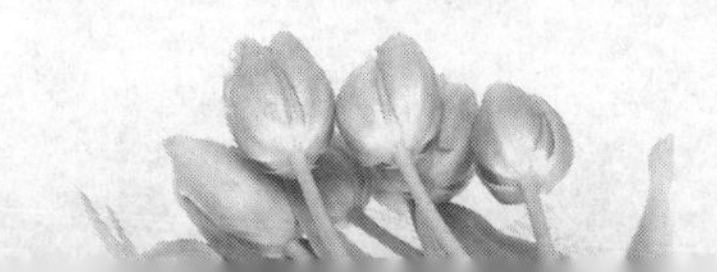

茴香酊劑和洋茴香腦（茴香精油的主要成分），都被證實可以有效地減輕酒精中毒的現象。

在對老鼠所做的實驗中，原本是要就茴香精油的毒性做測試，卻發現如果使用相當大的劑量，將可以有效地減輕體重。傳統上一直將茴香用在治療肥胖症，看來，茴香的功效不只當作一種利尿劑而已；而這也許與它的荷爾蒙作用有所關聯。它已經被發現具有女性荷爾蒙的作用，這很可能是由於它所具有的洋茴香腦的作用；因此對於像是更年期的問題很有幫助，很可能與茴香油促進產婦分泌乳汁的作用也有所關聯。在對山羊進行的實驗中，證實茴香精油可以增進乳汁的分泌量和其中脂肪的含量，但可惜的是，對於沒有生產的女性，茴香無法促進胸部的增長。

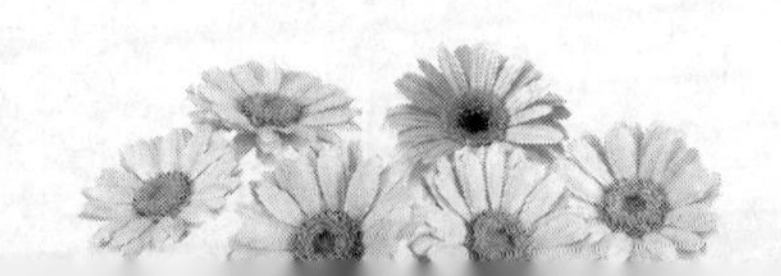

乳香 Frankincense

拉丁學名：乳香屬 Boswellia thurifera

科名：橄欖科 Burseraceae

屬性：陽性

主宰星球：太陽

揮發率：75

香氣濃度：7

萃取部位：樹脂

性質：止痛、抗菌、收斂、祛脹氣、鎮靜、助消化、滋補、利尿、利子宮

用途：支氣管炎、淋巴結結核病、護膚、潰瘍、咳嗽、消化不良、鼻黏膜炎、淋病、出血、喉炎、子宮出血、白帶、創傷、精漏

乳香樹脂，也可以稱作為乳香脂，和沒藥都是人類最早用作焚香的樹脂。在幾乎五千年以前，埃及人由彭特之地進口乳香。首先埃及人將之用作為焚香，之後則將之用在化妝品和皮膚保養品中。作為焚香的形式，它可以用來煙燻生病的病人，目的是在於驅除引發這個疾病的惡靈。埃及人並沒有將乳香用在塗抹屍體以防腐的用途上，反而常常加入他們日常用到的青春面膜中。歐維，一位羅馬詩人，在他所寫有關皮膚保養的《面部醫療》中，將乳香歸類為「一種優良的化妝保養品」。

乳香是古代世界中最被推崇的物質之一。它總是有充足的來源，而且已經幾乎與焚香一詞成為同義字。在法國，法文的乳香名稱便是「焚香」；而其英文名稱是由古法文演變而來的，意思

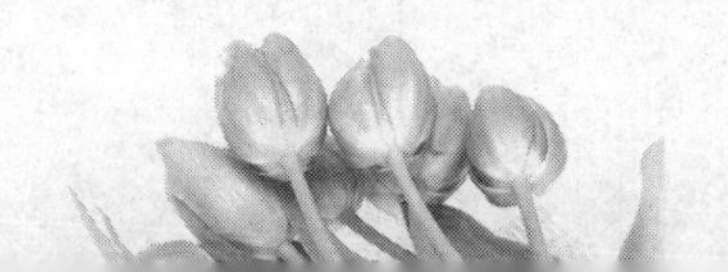

是「高貴的焚香」。在中古時期，乳香就像其他幾種的芳香藥草一樣，是具有如寶石或者貴重金屬一般的價值，因此對於剛出生的基督，人們獻上黃金、乳香和沒藥。而由於它的這種價值，它對於特定國家的經濟狀況便會有相當大的影響力，因此經常是政治紛爭的起因。

乳香樹脂是取自於一種生長在阿拉伯以及索馬利亞的小樹。在樹幹中切割出一條深的開口，而順著開口便會流洩出樹脂。在隨後數週，這切口都會持續滲出乳汁，乳汁與空氣接觸之後，便會慢慢地開始硬化。樹上有茂密的葉片，開著白色或者淡粉紅的花朵。

在十三世紀初期的一本法國醫療手抄本中，曾提及乳香：

「Olibanum ceo est encens, il est chaud et Seche el secunde de grei; il ad verru de conforter et de afermer, de traire ensemble, et de rettreindre. I1 est bon, en auttre, les fermer des oyls et la dolur de denz, et encontre le hunel et encontre la grossesse et la rouillor des nariles et encontre in digestiun et amer eruc tuations et pur les mameles en greder un podre confit ad eysil e enplastre sur un dray e nus sur le mameles. Roine chaude et seche el secunde de grei. Ele advertu a de faire e a degant.」（乳香脂也就是乳香，它的熱和乾燥屬於第二級；它具有使人舒適和加強防衛的功效。它也有益於眼睛的問題、牙痛、懷孕、流鼻水、消化不良和胃酸分泌。對於胸腔部位，將乳香粉末與醋混合後，攤平塗抹在方巾上，將之放在裸露的胸腔上。這是一種極好的第二級乾熱良藥。）

在貝肯氏的《藥草集》中也提到：

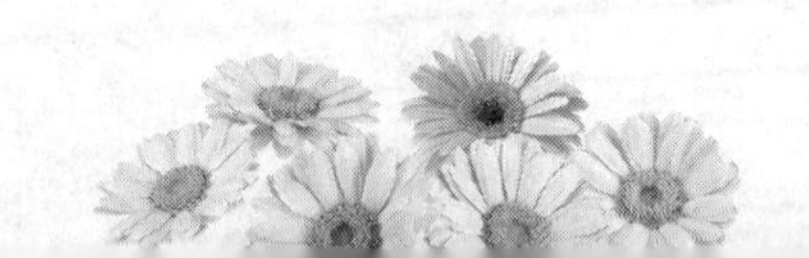

「乳香脂又叫作乳香。它的熱和乾燥屬於第三級。它是一種印度樹木所流出的樹脂。……由於它的香甜味道，因而具有使人舒適的功效，此外還有收斂以及抑制的功用。對於頭部與靜脈的體液溢流所引發的牙痛很有療效，只需將酒以及乳香粉末和蛋白一起混合後，將之敷在太陽穴的地方。」

「此外，為了抑制上面所述的靜脈問題，將乳香放在口中咀嚼，將有助於防止體液由鼻孔流出。將乳香製造成藥丸，每天早晨服用；也可將乳香在酒中煮沸，直到要上床睡覺之前都可以飲用。同樣地，這些藥丸將有助於促進胃的消化吸收，還有助於抑制嘔出胃酸，此外，還可以促進子宮的舒適以及清潔，而且吸入乳香的煙霧後，還有助於意念的集中。同樣地，將乳香在酒中煮沸，適度加溫後，將一方巾浸泡其中，使方巾保持溫暖並且覆蓋在病人的私處（陰部），這對於子宮的舒適有大大的幫助。」

約瑟夫・米勒說：

「它屬於熱和乾燥的物質，具有收縮的功效，對於胸腔的疾病很有用處，例如像是咳嗽、呼吸急促、感冒、流鼻血和咳血；它可平抑血液流失的現象，可以抑制淋病和白喉；外用可採煙燻法，有助於感冒所引發的流鼻血，對於傷疤和和潰瘍都很好。」

乳香精油與樟樹或者松節油的氣味相似，也帶有香料和木頭的氣味，但是它所具有的香料和木頭的氣味卻更令人愉快。它絕對是屬於陽性的精油；但是卻不像安息香那樣有灼傷舌頭般的刺激性，它也不像沒藥有那樣的苦味。它的味道以及刺激性都有比

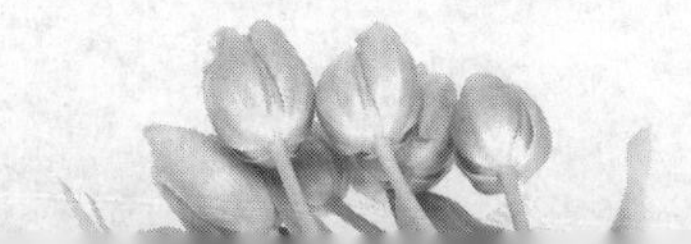

較香甜、輕盈的性質，此外，它對於「腦部」的作用極爲有效，在情緒上也有很好的舒緩功效。乳香精油透明無色，可以與一些芳香精油混合良好，包括樟樹、檀香、黑胡椒以及羅勒。

十八世紀以來，一般對於乳香精油的醫療性質並沒有作太多的介紹，相較於在古代文明中乳香的普遍使用和廣泛的用處，在近代，乳香在世的聲望看起來似乎沒落了。人們經常說它具有與沒藥相同的性質。當然，這兩種芳香精油的性質必然有些相似之處，但是像乳香這樣享有盛名的芳香植物，卻得不到人們特別的注意，似乎是一件很奇怪的事情。乳香也許在某些方面的作用是不如沒藥，像是在治療口腔潰瘍或者發炎的症狀，很有可能是由於這樣的比較，使得乳香在醫療用途的研究中較不受重視。然而乳香本身確實是具有一些特別的功效，僅僅是它的氣味就已非常特別。基於這樣的理由，我在這裡僅簡述十九世紀之前的一些相關資訊。

就如同大多數的樹脂精油一般，乳香精油對於黏膜有一種特別的影響，是很好的祛痰劑。將之當作爲吸入劑（以及／或者用口服的方式），它對於所有類型的黏膜炎都很有效，無論是腦部、肺臟、胃或者腸壁的。它和肺部以及生殖泌尿道有很密切的關係，而對於像是咳嗽、支氣管炎、喉炎、呼吸急促；以及白帶、淋病、遺精，還有泌尿道的感染病，例如膀胱炎、腎炎等都很有效。

在中國，乳香用來治療淋巴結結核病（淋巴腺的結核病），並且也用來治療痲瘋病。它的收斂性質對於出血症狀很有幫助，尤其是生殖系統或者肺部方面的。此外，它也有益於消化，可平衡胃酸過多的消化不良症。在外用上，它可以用來治療嚴重的創傷、潰瘍以及紅斑等等，就像沒藥一樣。對於子宮方面的病症也很有用，在懷孕和分娩期間使用也沒有安全的顧慮。乳香可直接

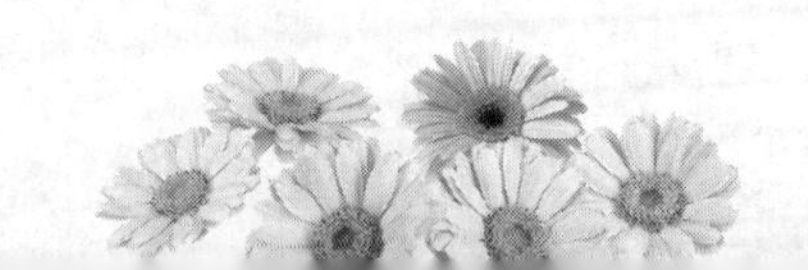

用在體內，像是灌洗、濕敷或是煙燻法。作爲一種口服的藥劑，乳香比其他樹脂類的芳香精油更能令人感到愉快。

它和安息香精油一樣，對於心靈以及情緒具有放鬆、溫和以及提振的效果。這就讓人聯想到，在傳統上，乳香是用來驅除惡靈的，而我們也許可以將這些惡靈視爲存在於我們內心的執迷、害怕以及焦慮的情緒，而這些情緒很可能會影響我們的身體狀態使我們生病。

在過去幾世紀以來，乳香也被廣泛地用於皮膚保養用品上。由於它的收斂效果，所以具有輕微的抗發炎特性，因而有助於維持年輕的肌膚，並抑制（有人敢說稍可根除嗎？）皺紋以及其他老化現象的產生。

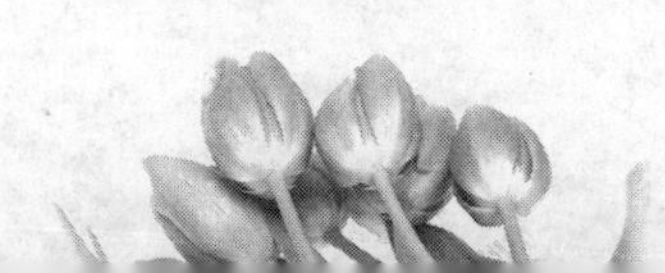

天竺葵 Geranium

拉丁學名：天竺葵屬 Pelargonium adorantissimum
Pelargonium graveolens

科名：牛兒科 Geraniaceae

屬性：陰性

主宰星球：金星

揮發率：87

香氣濃度：6

萃取部位：藥草

性質：止痛、抗菌、鎮靜、促進傷口癒合、出血、刺激腎上腺皮質、滋補、收斂、利尿、醫治創傷

用途：鵝口瘡、傷疤、癌症（子宮）、沮喪、糖尿病、腹瀉、溼疹、乳房腫脹、胃痛、舌炎、出血、黃疸、腎結石、神經緊張、神經痛、眼炎、長虱子、帶狀疱疹、護膚、喉嚨痛、不孕、口腔炎、潰瘍（內部以及外部）、外傷

天竺葵屬植物數量繁多，大多生長至大約兩英尺高，具有鋸齒狀、尖尖的樹葉，還有小型、粉紅色的花朵。這整株植物都可以作爲芳香藥劑，大多出現在荒地，可在灌木樹叢以及森林外圍處發現。在古代，人們將之用在治療外傷以及創傷。

天竺葵精油呈透明無色至淡綠色，具有非常怡人的清新氣味，可以調配出具有消除疲勞和放鬆身心功效的沐浴油。它可以和玫瑰、柑橘類精油和羅勒精油等混合良好，它是極少數能夠用於幾乎任何調油的芳香精油之一。劑量低時，它可以帶出來另一種氣味，而且可以使整個調油產生出輕盈、清新的特性。它還具

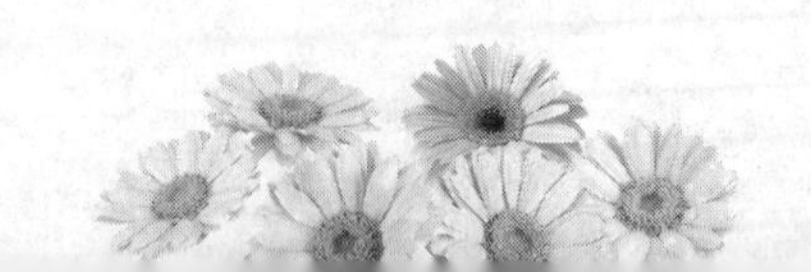

有一種苦味。

「它是受金星的主宰，建議可用在消除結石和止血，不但可以加速瘀傷的恢復，對於私處或是其他部分的潰瘍都很有功效。所有天竺葵屬的植物都具有醫治創傷的功效，天竺葵特別具有這種功效，而且這個藥草還具有更多清潔以及利尿的功用，這些特質是藉由它特殊強烈、像肥皂一樣的氣味；口服時，可將天竺葵磨成粉末再和酒一起服下，可治舊創傷，這種情形也可外敷。將之煎煮之後，也可以用來治療腎結石。」（尼可拉斯・卡爾培波）

天竺葵精油主要是屬於陰性的物質，但是它還具有一種溫暖的特質，這並不是由於極度的陰所轉化成的陽，而是天竺葵精油是屬於中性的精油，但是稍稍傾向於陰性。它的中性特質顯露於它淺綠色的顏色，此外這也可以解釋爲何它幾乎可以與任何其他芳香精油混合良好。

它是一種溫和的止痛和鎮靜劑，可以用來治療神經痛，還有那些與神經較有關而非以身體爲起源的疼痛。作爲一種可促進傷口癒合的止痛抗菌劑，它可以非常有效地治療燒傷，對於外傷和各種類型的潰瘍都很有效。天竺葵精油可以消除極陰或是極陽的狀態，在外傷或者其他的發炎症狀都有助於消炎。對於受陰性影響的部位，它會產生溫和地刺激效用。而它的安撫效用則可用於舌炎、眼炎、口腔炎和胃腸炎。

天竺葵精油對於神經的作用是非常卓越的。它同時具有鎮靜以及提升的功效，就像是佛手柑精油一樣，並且也是羅維斯提成功治癒焦慮的芳香精油之一。像羅勒和迷迭香精油一樣，它具有刺激腎上腺皮質分泌的功效，而腎上腺皮質荷爾蒙具有天然的調節作用。此外腎上腺皮質也含有性荷爾蒙，所以天竺葵精油可以用來平衡男性荷爾蒙或者女性荷爾蒙分泌不足的現象，這種情形通常在更年期中發生。

作為一種抗菌劑，天竺葵精油可用於一般的感染問題，但是對於咽喉或者口腔的感染病特別有效，它同時也可以充當止痛劑。它具有收縮和收斂的效果，像絲柏一樣，並且對於體內或者體外的出血和腹瀉症狀都有很好的療效。此外，它用來平衡一些體液的分泌也很有用，像是白帶。在外用上，它可治療乳房腫脹充血。

由於它的萜烯成分，它還可以作為一種殺蟲劑，特別是可以驅除蚊子。

天竺葵精油是一種溫和的利尿劑，用在治療體內問題上，像是泌尿道的結石就非常有用。它在黃疸的治療上很有價值，而且由於苦澀的味道，可以用在小腸的治療上。從它對於腹瀉和腸炎的療效，我們便能夠明顯地看出它的作用；在治療膽結石上也很有效。此外，它對於泌尿道問題和結核病的治療上也很有幫助。

這是一種很有用的芳香精油，可用來治療各種類型的皮膚問題，包括乾疹、溼疹、燒傷、帶狀疱疹、金錢癬和長虱子。天竺葵精油在皮膚保養上也有很高的價值，而且幾乎能夠用在任何類型的膚質。它具有淨化、清新、收斂的特性，是溫和的皮膚滋補劑。它也可以用於發炎皮膚上，此外對於遲緩、堵塞和油性的皮膚都很有益。

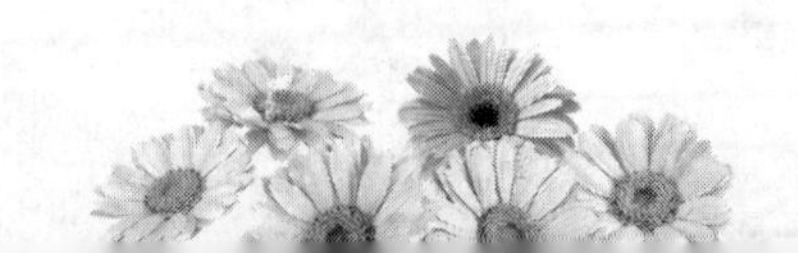

牛膝草　Hyssop

拉丁學名：海索草屬　Hyssopus officinalis
科名：唇形科　Labiatae
屬性：陽性
主宰星球：木星
揮發率：65
香氣濃度：6
萃取部位：藥草

性質：抗菌、止痙攣、祛脹氣、促進傷口癒合、助消化、利尿、祛痰、退燒、發紅劑、使血壓規律、鎮定神經、鎮靜、滋補（尤其是心臟和呼吸系統）、驅蠕蟲、治外傷

用途：月經不調、哮喘、支氣管炎、擦傷、癌症？、黏膜炎、腹絞痛、咳嗽、皮膚炎、呼吸困難、消化不良、溼疹、發燒、水腫、高血壓、低血壓、歇斯底里、流行性感冒、白帶、扁桃腺膿腫、風溼症、淋巴結結核病、梅毒、肺結核、乾咳、外傷

牛膝草是一種不引人注目的小型灌木，生長在乾燥、多坡的地區。它可以生長到一到二英尺高，有細長、針尖的葉片和淡藍色的花朵。牛膝草大多生長在溫暖、乾燥的氣候環境中。它是聖經提到的諸多芳香植物其中之一。貝肯氏的《藥草集》中，對於這種藥草有如下的描述：

「它的特質如下，如果人們將它榨成汁液，並且將之服下，它將可治癒口腔中各種各樣的疾病。同樣地，它還可以驅除人們

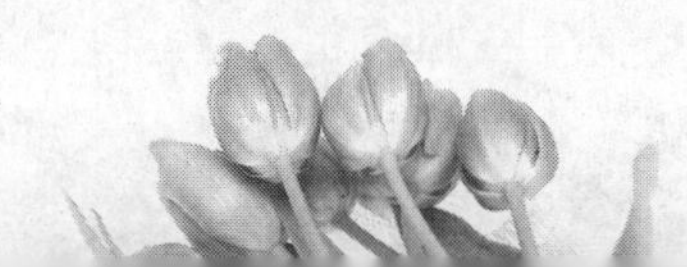

體內的蠕蟲，還可以將之軟化。此外，如果將新鮮牛膝草葉片服下或者磨成粉末再使用，它可使人們擁有好的氣色，牛膝草是屬於熱和乾燥的。」

根據卡爾培波的說法：

「可用牛膝草來洗滌發炎處，這有助於消除撞傷所帶來的瘀血、擦傷或者皮膚脫落。……對於扁桃腺膿腫或者咽喉腫脹，可用牛膝草洗滌和漱口，會很有幫助。……煎煮牛膝草所冒出的熱蒸氣，將之用漏斗收集在耳朵，可以治療耳朵發炎和持續性的耳鳴。……它對於會導致跌倒的病症（像是癲癇）很有幫助，此外，還可以消除嚴重的多痰現象，對於所有寒性的病症或是胸腔和肺臟的疾病都很有效用。」

約瑟夫・米勒則寫到：

「具有治癒、敞開和削弱病菌的效用，可以淨化肺臟，對於咳嗽、哮喘、呼吸困難和肺臟失調都很有益；它被認為對腦部有益，所以可用來治療腦部和神經方面的疾病。」

牛膝草精油具有淡淡的金黃色澤，而且價格相當昂貴，通常都用於高級的香水和高級烈酒中，是夏多酒（Chartreuse）中的重要成分。它的氣味比較難以描述，因爲這種氣味和其他各種芳香精油都不一樣，有可能會讓人聯想到各種不同的芳香精油，它聞起來像是羅勒、天竺葵以及百里香的混合油。它雖然不像天竺葵精油的氣味那樣令人愉快，但是也不至於令人不喜歡。它具有辛辣、苦澀的口味，此外，對於心靈會有強大的影響力，可以迅速

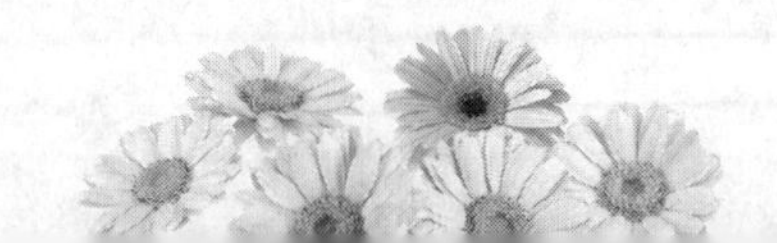

清除心靈的碎片，給予心靈一種靈敏和清晰的感受。它的氣味總是讓我想起羅勒，然而卻沒有那麼靈敏或是辛辣。

牛膝草精油會呈現出某種毒性，這主要是由於它的松樟酮的成分，這是一種單萜酮，一般大多相信高劑量的酮類可能會引起人們抽搐的現象，尤其是那些有癲癇傾向的病人。然而，如果在正常的劑量下使用，牛膝草精油是不會造成任何危險的。古代的藥草學家事實上都使用牛膝草進行癲癇的治療，但是，當然他們是使用新鮮藥草而不是芳香精油。在這樣的認知下，我們知道牛膝草精油的毒性是完全取決於它的用量，我們便可以假設，當它的用量很小，而不足以引發抽搐現象時，它可能會對於癲癇或是與抽搐相關的毛病產生助益。

牛膝草精油屬於陽性的物質，它的效用範圍非常廣泛，但是基本上是屬於刺激性的效用。它對於血壓會有一種不尋常的調節作用，如果血壓過高時，它會使之降低，而如果血壓過低時，它會將之提升。在對狗進行的實驗中發現，牛膝草精油可以微幅地增進血壓和呼吸，之後是血壓的降低和心跳的加速，再來則會漸漸地返回到正常的狀態。它的功效主要是滋補，而不光是刺激而已。傑羅・克魯斯將牛膝草精油形容爲「血壓良好的調節劑，對於處於衰弱狀態的身體系統是一種良好的滋補劑」。他還建議將之用在與脾臟相關的病症中，就像萊茵女士對於牛膝草精油的評價：「透過它對於脾臟的作用，將可有效地治療身體病症。」牛膝草精油對於心臟血管系統的毛病有絕佳的滋補功效，對於恢復期而言，它也是高價值的滋補劑。

在神經系統方面的作用，牛膝草精油的功能類似於溫和的鎮靜劑以及神經的滋補劑。它可以增強並溫暖神經，因而帶來一種放鬆的感覺。而這種增強或者是輕微的刺激效果，在某些人身上可能會引發抽搐的現象。在歇斯底里病症中，由於沒有癲癇的潛

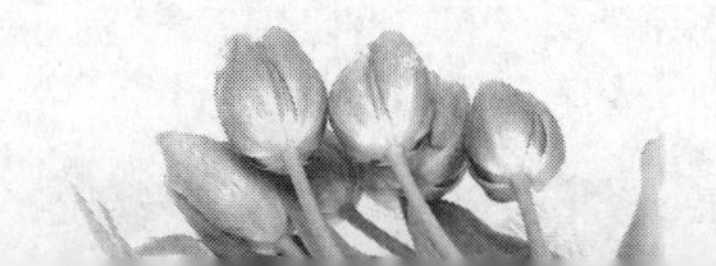

在威脅，它將有助於消除極陰和極陽的屬性，帶來一種相對中性的平衡狀態。

牛膝草精油對於治療呼吸道的毛病很有價值；牛膝草精油的淨化作用主要是透過肺臟。它可刺激黏膜黏液的分泌，增進痰的排除，以及舒緩哮喘的痙攣現象。它是治療咳嗽的極佳良藥，此外，對於支氣管炎、流行性感冒和所有鼻黏膜炎的症狀都很有幫助。在結核病的治療上，它顯現出一種抗菌的效用，因此據說在淋巴結結核病的治療上也很有價值。

牛膝草精油對於消化系統的作用也許很小，因而也較少被人注意，它可作爲溫和的瀉藥，具有舒緩痙攣現象、祛除胃腸脹氣、促進消化以及消除蠕蟲的功效。用於外敷上，對於瘀血、濕疹、梅毒以及外傷都很有幫助。牛膝草精油在懷孕時期最好避免使用。

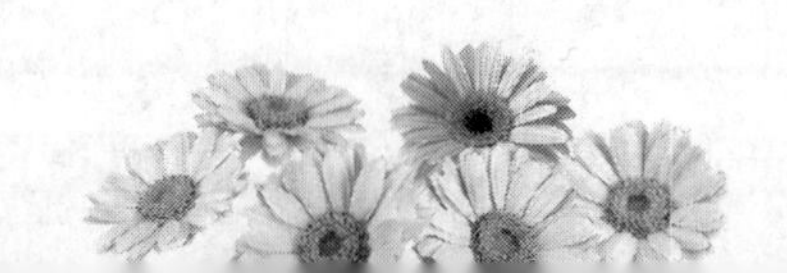

茉莉　Jasmine

拉丁學名：茉莉屬　Jasminum officinale
　　　　　　　　　Jasminum grandiflorum

科名：木樨科　Jasminaceae

屬性：陽性

主宰星球：木星

揮發率：95

香氣濃度：7

萃取部位：花朵

性質：抗抑鬱、抗菌、止痙攣、催情、鎮靜、滋補（尤其是生殖系統）、催乳、助產

用途：咳嗽、焦慮、神經質、護膚、沮喪、性無能、月經困難、生殖系統毛病

茉莉精油是最昂貴的芳香精油之一，我也總是覺得它擁有「香精之王」這樣的稱呼眞是實至名歸。茉莉的英文名稱來自於阿拉伯文的yasmin一詞，中國的茉莉主要是用來作茶，印度人則稱之爲「樹叢的月光」。在中國，茉莉花都用在化妝品上，還用來裝飾仕女的頭髮，早期還被當作一種沐浴後的身體按摩油。

茉莉屬於爬藤類的植物，會開出白色或是黃色的花朵，在阿爾及利亞、摩洛哥、法國、中國、埃及、義大利以及土耳其都有栽種；其中以法國的精油價格最高。

多年以來，茉莉精油都是由脂吸法萃取而得，然而現在僅有以高揮發溶劑萃取的方式。茉莉精油的氣味是所有精油中最怡人的，通常都在最昂貴的香水中用到。茉莉精油具有一種深的紅棕

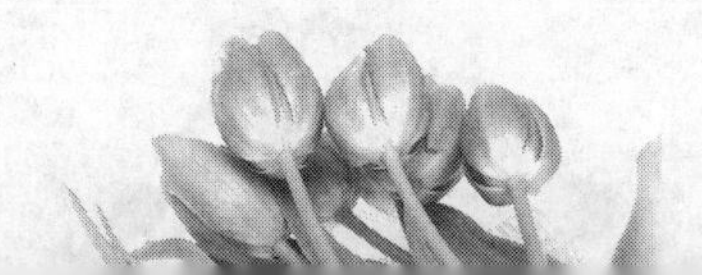

色，就像是美麗的桃花心木一樣。它可以和玫瑰以及柑橘類植物的精油混合良好。它具有一種香甜的、異國情調的香味，絕對會使人感到舒適。

「茉莉是一種溫暖、利心臟的植物。……它可以使子宮溫暖，而且有助於分娩過程；它對於咳嗽、呼吸困難等等的問題很有幫助，它可以排解不愉快的情緒，而且有益於風寒和黏膜炎等症狀，但是對於熱的病症則沒有幫助。」

「茉莉精油對於僵硬和蜷縮的四肢很有幫助，它可以敞開、保暖以及軟化神經和肌腱……它可以排除子宮的疾病，並且對於腹絞痛也很有幫助。」（尼可拉斯·卡爾培波）

茉莉精油主要是在情緒層次上產生作用，對於治療心理上和身心失調上的問題有很高的價值。儘管它不具有生理上的影響，但是對於情緒上的問題，一般都會使用茉莉精油。茉莉精油具有神經的鎮靜作用，與此同時，卻又可產生一種提振的效果。它是一種抗抑鬱劑，而且還有助於轉化爲樂觀、信心和興奮的心理狀態。對於像是冷淡、漠不關心或者是無精打采的情況很有幫助。

就像玫瑰精油一樣，它對於女性的生殖系統有非常顯著的作用。它可以舒緩子宮痙攣以及月經的疼痛，無論疼痛是在腹部或者背部。它還有助於減輕分娩期間的疼痛，以及增進分娩過程的順利。它也可以增進母體乳汁的流動，因此可以作爲一種具有高度價值的產前和產後的按摩油。在馬來半島中有七種茉莉花是用來治療產褥敗血症的治療劑，它還是一種非常有用的催情劑，可以使身體感到溫暖以及放鬆。由於這樣的原因，還有它在情緒上面的影響，茉莉精油在性冷感以及性無能的治療上是一項非常有用的物質。它可以直接作用在男性性器官上，具有溫暖以及強化

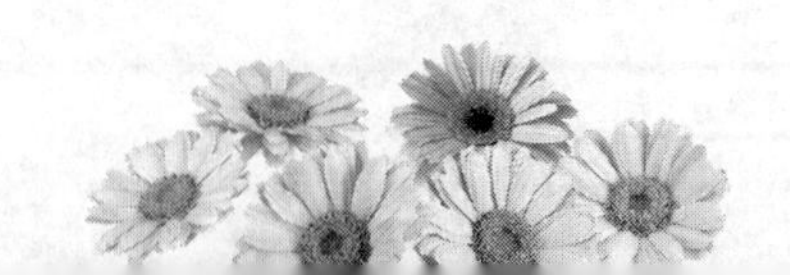

的功效。它對於一些機能不良的狀況很有用，像是遺精、淋病以及前列腺炎。

茉莉精油在呼吸系統上的作用在於減輕咳嗽、呼吸困難、嘶啞、咽喉背面的神經痙攣以及支氣管炎。它可以使寒冷以及衰弱的胃保暖，對於一般的神經失調和隨之所產生的問題有很高的治療價值。

茉莉精油的主要作用是屬於陽性以及溫暖的，具有敞開以及舒緩痙攣的現象。它對於像是受寒、痙攣、抑鬱、黏膜炎或者其他的失調症狀很有幫助。茉莉精油，就像是所有純精油一樣，具有相當強大的效力。它沒有任何毒性，但是如果使用過度的話，將會抑制它所產生的益處，並且可能引發黏膜炎。因爲過度的陽最終會轉成陰。

在適度的使用下，茉莉精油對於熱、乾性或是敏感性的膚質很有幫助，尤其是當皮膚有紅腫或者搔癢時。這並不是表示要排除它對於其他膚質的作用，由於它如此怡人的氣味，它可以用來作爲任何膚質的護膚油。它對於皮膚炎或者丹毒的症狀很有用，尤其是當有抑鬱的狀態伴隨發生時。

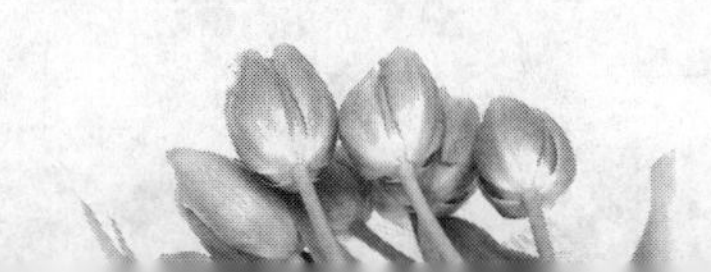

杜松 Juniper

拉丁學名：檜屬 Juniperus communis
科名：柏科 Coniferae
屬性：陽性
主宰星球：木星
揮發率：30
香氣濃度：5
萃取部位：漿果

性質：抗菌、抗痙攣、排毒、催情、收斂、祛脹氣、促進傷口癒合、利尿、通經、鎮定神經、發紅劑、健胃、發汗、滋補、治外傷

用途：痤瘡、蛋白尿、護膚、潰瘍、咳嗽、消化不良、淋病、出血、白帶、創傷、月經困難、動脈硬化、肝硬化、腹絞痛、皮膚炎、糖尿病、水腫、經痛、脹氣、痛風、腎結石、神經失衡、胸腔感染、少尿、風濕、尿道感染、腎盂炎、尿急痛、膀胱炎

杜松是屬於小型的常綠樹，具有小型、針尖狀的樹葉，而每三片葉片便會以螺旋狀緊密排列在一起。杜松大約可以長到四到六英尺高，通常都生長在石灰質的土壤中。杜松精油主要是由果實部分提煉而來，杜松的果實體型小、果皮呈現黑色，成熟之後會由綠色轉爲深的紫藍色，杜松的枝幹部位也可以提煉出精油，但是這種芳香精油的醫療價值較低。

在早期的文明中，杜松被當作焚香在燃燒。在西藏，無論是宗教和醫藥上的用途都會用到杜松。杜松也是許多用來驅除惡靈

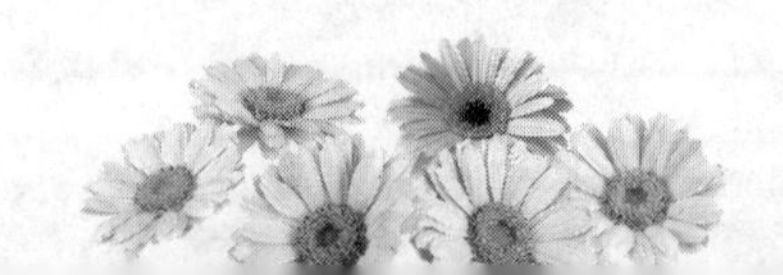

的芳香植物之一，此外，在瘟疫或者其他的接觸性的傳染病流行期間，杜松還可以當作一種消毒劑。在過去，法國人經常在醫院或是病房中燃燒混合的杜松及迷迭香，以便淨化室內的空氣。在南斯拉夫的傳統民間醫藥中，杜松精油幾乎可以用來治療所有的病症。

杜松精油呈現輕微的黃綠色，而且還有令人愉快的松脂的氣味。就像絲柏以及松樹的精油一樣，由杜松調配出的沐浴油具有消除疲勞功效，同時還兼具刺激以及放鬆的作用，它帶有一種相當苦澀的味道，此外果實常常用來製造琴酒。

「杜松的果實是屬於第三級的熱和第一級的乾，可以用來抑制毒素和防止惡性的傳染病，而且治療毒蟲的螫傷也很有幫助，此外，還可以激起尿意，因此對於痢疾和痛性尿淋的治療都很有價值。它還可以治療浮腫的症狀、催經、使母親順產，而且具有消除胃腸脹氣和促進胃口的功效。事實上，沒有任何醫藥可以比杜松果實所提煉出的精油，更適合用來治療身體器官的脹氣或是腹絞痛的症狀。杜松的果實對於咳嗽、呼吸急促、肺病、腹部的疼痛、精神迷亂、痙攣、抽搐等等很有幫助，此外這些果實可以止瀉，治療內痔或者外痔上很有功效，而且還有助於驅除幼兒體內的蠕蟲。」（尼可拉斯・卡爾培波）

在約瑟夫・米勒所寫的《藥草植物》一書中，他提到杜松是唯一官方認可的藥劑。

「即使是很小的劑量，它就可以作為一種溫和的刺激劑和健胃劑。它可以迅速進入血液中，當循環至腎臟時便停留下來，而且對於腎臟有強大的刺激效用，所以當身體有浮腫現象的話，

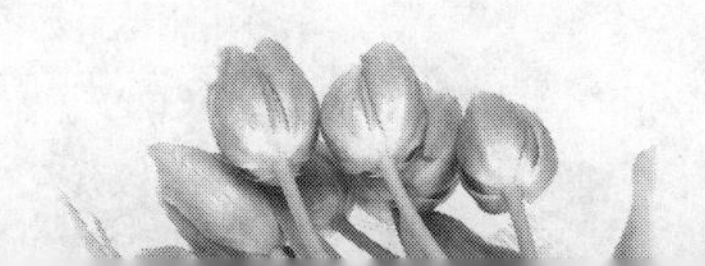

它可以促進體內水分的排除，但是對於在健康狀況的個體，則很可能使身體水分的含量降低。它還可以刺激生殖器官，如果使用的劑量很大時，它則類似於乾斑蝥粉的效用，此外，對於像是痛性尿淋和陰莖持續勃起的症狀也可用以治療。」（威廉・懷特勒）

「因心臟、肝臟或者腎臟的功能而引發水腫症狀導致身體疾病時，杜松便可用於刺激排尿，以排除體內過多的水分。」（葛莉芙女士）

杜松精油主要作用在皮膚、消化系統、泌尿系統、血液和神經系統上。與檀香一樣，在傳統上也是作爲一種利尿劑，而且還是治療泌尿道感染病的良藥。作用於呼吸道、消化道和血液方面時，則可以作爲一種抗菌劑。它可以有效地抑制腦膜炎雙球菌、葡萄球菌、白喉桿菌和衣伯氏桿菌的作用。杜松精油已經成功地用於治療霍亂、痢疾和傷寒所引起的發燒症狀。雖然在這些病況的治療中，杜松精油抗微生物的性質仍然還未被確認。

杜松精油的利尿作用是藉由提升腎小球的過濾作用，此外還增加鉀、鈉和氯離子的排洩量。在這些作用當中，我們並沒有發現任何可逆的反應，而且長期使用杜松精油並不會產生病理學上的改變。

杜松的作用和絲柏極爲類似，而它們也是非常相近的樹種。絲柏收斂和止痙攣的效用非常強烈，而杜松卻是利尿的良藥。由於杜松利尿和淨化的作用，因此可用在治療風溼症和痛風。將之適當地用植物油稀釋後塗抹於患部，可以作爲溫和的止痛發紅劑，因此對於減輕風溼性的疼痛非常有效。由於它在泌尿系統上的獨特功效，因此常用在治療膀胱炎、慢性腎盂炎和腎結石的病症。就像絲柏一樣，它可用於治療痙攣性的咳嗽，南斯拉夫的藥

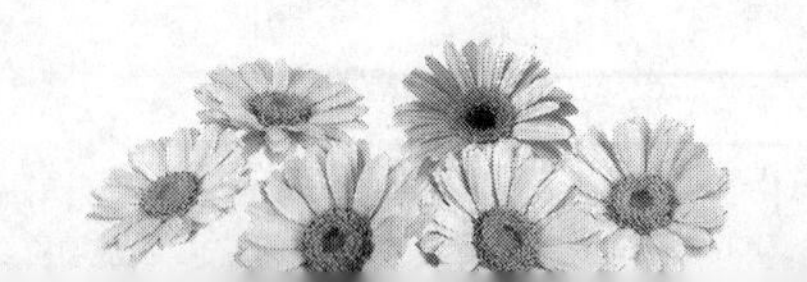

學界已將杜松用於這種症狀的治療。

杜松用於治療腹絞痛以及胃腸脹氣非常有效，並且對於各種類型的消化不良和輕微的胃病都很有幫助。此外，對於神經有增強和滋補的效用，因此常用在治療神經系統的毛病，對於焦慮和承受壓力的狀態很有幫助。它的鎮靜效用可幫助那些過度擔憂和承受過多壓力而引起睡眠障礙的人。由於上述的功效，再結合通經的效用，因此便成爲治療經期疼痛的絕佳良藥。卡爾培波建議用杜松精油來治療癱瘓和會導致跌倒的疾病（例如癲癇）。

杜松精油可以刺激血液循環，此外由於具有淨血的功能，因而常用在治療皮膚和血液方面的問題。若是塗抹在皮膚上，可用來治療溼疹、皮膚炎和牛皮癬。由於結合了淨化、發汗、抗菌以及發紅劑的性質，因此杜松精油在皮膚問題的治療上是一個最理想的良藥。此外，它還具有收斂的功效，因此治療痔瘡和各種類型的出血症狀都很有幫助。因爲它的抗菌以及收斂性，因而對於油性膚質和痤瘡症狀很有效。杜松精油調製出的純露，對於皮膚是很好的純淨和滋補劑。

雖然杜松具有溫和的毒性，但仍是一種很有效而且可以多方面應用的良藥，而不會產生任何反面的副作用。它適用於寒性、恐懼、發抖、虛弱以及倦怠的症狀。

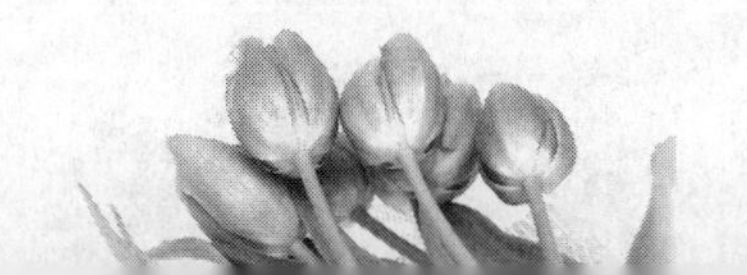

薰衣草　Lavender

拉丁學名：薰衣草屬　Lavandula Officinalis

科名：唇形科　Labiatae

屬性：陽性

主宰星球：水星

揮發率：85

香氣濃度：4

萃取部位：花朵

性質：抗菌、抗抽搐、抗沮喪、止痛、抗痙攣、排毒、祛脹氣、利膽、除臭、促進傷口癒合、強心、增強細胞之防衛力、利尿、通經、鎮定神經、降低血壓、助脾、鎮靜、發汗、滋補、治癒外傷、驅蟲

用途：膿腫、痤瘡、禿頭、哮喘、瞼緣炎、紅斑、黏膜炎、萎黃貧血、白帶、脹氣、膀胱炎、壓力、少尿、沮喪、燙傷、腹絞痛、結膜炎、抽搐、沮喪、皮膚炎、腹瀉、白喉、消化不良、瘻管、水腫、淋病、口臭、失眠、喉炎、噁心、神經衰弱、耳痛、溼疹、癲癇、昏厥、頭痛、高血壓、歇斯底里、流行性感冒、偏頭痛、心悸、癱瘓、牛皮癬、風溼症、疥瘡、淋巴結結核、中暑、傷寒、膽結石、咽喉感染、結核病、潰瘍、嘔吐、百日咳、外傷

薰衣草一詞來自拉丁文「lavare」，是洗滌的意思。它是羅馬人最喜歡的芳香藥草之一，很可能與羅馬人喜歡洗澡有關。薰衣草很可能由羅馬人流傳到英國，並且從那時候開始，薰衣草便成爲女人最喜歡的香料。它廣泛地用於調製化妝水，並且是許多罐

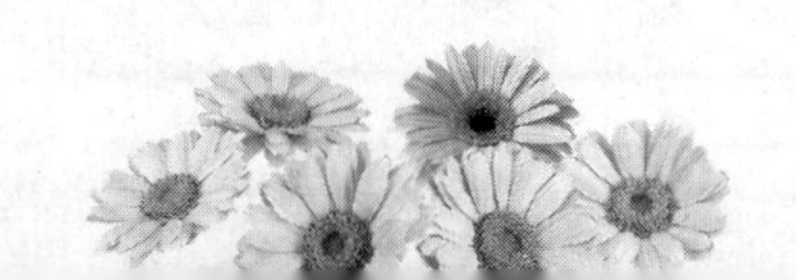

裝香粉和香袋的主要組成。更早期時，在一些特別的節慶或是場合中，人們會將薰衣草香粉用來撒在房子和教堂的地板上，並且非常普遍地加在化妝水和食醋當中。

許多歐洲國家中都有栽種薰衣草，但是，最主要的生產國是法國，而品質較高的精油產自塔斯馬尼亞島。英國的薰衣草精油雖然名聲響亮，但是卻僅僅有非常小規模的生產，主要是在諾福克區域。薰衣草精油具有一種樟腦特有的氣味，在過去，英國原始的薰衣草是栽種在米崁以及蘇瑞這兩個地方。

薰衣草精油特具的清新和芳香，以及植物本身的介紹就不再贅述。薰衣草精油廣泛地用在香水調配中，尤其是化妝水，而且它的氣味普遍爲人所接受。薰衣草精油澄清無色，質地相當溫和，並且還有一點點苦澀的味道。它可以和許多不同的芳香精油充分混合，還可以強化混合油輕盈、帶有花香的特質。

「這種植物叫作薰衣草。將之在水中浸泡後再給予癱瘓的人飲用，則癱瘓的症狀可以獲得治療。它是屬於熱和乾燥的藥草。」（貝肯氏的《藥草集》）

「對於強直性昏厥、輕微的偏頭痛和導致跌倒的相關病症，吸入薰衣草的蒸氣，或是將浸泡過薰衣草的水塗抹在太陽穴和前額，會對於病況有許多的幫助……對於像是癱瘓的症狀，也可以用這種植物加以治療，只要將花朵製造出的蒸餾水洗滌患部，或者直接塗抹由花朵和橄欖油製造出的芳香精油，製作的方式就像是調製玫瑰油一樣。」（約翰·傑拉德）

「薰衣草幾乎可以全盤用上，無論是用來薰香內衣、外衣、手套和皮革，或是安撫以及提振空洞的頭腦也很有效。……通常可將薰衣草與其他熱的藥草放在一起，無論是用在沐浴上或者是作成香膏，都可用來醫治由於冷所造成的疾病。」（約翰·

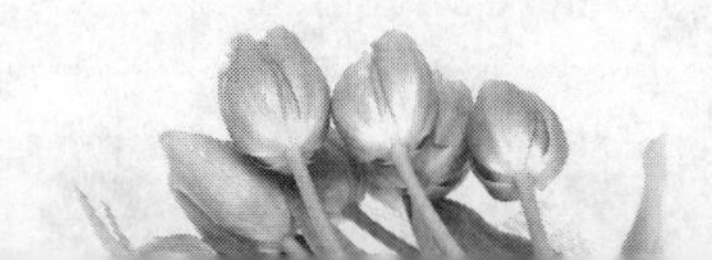

帕金森)

「這種藥草植物是在水星的主宰之下。它對於頭部的疼痛,以及那些寒冷、中風、昏倒、水腫或者行動遲緩、抽搐、癱瘓和昏厥的症狀,尤其有效。它不但可以健胃,同時還具有保肝以及助脾的功效,產婦分娩時,可以使排出死胎和胞衣的過程更為順利。將花朵與酒一起服下,將有助於停止體液流動,或是減輕胃腸脹氣以及腹絞痛的症狀,如果將花朵與患部浸泡在一起會更有效……若飲用花朵的蒸餾水兩匙,對於失聲的症狀很有幫助,而對於心悸、昏厥以及昏倒的人,可將薰衣草精油塗抹在太陽穴,或是鼻孔處使患者可以嗅到。」(尼可拉斯·卡爾培波)

一般都認爲,薰衣草精油是最有效以及用途最廣的芳香精油,它的屬性顯示出一種陰和陽之間的平衡,並且在一般的環境狀況下,它是居於中性的。對於心臟,還有一種鎭靜以及滋補的功效(歇斯底里、神經緊張、心悸),此外也可以降低高血壓的現象。它是一種溫和的局部止痛劑,並且可以鎭靜腦脊髓的易激動;此外,神經鎭靜方面的性質也很享有盛名,並且證實在許多神經和生理的毛病,像是沮喪、失眠、偏頭痛、歇斯底里、神經緊張和癱瘓上都很有治療價値。作爲一種鎭靜止痛劑,它可用來有效地治療頭痛和偏頭痛。薰衣草比較像天竺葵,可以產生中性化的作用,而非陰或陽的特性,因此,它具有相當廣泛的用途。它可以用於癲癇、抽搐、強直性昏厥以及其他因爲陰和陽嚴重失衡所產生的神經緊張症狀。它是一種心臟的滋補劑,並且可以鎭靜心臟的神經。卡爾培波所寫的「心臟的震動和刺激」一文中,有很明確地描述出薰衣草精油對於精神狀態的功效:心悸、發抖、刺激、衰弱、驚慌、歇斯底里(首先決定一件事情之後,馬

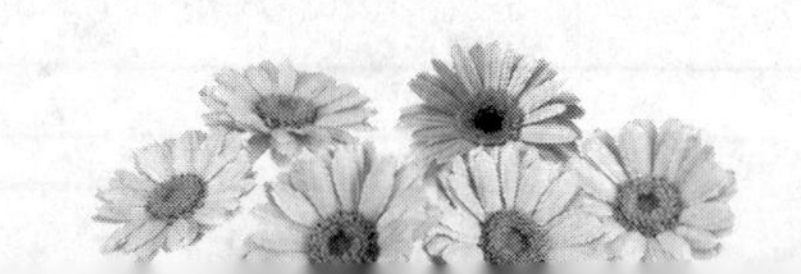

上又堅定地決定相反的事情）。葛莉芙夫人也強調薰衣草酊劑可用來治療妄想症和沮喪。薰衣草精油可以用來治療任何嚴重的心理病症，也就是由一種極端的情緒突然轉變到另一種極端的情緒，例如躁鬱症。此外，對於神經耗弱也很有幫助。

雖然它不具有實質的抗發炎效用，但是薰衣草精油可用在任何有發炎症狀的病況中，比方像是燒傷、皮膚炎、濕疹、牛皮癬、癬子、風溼、瞼緣炎、潰瘍、結膜炎、膀胱炎、腹瀉、喉炎等等。在大多數的這些病況下，薰衣草精油的抗菌性質也很有價值。薰衣草精油對於黏膜方面的發炎症狀很有益處（比方像是白帶、淋病以及支氣管炎等等），它也是一種溫和的止痛劑，因而使它在上述大多數症狀的治療中都有很高的評價。此外，它對於風溼或者肌肉的酸痛和疼痛也很有幫助，對於運動員和運動愛好者，薰衣草精油還是按摩油中一個很有用的成分。

薰衣草精油是良好的抗痙攣劑（哮喘、支氣管炎）、祛脹氣劑和健胃劑（腹絞痛、噁心、嘔吐、脹氣、消化不良），尤其是當這些症狀與神經緊張或者情緒問題相關聯時。它可以增進胃液的分泌以及腸道的蠕動。它的抗菌性質尤其適合用於抑制口臭，並且還是極好的皮膚抗菌劑。

薰衣草精油可以用於治療各種類型的皮膚病症（皮膚炎、溼疹、痤瘡、牛皮癬等等），而且對於其他皮膚方面的問題也很有幫助（虱子、疥瘡）。在某些實驗中，它還證實可以有效地治療禿頭的症狀，而且無論是因爲何種原因所導致的禿頭，特別是與神經問題有關聯的狀況。此外，它對於各種類型的皮膚狀況（油性、乾性、敏感性以及痤瘡型膚質）都很有幫助，而且和其他芳香精油混合後，可以發揮良好的功效。因此薰衣草精油被視爲一種很好的細胞再生劑（增進皮膚細胞的新生），也被視爲具有使皮膚恢復青春的良藥，而這個性質也可以用來解釋，爲什麼薰衣

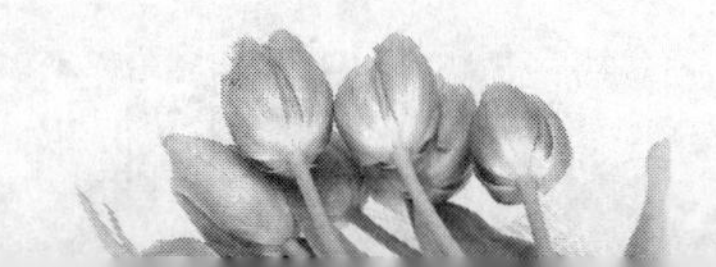

草精油是治療燒傷最有效的芳香精油。而且，由於它令人愉快的氣味，因此也是一種有效的除臭劑。

由於同時具有抗菌、消炎、促進傷口癒合的效用，在治療燒傷、感染性外傷和潰瘍時，薰衣草精油是在治療這方面症狀最好的芳香精油之一。瓦涅醫生也推薦用薰衣草精油來治療感染性梅毒、壞疽的傷口和脫腸。由於薰衣草精油的抗菌效用，因此在流行性感冒以及多數的咽喉感染病症治療中也經常使用到。此外，由於它抗菌以及利尿的效用，對於治療膀胱炎也很有幫助，尤其是那些由受冷或者風寒導致的症狀。對於尿量排洩較平常爲少時，也一定會用到薰衣草精油加以治療。

此外，薰衣草精油對於中暑症狀也很有幫助，以薰衣草精油調配出的按摩油，將可以防止曬傷。然而，薰衣草精油並不是很強烈的陽光遮蔽劑，在強光下進行日光浴時，薰衣草精油的效用並不足夠。

薰衣草有益於角膜的潰瘍和損傷。它可以降低動脈血壓，還可以減低血液的表面張力。它對於中央神經系統有鎮靜的作用，還可以減緩中樞神經系統的作用，同時抑制其主導之活動。它也可以抑制衣柏氏菌、葡萄球菌、淋菌、白喉桿菌、傷寒桿菌等等。薰衣草精油可以在十二到二十四小時之內殺死肺炎雙球菌、鏈球菌。它具有非常低的毒性。

對於幼兒，薰衣草精油是非常有用的良藥，尤其是有益於改善他們的腹絞痛、容易緊張、激動、衰弱、皮膚感染和一般性的感染。薰衣草精油據說對於百日咳非常有效，但是，我還未曾聽聞有人在幼兒身上對於這樣的症狀進行此種治療。薰衣草精油特別對於耳朵、鼻子以及咽喉的感染病很有效，此外，在治療嬰兒的耳痛上，薰衣草精油是除了洋甘菊精油外的另一項選擇。

在分娩過程中，薰衣草精油在各個階段都很有用，它可以使

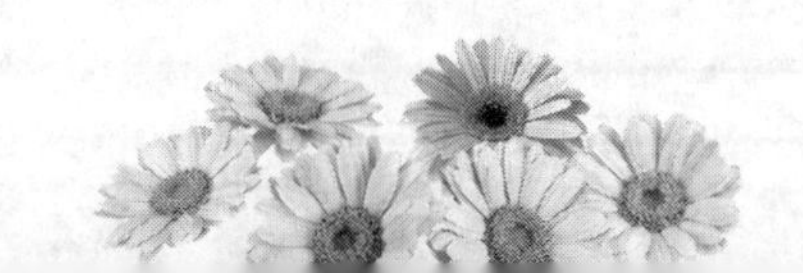

嬰兒脫離母體的時間加快，而不需使子宮的收縮加劇。此外，薰衣草精油還有助於使母親平靜下來，若是調製成芳香水，將之濕敷於頭部可以使人提神醒腦。它也可以調製成按摩油，可用來對下背部進行按摩（可使疼痛減到最少），或是對腹部施行溫敷，還有助於排除胞衣。此外，在熱源處滴上幾滴薰衣草精油，可以達到更新和淨化空氣的效果。薰衣草精油也是一種通經劑，對於經血不足或是經期疼痛也很有幫助。此外，它還是治療白帶的良藥，可用陰道灌洗的方法治療。

外用時，它是刺激白血球細胞增生最有效的精油之一。對於像是感染、痙攣、發炎或是情緒困擾，薰衣草精油都可以派上用場。雖然有幾個藥草學家都提到了薰衣草精油所具有的毒性，但是事實上，它可是所有芳香精油中毒性最低的物質，甚至比洋甘菊精油的毒性更低。薰衣草精油的效力經常可以藉由與其他芳香精油混合而提升。

用薰衣草精油來治療發炎的症狀時，通常僅僅需要很低的濃度（低於百分之一）。在較高的濃度時，薰衣草精油通常具有刺激血液循環的功效。用來治療肌肉酸痛、扭傷、風溼疼痛等等時，使用的濃度約在百分之二到百分之四之間。用來治療發炎性傷口、潰瘍、皮膚病症或者類發炎的現象時，將薰衣草精油和洋甘菊精油混合，效果會較好。

用薰衣草精油沐浴，可以消除疲勞、放鬆精神，而且不論在什麼狀況下，都一定能發揮療效。它可以溫暖心房，可穩定激動的情緒，並且對於有睡眠方面問題的人，還可用來作爲晚間的沐浴劑。在許多方面，薰衣草精油與洋甘菊精油非常類似，但是薰衣草精油的毒性較低，此外也更爲中性，洋甘菊精油則是陰性。薰衣草精油的溫水澡或者是足浴，可以非常有效地減輕身體或者神經方面的疲勞。

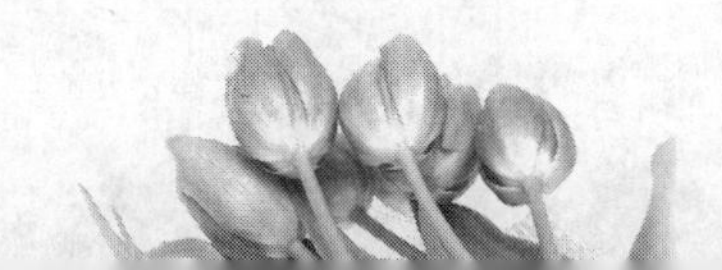

薰衣草精油對於昆蟲的螫傷以及咬傷有很好的功效，尤其是蜜蜂、黃蜂、蚋以及蚊蟲。此外，對於蕁麻的刺傷也很有幫助。僅需將薰衣草精油直接塗抹於螫傷部。

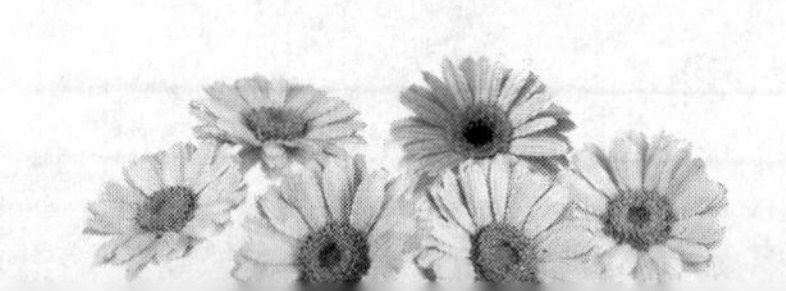

馬鬱蘭 Marjoram

拉丁學名：牛至屬 Origanum marjorana

科名：唇形科 Labiatae

屬性：陽性

主宰星球：水星

揮發率：40

香氣濃度：5

萃取部位：藥草

性質：止痛、抑制性慾、抗菌、強心、祛脹氣、助消化、通經、祛痰、降低血壓、通便、鎮定神經、鎮靜、滋補、治癒外傷

用途：關節炎、哮喘、腹絞痛、便秘、月經困難、消化不良、水腫、生殖器官興奮增盛、頭痛、高血壓、歇斯底里、白帶、偏頭痛、神經衰弱、抽筋、失眠症

馬鬱蘭是一般用在家庭烹飪中的香料，此外還是一種享有盛名的治療用藥草。古希臘人曾經大量地使用馬鬱蘭，無論是作爲藥草、香精、以及其他的化妝保養品，還用來治療抽搐、水腫以及麻醉性中毒。在英國，馬鬱蘭被稱爲 magerum 或是 margerome。馬鬱蘭原始名稱的來源已經不可考，有可能是源自希臘文 margaron，意指珍珠，同一字源的字還有人名「瑪格麗特」。馬鬱蘭的拉丁學名 origanum，是出自希臘文的 oros（意指山）和 ganos（意指快樂）。

就像羅勒一樣，馬鬱蘭是唇形科芳香精油中，氣味較爲宜人的精油。它可以和薰衣草以及佛手柑精油混合良好，而這三種芳

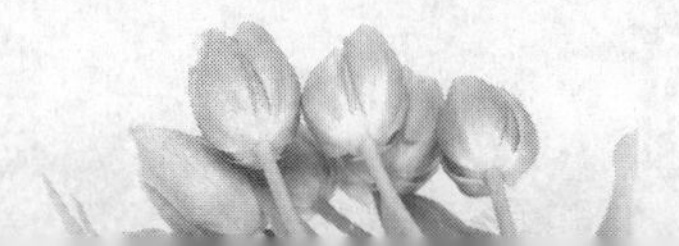

香精油一起混合時，可以產生一種很令人愉快和放鬆的感覺。它的味道嚐起來極苦，此外還可以暖化心臟和胃部。馬鬱蘭可以調配出具有放鬆、溫暖和加強防衛效用的沐浴油。

「這個藥草植物是屬於第二級的熱和乾燥。……它具有安慰、放鬆、消耗和純淨的特質。如果將它的粉末和酒一起服下，或者將它的粉末用酒加熱，它可以使胃部溫暖。同樣地，它可以使消化更為順利。此外，取馬鬱蘭的葉片和花朵，稍稍加以搗碎，將之在平底鍋中加熱，敷於患部，可以去除由胃部脹氣所引發的胃部疾病。同樣地，對於頭部的風寒，可將這個藥草植物加溫後，捆綁在頭上，將可使頭部變得溫暖。此外，它還可以使母體的子宮保持乾燥，也有助於排除其中過多的體液。」（貝肯氏的《藥草集》）

「我們一般的甜馬鬱蘭是可以用來治療頭、胃、肌肉和其他部分的風寒的病症，可用內服或是外用的方式加以處理。將馬鬱蘭煎煮過後喝下，可以治療胸腔方面的毛病，此外，還具有保肝和助脾的功用，還對於子宮的風寒，以及脹氣的症狀都很有幫助，對於因為舌頭腫脹所引發的失聲症狀，也可以有效加以治療。……拿來做成子宮托的話，還可以促進女人的生產過程……對於僵硬的關節有暖化和舒緩的作用，對於僵化的肌肉，可使之得到安撫和易於彎曲。」（尼可拉斯・卡爾培波）

「是一種作用在頭部的植物，對於腦部和神經方面的病症有幫助。……對於抽搐、中風、癱瘓、眩暈、頭痛等等類似的病症很有幫助。」（約瑟夫・米勒）

馬鬱蘭精油是屬於陽性的物質，而且主要的作用是在於鎮靜。它具有溫暖的作用，還可以減輕痙攣現象，此外對於消化和

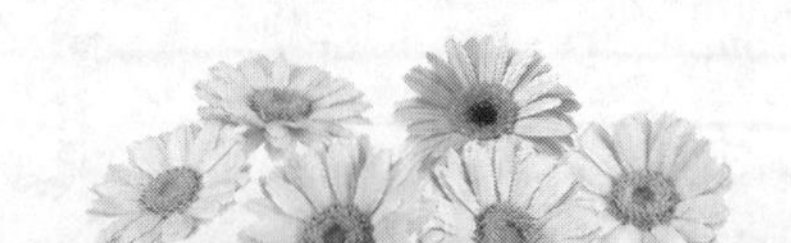

月經都有幫助，還可以降低過高的血壓；它可以刺激副交感神經的作用，並降低交感神經的功能，因而產生一般性地血管擴張。它大多數的作用都圍繞在自主神經系統方面。由於它止痙攣、鎮靜、溫暖的作用，很適合調配成一般性的身體按摩油。卡爾培波還建議將之用在「脫臼的地方」。

由於它的溫暖作用，卡爾培波甚至建議將之用以改善與風寒或是痙攣有關的病症。許多芳香精油都具有溫暖的功效，但是馬鬱蘭的暖身作用尤其獨特。請留意卡爾培波如何描述拿馬鬱蘭來治療「悲傷」的子宮。馬鬱蘭特別是對於因悲傷而引起的種種症狀有相當大的幫助，而且對於心臟有特別的溫暖以及使之舒適的效果；這主要是藉由使血管擴張的作用，而舒緩心臟所承受的壓力及負擔，使心臟有稍稍休息的機會。它極苦的味道暗示了它在心臟方面的效用。約翰・傑拉德便建議將馬鬱蘭用在那些「承受過多嘆息的人」。

在外用上，馬鬱蘭具有溫暖以及止痛的功效，因此對於肌肉痙攣、風溼疼痛、扭傷、擦傷等等狀況都很有幫助，還有助於退去瘀青。在治療風寒的症狀上，可以將之作爲一種吸入劑，或是將之按摩在鼻竇或太陽穴的區域，對於頭痛或是偏頭痛的問題，可以用口服的治療方式。將它用來灌洗陰道，可作爲一種溫暖的通經劑，此外，對於白帶以及經期的疼痛都很有幫助。

馬鬱蘭對於過度的性興奮也很有幫助。這雖然不是一種疾病或不正常的現象，但是馬鬱蘭的獨特功效對於這種狀況很有幫助，而這是由一位牧師所發現。馬鬱蘭對於性器官過度興奮、過度手淫、女性性需求過度等等狀況都有功效，尤其當這些症狀與歇斯底里或者焦慮症狀有關時。

馬鬱蘭可以作爲一種通便劑，這主要是藉由它對於腸道蠕動的刺激和強化；這還與它助消化和袪脹氣的功能有關。同時，它還可以舒緩腸道的痙攣，因此，它也可以用在治療腹絞痛、水腫、以及痙攣性的消化不良症。馬鬱蘭精油在神經系統方面的作用是鎮靜和滋補的。它對於失眠和焦慮的狀態非常有用，尤其當有高血壓症狀時。馬鬱蘭精油也能成功治療歇斯底里病症。懷孕期間最好避免使用馬鬱蘭精油。

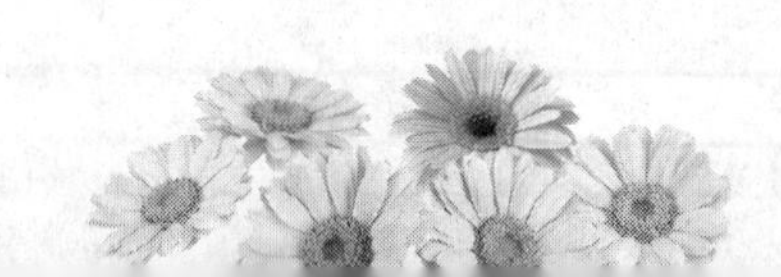

香蜂草 Melissa

拉丁學名：滇荊芥屬　Melissa officinalis

科名：唇形科　Labiatae

同義詞：香脂、檸檬香脂

屬性：陽性

主宰星球：木星

揮發率：？

香氣濃度：4？

萃取部位：藥草

性質：抗抑鬱、抗痙攣、強心、祛脹氣、助消化、降低血壓、發紅劑、鎮定神經、鎮靜、健胃、滋補、利尿、驅蠕蟲

用途：過敏症、哮喘、感冒、腹絞痛、沮喪、痢疾、發燒、消化不良、高血壓、月經問題、偏頭痛、心悸、神經緊張、驚嚇、不孕（女性）、噁心、眩暈、抽筋

香蜂草葉片具有一種愉快、帶有檸檬氣味的味道，而這種植物經常被人稱作爲「檸檬香脂」。與檸檬精油相較，香蜂草精油具有一種更微妙而且獨特的藥草植物的氣味。香蜂草在歐洲、中亞和北美都可以找到。在英國，香蜂草非常普遍，無論是人工栽種或是野生的都越來越多。香蜂草葉片較小，並且呈現鋸齒狀，而它的花朵是白色或是黃色的。在初夏時節，就在它開花之前，香蜂草的氣味最強。

香蜂草一詞是出自希臘文的「蜜蜂」一字，而也就是蜜蜂發現香蜂草非常有益於蜂蜜的製造，所以被這種植物的氣味所深深吸引。它的另一個稱呼「香脂」也顯示出，它是因爲氣味而被得

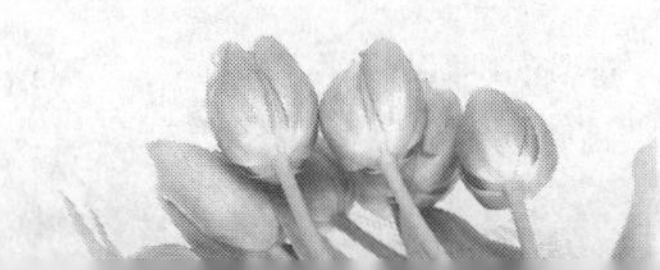

名。它是我們最早使用的一種醫療用藥草，並且被帕拉索修斯高度推崇，他將香蜂草比喻爲萬靈丹，還將之與碳酸鉀碳酸鹽結合，得到一種稱爲香蜂草靈藥的混合物。香蜂草精油直到十七世紀末葉才被拿來用在醫療上。

所有的古藥草學家都對香蜂草讚譽有加，認爲它是一種治療憂鬱的良藥，此外還有助於頭腦和神經。約瑟夫・米勒便寫到：

「它對於所有頭腦和神經的病症都很有益；它可以振奮心臟，因而治癒心悸；還可以預防昏厥、憂傷、憂鬱症和歇斯底里的毛病，可以抑制化膿的作用，因此有助於治療惡性和接觸傳染的失調症。」

他還建議將香蜂草用於蜜蜂和黃蜂的螫傷。約翰・傑拉德便說到：

「在晚期，和阿拉伯人以及茅利塔尼亞人一樣，我們都相信香蜂草對於心臟有特別的功效，也因此可以有效地對抗虛弱；在艾維森的書中，他便探討到有關心臟衰弱的問題，它表示香蜂草具有使心臟愉快及喜樂的功效，因而可以用來強化生命的能量。」

卡爾培波探討地更加詳盡：

「它是在木星主宰下的藥草植物，因此是屬於巨蟹宮，它的所有作用都有助於增強內在的自然力量。……沙拉菲奧說，它可以使心臟以及心靈感到愉快，還可以使心臟問題、眩暈、昏厥的狀況甦醒，對於那些過度昏睡，想要驅除心煩氣躁、憂傷以

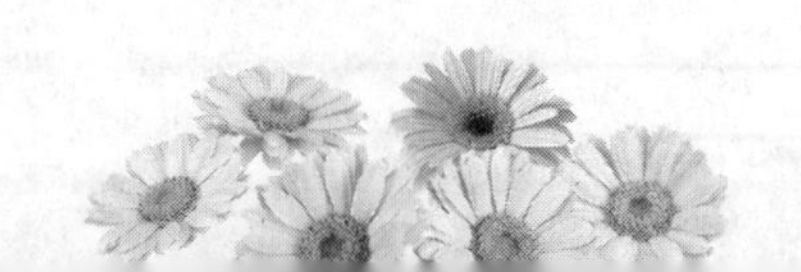

及脾氣暴躁的人特別有效：這也是艾維森所確認過的。」

「它對於促進消化很有幫助，還可以有效地清除腦部的障礙。……它對於肝臟和脾臟都很有助益。」

值得注意的是，這兩個作者都認爲身體上的心與感情上的心有所關聯。

香蜂草精油的功效主要是滋補，而非刺激；它對於心臟、神經和消化系統都有滋補的作用，對於子宮也是。它具有鎮靜、平靜和抗沮喪的作用。此外，它還可以使呼吸和脈搏的速度減緩，除了可以降低血壓，並且對平滑肌有一種抗痙攣的作用。

香蜂草精油對心臟具有滋補和止痙攣的效用，與心臟的刺激劑有相反的作用。它可以使心臟跳動減緩，並且還會舒緩心臟痙攣的現象；因此它對於心悸的毛病很有幫助。我們可以發現，香蜂草精油對於所有心臟的問題都有一些效用，無論是心臟的過度刺激，或者是受熱而導致心臟的虛弱現象，因而產生病理上的變化。

與香蜂草精油對心臟上的作用較接近的是它在神經系統方面的作用。正是透過香蜂草精油對於神經系統上的作用，它可以產生一種降低血壓和止痙攣的功能。它是一種非常強而有力的鎮靜劑，與此同時，一部分是透過它對於壓力和痙攣的釋放效用，它還可以產生一種振奮和歡愉的心情，就如同一般的芳香精油一樣。它在神經系統上的作用主要是治療過度敏感、極易驚恐的焦慮狀態。它常用來治療歇斯底里以及神經上的病症。

香蜂草精油由於具有助消化、健胃、祛脹氣的功效，所以它的性質和薄荷或者茴香 都很相似。我們已經知道它的主要特性是在於滋補而非刺激；因此透過它對於肌肉痙攣的舒緩，可以使消化液自然地分泌。它對於噁心、嘔吐和消化不良有絕佳的功效，

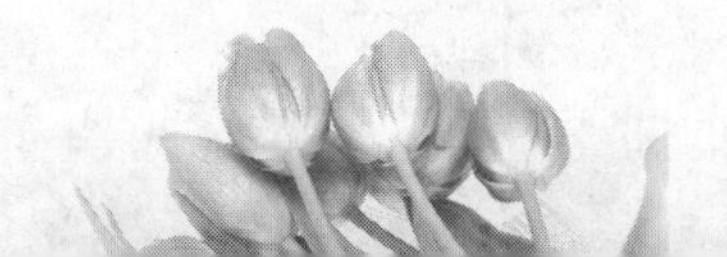

尤其是神經性的消化問題，也毫無疑問可以有效地治療脹氣。

對於發燒的症狀而言，它可以溫和地刺激排汗作用，此外還具有降低體溫的效應。基於這樣的理由，它在感冒和流行性感冒的治療上也很有價值。同樣地，由於它的止痙攣作用有益於支氣管，因此它可以用於治療哮喘和支氣管炎。香蜂草精油對於呼吸系統會產生一種屬陰的影響，它可以使動作緩慢下來，還可以舒緩痙攣現象以及冷卻過多的熱。

香蜂草精油對於女性的生殖系統也可以產生良好的作用。它具有溫和的通經效果，此外對於經痛也有幫助。在上述兩個狀況中，我們都可以看出來這是由於香蜂草精油的撫慰、放鬆以及止痙攣的作用。藉由輔助，或者說是許可，大自然以她自己的節奏爲我們去除緊張以及身心阻礙，香蜂草精油在月經不規則和女性不孕的問題上幫助極大。

整體而言，香蜂草精油的作用是溫和但是有效的一般性滋補劑，而且可歸納爲溫和的陽性藥劑。由於它對心臟、血壓和神經系統上的卓越功效，而與此密切相關的，也就是我們的情緒，我們可以說香蜂草精油是最接近回春劑的藥草，它雖然不能直接使我們的相貌再次年輕，但是藉由它對於我們的心靈，以及我們的心靈之外的世界，也就是我們的身體產生影響，必然會使我們更年輕。也許帕拉索修斯並沒錯，香蜂草確實是可以稱爲萬靈丹！

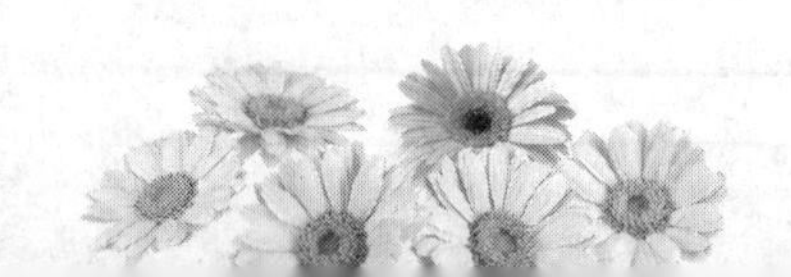

沒藥 Myrrh

拉丁學名：沒藥屬 Commiphora myrrha

科名：橄欖科 Burseraceae

屬性：陽性

主宰星球：太陽

揮發率：100？

香氣濃度：7

萃取部位：枝枒

性質：抗菌、消炎、收斂、祛脹氣、通經、祛痰、鎮靜、刺激（尤其肺部）、健胃、滋補、利子宮、治外傷

用途：月經停止、口腔炎、鵝口瘡、黏膜炎、結核病、萎黃病、潰瘍（嘴、皮膚）、咳嗽、腹瀉、消化不良、水腫、齒齦炎、痔瘡、白帶、胃口不佳、膿漏

沒藥樹脂（就是萃取出芳香精油的部分）是由沒藥灌木的分枝處所滲出的，分枝處的切口可能是人爲切斷或是自然產生的裂縫。沒藥樹脂流洩出時，是一種濃稠淡黃色的液體，但是當沒藥樹脂漸漸風乾和硬化之後，則會變成有點紅棕色。沒藥灌木可以長到九英尺高；它具有結實的、多節的分枝，有三葉的葉片（也是一種芳香物質）和小朵的白花。它主要生長在東北非，而且是在很乾燥的環境中，此外，在南阿拉伯也很常見。「伊甸園」中也可以找到沒藥樹——也就是介於幼發拉底河和底格里斯河之間的土地，在摩西的時期，這是屬於巴比倫的一部分。通常我們並未將現在的沒藥樹和聖經中的沒藥樹相提並論，對於這件事仍然存有許多的不確定性。

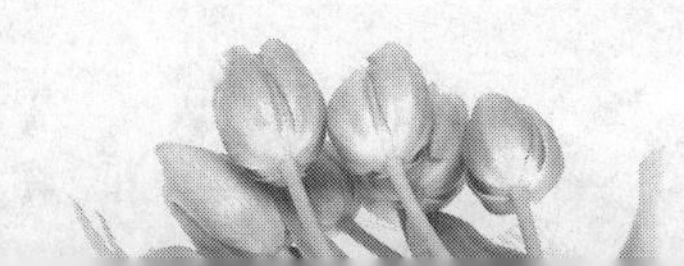

在古代，沒藥的使用非常廣泛，很可能使用得比任何其他的芳香植物還多，無論是用在香水、香料和醫藥用途上。但是沒藥精油用在香水上的普遍性卻較難讓人理解，因爲它並不是芳香精油當中氣味最香甜的。它有一種過去的、香脂或是香料一般的氣味，僅使用很小的劑量時，會讓人產生一種怡人的、煙霧瀰漫般的狀態。沒藥的芳香精油呈現美麗的、有點紅棕色的顏色。

在太陽皇朝時代，古埃及人會在每天中午燃燒沒藥樹脂，這是他們崇拜太陽儀式的一部分。他們還廣泛地將之塗抹在屍體上，主要用在填補胃部。由於沒藥的防腐作用，沒藥精油也常常用作化妝品的成分。它雖然不會使臉上的皺紋神奇地消失，但是據說它具有維持容顏青春的功效。毫無疑問，埃及女人在她們的面部面膜和其他的面霜中都使用到沒藥。對於皮膚它會有輕微地冷卻效用，也就是因爲這樣的因素，沒藥才會在這樣炎熱以及乾燥的氣候中廣泛地使用。以斯帖的書中記載著，女人在一年的十二個月中，有六個月的時間要奉獻於淨身的過程，而這主要是用沒藥來完成。

在古希臘最受歡迎的香水之一megaleion，其中便含有沒藥的成分。它的治癒力也常常受重用，尤其是用在戰役中的傷患，可以增進傷患自身的痊癒力以及減輕發炎的症狀。根據希臘人的傳說，一般人都相信沒藥樹的起源是出自普勒斯國王的女兒「Myrrha」的眼淚，而也就是她的父親將她的眼淚變成灌木叢。

約瑟夫・米勒對於沒藥的性質有更深入的見解：

> 「沒藥具有一種敞開、加熱以及乾燥的自然性質，它可以有效地抵抗腐敗作用，對於子宮的毛病也很有幫助，它可以敞開子宮的阻礙處，使得經血流動更為順暢，此外還可以加速胎兒的誕生和排出胞衣。它還有益於長期的咳嗽、嘶啞和失聲的症

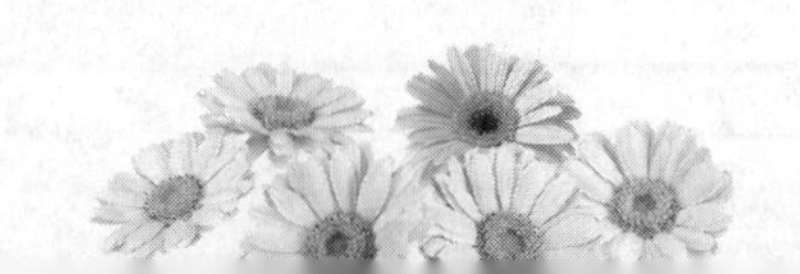

狀，對於瘟疫以及傳染性的病症也相對很有用，上述兩種症狀都適合以內服的方式治療，也就是將沒藥置於燃燒中的煤炭上，再吸入所發出的煙霧。」

「外用上，它可以治癒外傷和潰瘍，此外還可以防止壞疽和組織的壞死。」

李時珍則說：

「這種植物可以是另一種選擇，它具有鎮靜的功效，早期在西方是用於治療外傷和潰瘍。一般認為它對於排除子宮內的液體和惡露尤其有用；此外，也用在類似歇斯底里以及躁狂症的處理中。」

理查・魯卡斯在他所寫的《自然醫藥》一書中，提到用沒藥的酊劑塗擦在整個身體上，將可以用來預防感冒，他說：

「它可以強化和改進皮膚的狀況。這種方法尤其對於皮膚鬆弛和病人體質虛弱時很有用，此外，像是慢性支氣管炎、慢性肋膜炎、哮喘、慢性風溼病、慢性腹瀉、消瘦，以及其他由一般性衰弱所導致的其他疾病。」

沒藥精油並不是屬於溫熱的精油，事實上，它還具有抗發炎的效用，但是，基本上它是陽性的物質。主要有刺激和強化的功能，它的作用主要是在肺部。沒藥主要用在陰性的病症中，尤其是那些退化或者是消耗的狀態，比如像是嚴重的外傷和潰瘍、壞疽、膿漏、結核病和肺結核等的肺臟疾病（損耗肺臟）。難免讓人聯想這個深紅色的芳香精油似乎是吸取了北非太陽的能量，因

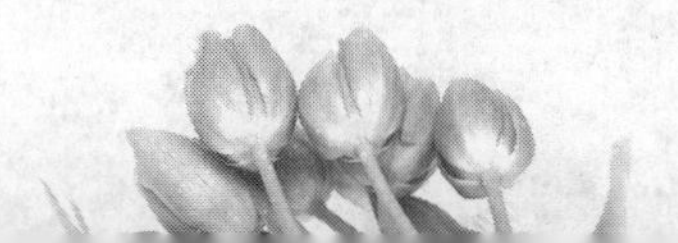

而可以給予我們這樣的生命力。

沒藥精油具有很好的祛痰效果，因而對於咳嗽、支氣管炎、感冒以及任何其他與黏膜發炎有關的症狀都很有幫助，它不僅可以抑制黏液的分泌，而且可以平緩黏膜發炎的症狀。沒藥精油不僅僅可用於支氣管黏膜炎的症狀，對於白帶、腹瀉和其他相關的症狀也很有幫助。

沒藥精油對於消化系統方面的作用主要是刺激以及祛脹氣，它可以增進食慾，同時刺激胃液的分泌，也可以消除胃腸脹氣。對於胃弱的情形也很有幫助，尤其是當食物在胃內無法消化快要發酵時，沒藥精油因此具有去除口臭的功效，特別是因爲消化不良和食物在胃內發酵所造成的口臭。此外，沒藥精油在咽喉和口腔上的作用更爲顯著；它是治療口腔潰瘍、口腔發炎（口腔炎）以及膿漏的良藥。此外，傑索・克魯斯也建議將之用在治療白喉的病症，偉倫建議用在治療鵝口瘡，約瑟夫・米勒則建議用來治療失聲的症狀。

沒藥精油可用在治療癒合緩慢的外傷和潰瘍，具有非常神奇的功效，這很可能是由於它獨特的抗菌、收斂和消炎性質的結合。由於它的收斂效果，所以外用時可治療痔瘡。此外，葛莉芙女士還建議將之用在治療萎黃病，這是一種貧血的症狀，通常都會伴隨著鐵青的臉色，年輕女性較常出現這種狀況。

沒藥灌木得以在沙漠中生存一定具有很強的生命力。沒藥精油也和樹身一樣強壯有力量；同時使用上又很安全，可說是所有芳香精油中最能接受時間考驗的一種。沒藥精油有許多人使用過，而且使用方法各不相同，至目前爲止，沒藥精油的使用歷史至少已經超過三千年以上，而且到現在仍然還是普遍用到的一種良藥。沒藥精油在懷孕期間最好避免使用。

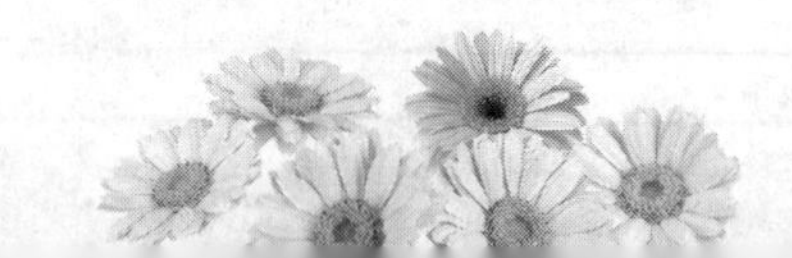

橙花　Orange Blossom (Neroli)

拉丁學名：柑橘屬　Citrus aurantium
科名：芸香科　Rutaceae
屬性：陽性
主宰星球：太陽
揮發率：79
香氣濃度：5
萃取部位：花朵

性質：抗沮喪、催情、抗菌、助心臟、止痙攣、除臭、助消化、鎮靜、滋補

用途：沮喪、腹瀉（慢性）、歇斯底里、神經緊張、心悸、震驚、護膚、失眠

橙樹主要有兩種類型，甜橙 Citrus sinensis，以及苦橙 Citrus aurantium。橙花油，是由苦橙的白花中萃取出的。甜橙的花也可以萃取出芳香精油，但是它的質地沒有苦橙花優良，因而並沒有被充分地加以利用。橙花油命名的起源已經不可考了，有一些人認爲這是源自於尼祿（Nero）皇帝的名字，但是一般較爲接受的說法是：它是由安妮-瑪麗，一位尼娜拉（Nerola）地方的王妃而命名的，因爲這位王妃是第一位用橙花油來薰香手套和洗澡水的人。她是十六世紀一位著名義大利親王的妻子；她薰香手套的方式變成一股流行的風潮，而用橙花油薰香過的手套一般被稱爲 guanti di Neroli。

一般認爲是在十二世紀時橙樹才流傳到達歐洲，是由葡萄牙水手由東印度帶進來的。橙樹原產地是中國，在中國橙花被用在

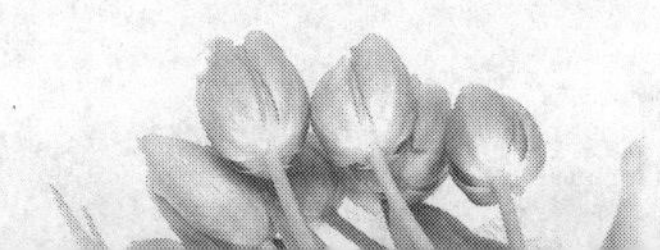

化妝保養品的調製中已經有數世紀之久。現在，在法國、突尼西亞、義大利以及美國都有栽種。這兩種類型的橙樹彼此非常類似，只是苦橙的葉莖處還有小片的次葉，當葉片完全開展時，可以形成一個完美的心形。

橙花油，就如它的價格所顯示的，是屬於花朵精油當中最好的等級。它最普通的用途是在古龍水的調製上，在調製古龍水時，常常將之與薰衣草、佛手柑、檸檬和迷迭香混合在一起，便會成爲一種最傳統的化妝水。它還可以與檀香、茉莉以及玫瑰混合，作爲調製花香調香水的中心氣味。它具有像玫瑰或者茉莉那樣精巧的、香甜的、女性的氣味，這實在不容易描述；也許與它的氣味最接近的應該算是薰衣草精油。它具有一種淡黃的色澤，還帶有一點苦味，顯示它可以作用在心臟和小腸部位。

橙花油是最有效的鎮靜以及抗抑鬱精油之一：它可以用在治療失眠、歇斯底里、焦慮還有沮喪。它可以鎮靜以及和緩我們的心智，它對於心臟還有非常顯著的作用，它可以減輕心臟肌肉收縮的程度，因此可用在治療心悸或者其他類型的心臟痙攣。由此衍生的效用，在治療那些易於驚恐、歇斯底里、以及易於恐懼的人身上——這些人通常會沒必要地使自己的思緒混亂，而且還對於不存在的事情過度緊張。我們也能發現橙花油對於受到驚嚇，或是突如其來的震懾，或是因爲害怕所產生的心臟緊張的毛病上很有價值。它在慢性腹瀉的治療上很有功效，這種症狀通常是由於長期受到壓力或是恐懼所造成的，它的作用非常緩慢，但是效用是可以肯定的。

橙花油在皮膚上的作用也非常顯著。就像是薰衣草和天竺葵一樣，它對於任何膚質的肌膚都很有幫助。由於完全不具有刺激性，因此可以用在任何過敏或是紅腫的皮膚症狀中，據說對於過於乾燥而皸裂的皮膚很有幫助。它是可以直接對細胞起作用的芳

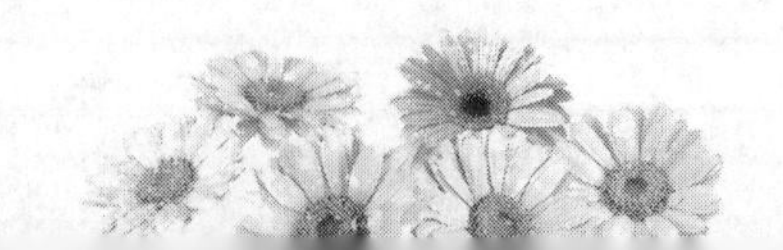

香精油之一，可以刺激舊細胞的代謝以及新細胞的增生。橙花油是一種豪華的、放鬆的和除臭的沐浴油。

橙花水具有撫慰、助消化以及袪脹氣的功效。因而它可以作爲一種溫和的藥劑用來治療幼兒的腹絞痛，並且橙花油的鎮靜功效還有助於他們安眠。

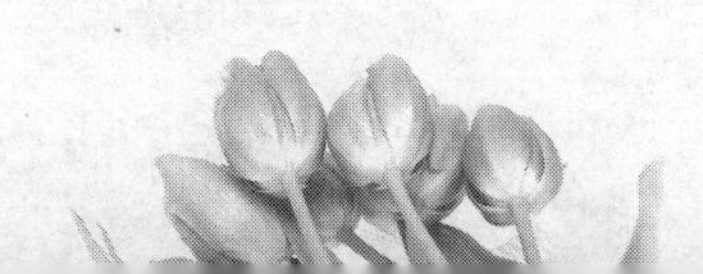

廣藿香 Patchouli

拉丁學名：廣蕁香屬 Pogostemon patchouli
科名：唇形科 Labiatae
屬性：陽性
主宰星球：太陽
揮發率：100
香氣濃度：5
萃取部位：藥草

性質：抗抑鬱、消炎？、抗菌、催情、收斂？、促進傷口癒合、除臭、鎮靜、滋補
用途：焦慮、沮喪、護膚、外傷

廣藿香來自於印度，在那裡人們將之稱作 puchaput。這種植物是屬於唇形科的植物，但是，廣藿香精油卻與其他唇形科植物的精油大爲不同。廣藿香的葉片呈現卵形，長約爲四英寸，而寬約爲五英寸。廣藿香的莖幹部約可長到三英尺高，而花朶則是呈現微白色的，再伴隨著紫色的色調。廣藿香在一八二〇年首先傳入英國，一開始廣藿香主要是用來給印度的方形披巾賦予香氣，而由於這種方形披巾大爲流行，因而英國的紡織商也模仿這種做法而將織品出口到世界各地。印度人只有用廣藿香薰香過的方巾才能銷售至市面上。在一八六〇年代，廣藿香的味道在英國已大受歡迎，就像是近期的一九六〇年代一樣。在東方世界中，廣藿香精油一般習慣用於薰香亞麻布，並且葉片都裝入小香袋和小香粉罐中。

廣藿香精油具有一種不尋常的特質，就是它的氣味會隨著時

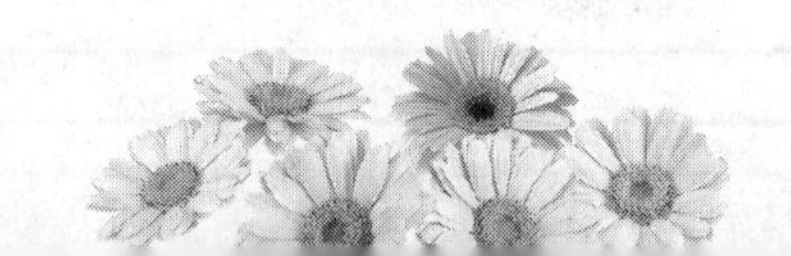

間而漸漸加強。它具有一種深的紅棕色，這與安息香和沒藥精油的顏色完全一樣。它的氣味經常會讓人想到山羊、發霉的閣樓或是老舊的外套。它具有非常持久的氣味，而且是一種很好的定香劑；通常在玫瑰和東方調的香水中都會加入小量的廣藿香精油。它有一種非常強烈的酸味，因此可用於治療消化問題。印度墨水具有的獨特氣味正是出自於廣藿香和樟樹。

廣藿香精油許多的療效還未被人所熟知。它具有一種相當普通但是溫和的殺菌效果，而且是值得注意的催情劑，還可以促進傷口皮膚的形成和再生。它也是羅維斯提所提到可治療焦慮和沮喪的芳香精油之一，尤其是對治療焦慮最爲有效。有時它還用於調製皮膚保養用品。

雖然它不像芥末或者胡椒那樣的熱和灼燒，但是廣藿香精油是屬於一種陽性的精油。它在劑量小時會有刺激的功效，而劑量大時則具有鎮靜的功效，就像太陽的作用一樣。它的陽性效用在神經系統方面最爲顯著；它是一種很強烈的神經刺激劑，就像人參一樣，如果你取用足夠的劑量，可以使你到晚上仍然保持清醒的狀態。葛莉芙女士提到廣藿香精油有時還會導致胃口不良和喪失睡意，這很可能與它的催情效果有關，就像人參一樣，它可能涉及內分泌腺的一些作用。鎮靜或者刺激的作用並非單單取決於所下的劑量，還與個人的身體狀態有關。廣藿香的氣味會讓人聯想起沒藥；兩者具有一種香甜、沉重的氣味。廣藿香具有像沒藥一樣的收斂和消炎的性質；此外還有很好的乾燥特性，因此可能是很好的止血劑。它可以用於治療皮膚紅腫、傷口化膿以及皮膚皸裂。葛莉芙女士便說它含有一種稱爲「克乳林」的成分，這很可能是指天藍煙的成分，因此才具有消炎的效用。

廣藿香不會關閉和阻礙自然的體液流動，僅僅在反常的鬆弛現象發生時，才會起聚合的作用。在這種情況下，它可以作爲治

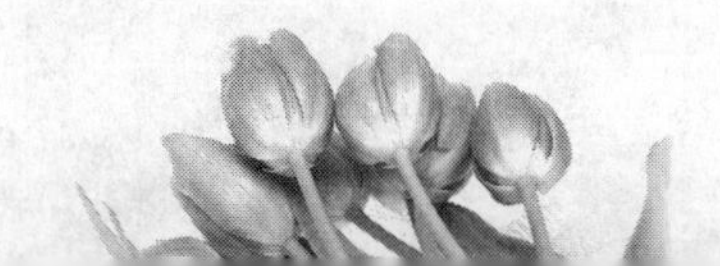

療腹瀉的滋補劑，而且對於由於直腸腫大和張力缺乏所造成的便秘很有幫助。此外，它也可以用在處理水腫、肥胖症、閉尿、水腫型的皮膚等等症狀，對於鬆弛的皮膚已證實是有用的。對於焦慮和沮喪的症狀，它的特質也會產生一種溫和的鎮靜效果，但是更重要的是，它能使思緒更為集中，因而有助於我們看清問題，並且找出一個較為客觀而且可以解決的方式。

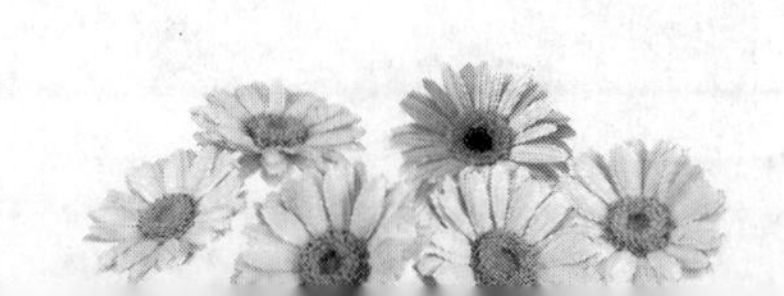

薄荷　Peppermint

拉丁學名：薄荷屬　Mentha piperita

科名：唇形科　Labiatae

屬性：陽性

主宰星球：水星

揮發率：70

香氣濃度：7

萃取部位：藥草

性質：消炎、抗菌、止痙攣、收斂、祛脹氣、益腦部、利膽、強心、助消化、通經、祛痰、退熱、保肝、健神經、健胃、發汗、利血管收縮、驅蠕蟲

用途：哮喘、流行性感冒、支氣管炎、霍亂、偏頭痛、感冒、噁心、結腸炎、神經錯亂、咳嗽、神經痛、皮膚炎、心悸、腹瀉、麻痺、月經困難、瘙癢、消化不良、金錢癬、昏厥、疥瘡、發燒、水腫、鼻竇炎、膽結石、牙痛、胃痛、結核病、口臭、眩暈、頭痛、嘔吐、歇斯底里

薄荷是醫療用途上很重要的一種芳香精油，此外，在商業的應用上也很廣泛；像是糖果、牙膏等等。這種薄荷直到十七世紀之前都還未與其他種類的薄荷加以區分。貝里尼告訴我們希臘人和羅馬人用薄荷製成的皇冠戴在頭上用來慶祝一些特別的慶典，此外，薄荷還用來調味他們的醬料和酒。古希臘的外科醫師常常使用到這種薄荷，還連同其他種類的薄荷一起用，而且有一些證據顯示出甚至埃及人也曾經栽種薄荷。

在世界的許多地區都有栽種薄荷，包括義大利、美國、日本

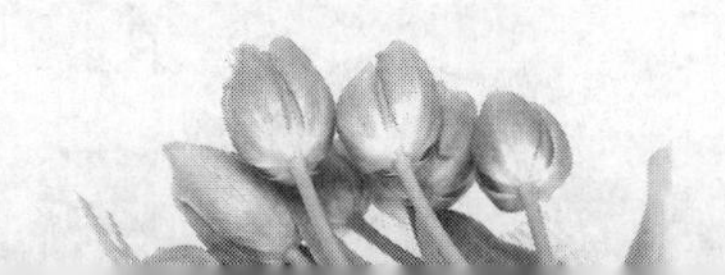

和英國。美國是薄荷精油生產最多的國家，但是一般認爲歐洲的薄荷精油是其中品質較高的。

它的原產地在地中海，雖然希臘人的神話中有一個更浪漫的故事。薄荷曾經是一名稱爲 Mentha 的美女，而主管地獄的冥王深深地被她所吸引，這個情形被冥王善於嫉妒的妻子普西芬尼發現後，便追趕Mentha，而且在將她抓住後，兇惡地將她踩在地上踐踏！冥王在那時便把被踩在地上的 Mentha 變成為一株快樂的藥草植物。

「當胃內有一股寒氣因而妨礙胃的一般功能，而且使食慾降低時，薄荷便可以在此發揮功用，可以調配一種醬汁，用薄荷與醋，再加上一些肉桂和胡椒，這可以有效地抑制來自胃的虛弱或者寒氣所造成的嘔吐。將薄荷浸泡在溫水以及醋中，再將浸泡過的薄荷葉片置於胃部上方。此外，對於身體虛弱的病人，無論是有發燒症狀或是沒有發燒症狀，我們也可以用同樣的方法治療。將薄荷搗碎之後加入醋中，如果這個病人沒有發燒症狀時，還可以再加上一點酒，而如果病人有呈現發燒症狀時，將薄荷和醋單獨使用即可；此外還要烘培一些酸麵包，要烘烤到幾乎燒焦的狀況才可以；然後將酸麵包放入那些加了薄荷的醋或是還有酒的液體中，直到酸麵包已經完全吸收到這些液體時，將酸麵包放到他的鼻孔前，然後再磨擦他的嘴唇、牙齦、牙齒和太陽穴，因為此處的脈搏是與手臂的靜脈相連，最後再讓病人喝下這些剩餘的液體。用於母體的清潔，可將薄荷柔軟的枝葉浸在水或是酒中，然後濕敷於私處。對於婦女胸部乳汁流動停滯的現象，取一小段薄荷的細枝，將之在酒或是油中加以煮沸，再將之濕敷在乳頭上。同樣地，對於毒液的治療上，我們可能會問要用何種醫藥來治療，答案是可用薄荷汁液，因

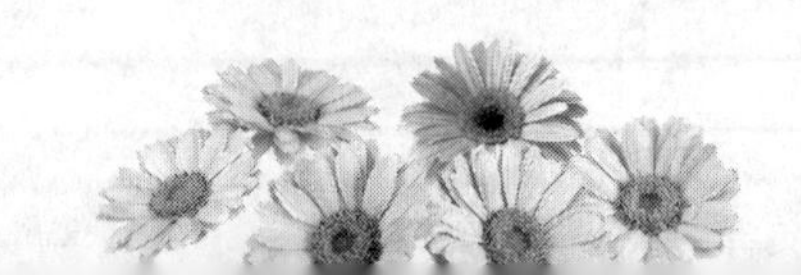

為薄荷可以吸出毒液並排出體外，或者用薄荷浸泡過的酒可溶解毒液。對於脾臟、肝臟以及泌尿系統上面的問題，若是由於受到風寒或是受熱，但不是因為發燒所導致的功能不良時，可單單飲用薄荷汁液，或者將薄荷浸泡在酒裡，或是將薄荷汁液與蜂蜜一起服下。若是要驅除腹中的蠕蟲，將薄荷榨汁後服下便可以痊癒。」（貝肯氏的《藥草集》）

「這個藥草植物有一種強烈、怡人的芳香氣味，還具有一種適度溫和的苦味；它對於胃部的問題非常有效，像是脹氣、嘔吐等等，而對於這些問題，僅有極少的藥劑能產生如此大的功效。將之用來濕敷或是熱敷，將可以分散胸部凝固的乳汁。所有種類的薄荷都是具有收斂效果的，此外還有一部分的暖化效果；對於胃部則有很強大的滋補功效。由於它們的氣味芳香，因此對於腦部可產生一些影響及作用；不但可以有效地去除令人噁心的感覺，還可以抑制嘔吐；對於鬆弛的狀況很有幫助。僅需將薄荷水給小孩子服下，便可以解決腸絞痛的問題。」（尼可拉斯·卡爾培波）

「有一些人視之為治療結石極好的良藥。」（約瑟夫·米勒）

「這個怡人的芳香藥草[是指薄荷]可以迅速吸收到身體裡面，並且可以作為溫和而可擴散的刺激劑。當胃黏膜接觸時，會先產生一種刺激的效用，後來則會產生局部的鎮靜效果，此外還可以驅除噁心的感覺，以及修正不安的心情。藉由它們對於腸道的局部刺激作用，還可以減輕脹氣累積所產生的不規律疼痛，經由反射作用，也可以快速紓解累積體內的氣體。通常在下了較重的劑量之後，疼痛的感覺會即時消失，並且脹氣也很快排除，這在幼兒以及身體虛弱的女性常可以看到這種現象。」（威廉·懷特勒）

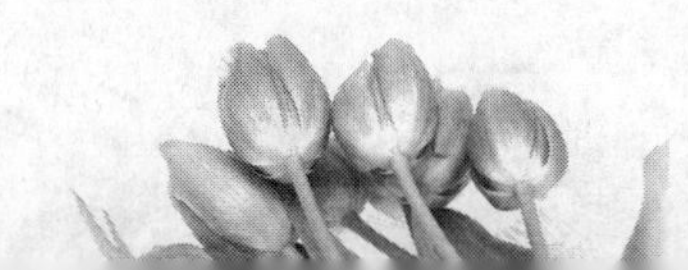

薄荷精油的使用事實上是不需要特別加以描述，它清新的氣味和口味對所有人而言都非常熟悉。要確切地歸納這種芳香精油的特質不是一件簡單的事，因為它的功效非常廣泛；這從它苦味、甜味以及酸味結合而成的口味就可以確認了。無論是用口嚐或是擦在皮膚上，它最顯著的就是它清涼的功效；然而在傳統上還是認為它是屬於熱和乾燥的。事實上薄荷的暖化作用其實是身體受冷質刺激所作出的回應，而在這種情況中，它與樟腦的效用極為類似。如果我們單單看薄荷腦，我們會發現它具有薄荷陰的性質，但是卻更為強烈。薄荷腦是薄荷的主要成分，而且與它大多數的治療效用有關。

切記寧可使用薄荷而不要用阿斯匹靈。

它具有止痛、鎮靜、冷卻的功效，薄荷精油在使用時一般都需要反覆多次，而且必須使用相當大的劑量。它同時對於熱和冷的病症都有益，所以對於各種類型的發燒、感冒、流行性感冒等等都很有幫助，最明顯的，是它在消化系統方面的作用：包括消化不良、腹絞痛、脹氣、胃痛、腹瀉（在這些症狀中，它還可說是一種很好的抗菌劑）。對於噁心和嘔吐的症狀，這也是一種很有效的良藥；它幾乎是可以即時地減輕噁心的感覺，因此對於海上或者長途旅行很有幫助。對於與消化系統或者肝臟現象有所聯繫的頭痛和偏頭痛症狀，這也是一種極佳的良藥。由於這樣的關聯，它對於皮膚的毛病也很有幫助；它可以解除體內殘留的毒素及促進發汗，並且在外用上有一種抗菌／抗發炎的功效。

由於它冷卻、抗菌、止痙攣、袪痰的功效，薄荷精油在治療呼吸系統問題很有幫助，在治療結核病上也是一種相當好的抗菌劑，此外對於乾咳的症狀也很有幫助，尤其是鼻竇堵塞、傳染性疾病、發炎以及壅塞性的頭痛。如果腦力消耗過多，或者頭部受熱過多，薄荷精油可以幫助你冷卻下來。如果感到昏暈，薄荷精

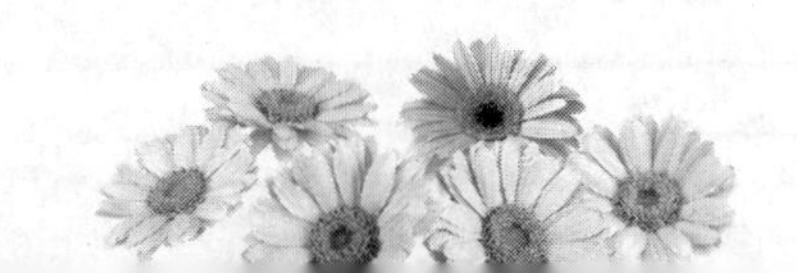

油可以穩定心神和驅除噁心的感覺。作爲止痛劑、通經劑，它對於月經困難以及月經不足的症狀很有幫助。用於外敷上，薄荷精油可以舒緩胸部凝固或者壅塞的乳汁，還可以防止傳染性疾病。用於內服上，薄荷精油可以退奶。它還可以強化甚至麻痺神經系統，如果劑量夠多的話，還可以讓人昏睡。它在許多神經問題的治療上都很有價值，例如歇斯底里、心悸、發抖和癱瘓。此外，它還可以分解膽結石，對於腎結石也很有益。在北美洲的一個印第安人的部落，它們便用薄荷葉來治療肺炎，此外薄荷精油也用在治療貧血問題。

薄荷精油可以減輕任何類型的皮膚過敏以及瘙癢，但是，薄荷精油的濃度應該要適度（低於百分之一），不然的話薄荷精油的過度刺激性可能會使症狀惡化。它也可以用於因爲發炎或者痤瘡所導致的皮膚紅腫；透過冷卻的功效，還可以使毛孔收縮，此外，還是極具清新效果的皮膚滋補劑。薄荷精油對於金錢癬和疥瘡都很有效，並且在順勢療法中被視爲必備良藥。它可以調製出一種振奮以及消除疲勞的沐浴油，這在夏季有助於使身體感到清涼。它還可以驅除老鼠以及蚊子。

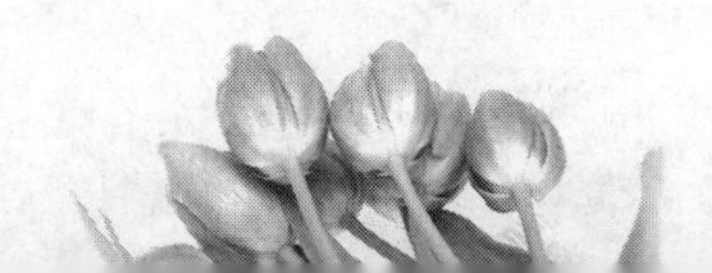

玫瑰 Rose

拉丁學名：薔薇屬
Rosa centifolia（百葉玫瑰）
Rosa damascena（大馬士革玫瑰）
科名：薔薇科 Rosaceae
屬性：陰性
主宰星球：金星
揮發率：99
香氣濃度：7
萃取部位：花朵

性質： 抗抑鬱、消炎、抗菌、止痙攣、催情、收斂、利膽、通經、保肝、鎮靜、通便、滋脾、健胃、滋補（心臟、胃、肝臟、子宮）

用途： 膽囊炎、不孕、結膜炎、子宮病變、便秘、嘔吐、沮喪、感冒、出血、頭痛、肝臟充血、性無能、失眠症、月經不規則、白帶、月經過多、噁心、神經緊張、眼炎

「玫瑰可以蒸餾出一種有醫療效果的香膏，可以使劇烈的疼痛緩和下來。」（安納奎隆）

如果說茉莉是所有芳香植物中的國王，那麼玫瑰必然就是皇后了。玫瑰的氣味毫無疑問是一種女性化的味道，而且其中一項主要的醫療用途是專注於一個含糊的術語「婦女病症」。希臘神話中，玫瑰據說是從一位美少年的血轉化而成，而葛納德告訴我們，土耳其人則相信它是由維納斯的血轉化而成的，伊斯蘭教的

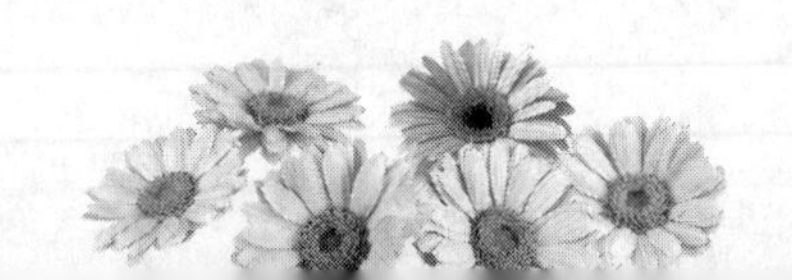

人們則相信它是源於穆罕默德的汗。

從我們無法追憶的時間以來，由於其外表、氣味和醫療性質，玫瑰已經廣泛地用在各種用途中。羅馬人還更廣泛地將它用在作成花環、香水、以及芳香泡澡、薰香女性內衣和治療宿醉的良藥。

玫瑰精油本身據說是在波斯，在 Nour-Djihan 公主和 Djihanguyr 皇帝的結婚宴會中偶然地被發現。爲了這場婚宴，波斯人沿著花園開鑿了一條運河，並且用玫瑰水填滿了整個河道。由於太陽的炎熱，使得其中精油的成分與玫瑰水分離，而漂浮在水面上。波斯人一開始時僅注意到這是一層浮垢，而後試著檢測這些浮垢時，玫瑰精油的眞實特性才眞正被發現，很快地，波斯人便開始生產玫瑰精油。

在波斯的主權時代，玫瑰是用來裝飾波斯戰士的保護盔，而據說 Farnistan 省這個地方，一年便需要提供約三萬瓶的玫瑰水作爲貢品，呈送到巴格達的寶庫中。

波斯人所生產的玫瑰油，就像印度的一樣，它的產量相較之下已經不足以在商業上佔有舉足輕重的腳色。世界上最精緻以及最昂貴的玫瑰精油是來自於保加利亞，一般稱爲保加利亞的奧圖玫瑰（Bulgarian rose otto）。它主要是由大馬士革玫瑰中萃取出的，而這種玫瑰僅能在海平面一千三百英尺高，而大約兩百四十平方英里範圍的山區中栽種。由這種玫瑰之中，同樣在土耳其和摩洛哥也有栽種，可以萃取出原精和精油。五月玫瑰（Rose de mai 也就是百葉玫瑰）主要是在法國南方的格拉斯地區栽種，但是這種玫瑰僅用來生產玫瑰原精，而不生產玫瑰精油。

玫瑰精油的顏色是橙綠色的，不像是一般人所想的紅色。需要三十朵玫瑰花才能萃取出一滴的保加利亞玫瑰的精油，而需要六萬朵玫瑰花（大約一百八十磅）才能製造出一盎斯的保加利亞

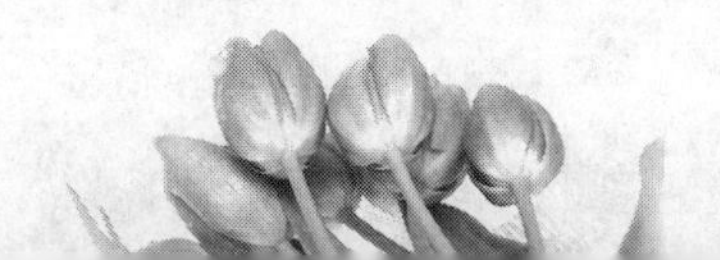

玫瑰的精油。

在貝肯氏的《藥草集》中有摘錄一些配方，像是調配玫瑰蜂蜜、玫瑰的糖、玫瑰糖漿、玫瑰藥糖劑、玫瑰水和玫瑰油。他在書中對於玫瑰比其他任何的藥草植物還著墨更多，在此將他的一些論述摘錄如下：

> 「這就是紅玫瑰。它是屬於第一級的冷和第二級的乾燥。……有些人將玫瑰搗碎後和油一起混合，再將之置入玻璃罐中，在太陽下曝曬五十五天，這樣製造出的香油，只要將之塗抹在腹部，對於肝臟部位的症狀非常良好。同樣地，對於頭部受熱產生的病症也很有幫助，僅需將玫瑰油塗抹在前額以及太陽穴的地方。玫瑰水對於子宮和嘔吐症狀有舒緩和抑制的功效，……玫瑰水對於暈厥和心絞痛也很有幫助：給患者喝下玫瑰水，在他的臉上灑上玫瑰水。此外，玫瑰水對於眼睛也很有幫助，塗擦在臉上將有助於去除黑斑，同時，還可以使皮膚更為柔滑結實。若將乾燥的玫瑰花放在鼻子前，深深吸入它的氣味時，可以確實地撫慰頭腦以及心臟，還可以加速思緒的形成。」

傑拉德還告訴我們，玫瑰水可以「減輕因熱所造成的眼疾，而藉由新鮮玫瑰香甜怡人的氣味，還有助於使我們進入夢鄉」。

卡爾培波對於玫瑰也有一些有趣陳述：

> 「大馬士革玫瑰，由於它芳香的氣味，作用主要是屬於心智上的影響；但還有另一個很有價值的特質，那就是清腸。」
> 「將一般的紅玫瑰花乾燥後，有時可以用在浸泡，有時可以做成粉末，它可以抑制經血量過多、吐血以及其他的出血症狀。」

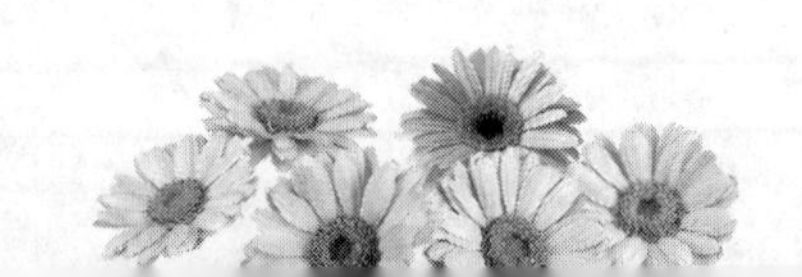

他還有提到紅玫瑰的酊劑具有健胃的功效，此外還可以抑制嘔吐。

「白色和紅色的玫瑰花都具有冷卻和乾燥的效果。……將紅玫瑰花用酒煎煮之後服下，對於頭痛、眼痛、耳痛、咽喉痛和牙齦的疼痛都很有幫助；此外對於下腹部和子宮處也很有幫助，僅需在沐浴時加入浴池中。相同的煎煮法……還可以應用到心臟的區域，可以減輕發炎的症狀。」

「紅玫瑰具有強心、健胃、保肝以及維持身體機能的功效；它可以減輕因熱所引發的疼痛，冷卻發炎的症狀，還可以促進休息以及睡眠……。」

「玫瑰油可以用來治療因熱所引起的發炎或者腫脹的症狀，可以使潰瘍處盡快地癒合。」

約瑟夫・米勒曾探討三種類型的玫瑰。白玫瑰是「具有乾燥、抑制和冷卻的效用」。關於大馬士革玫瑰，他說：「這種花朵具有一種溫和的瀉藥性質，還可以淨化血液以及體液，將之給予小孩和身體虛弱的人服用，有時可與較強的瀉藥一起混合。」對於紅玫瑰，他說：「比其他種類的玫瑰有較強的抑制以及收斂的效果，可以有效地預防體液的流洩；此外，它還具有健胃、抑制嘔吐和停止咳嗽的功效。這主要是藉由防止感冒的侵襲，此外對於體力的耗竭也很有幫助。」

錢德斯卡醫生也說：

「玫瑰具有冷卻、舒緩的功效，對於心臟和眼睛也很有益處。它具有通便和滋補的功效；此外還可以增加精液，也可以美化

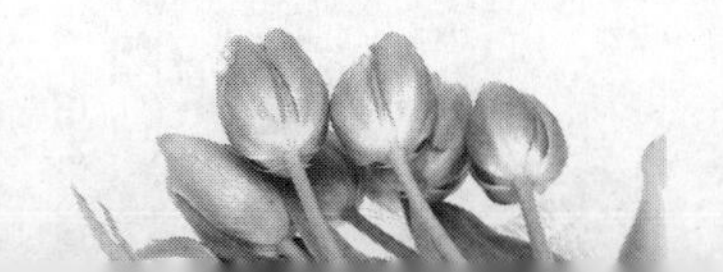

相貌。它結合了苦和甜的味道。它不但有助消化，還可以恢復體內主要化學成分的平衡，因此對於血液中的毒素問題有很好的功效。」

李時珍也告訴我們有一種香水玫瑰Rosa rugosa，是種植在中國的：

「它具有冷卻的特質，它的味道是甜味再加上輕微的苦味，它主要是作用在脾臟和肝臟上，此外還可以促進血液的流通。它常被用來治療嘔血的病症，而玫瑰花也常用在治療肝臟方面的問題，對於一般的血液疾病也很有效。……玫瑰精油的製造是藉由對香水玫瑰的花朵進行蒸餾，它的醫療效用主要是在於肝臟、胃和血液上。它還可以驅除憂鬱的情緒。」

他還有提到另一種玫瑰Rosa indica：「是治療心臟的良藥，此外還可以處理憂鬱方面的問題。」

摩利夫人也寫到：

「作為一種非常有效的催情劑，在印度藥典中是用檀香來強化它的功效。就我們自身的經驗而言，玫瑰對於女性的生殖器官確實會產生顯著的影響。這不是透過刺激的作用，相反的，這是透過淨化以及調節器官的功能，我們可以測試它對於心臟跳動的節奏和血液循環的影響。我們的微血管——就像是獨立跳動的小型心臟——會變得更為活躍，由於它的毛細現象，很有可能會產生意想不到的結果，使症狀能夠完美地治癒。」

還有人是將玫瑰花苞煮沸後，將煮出的茶用來治療淋病。

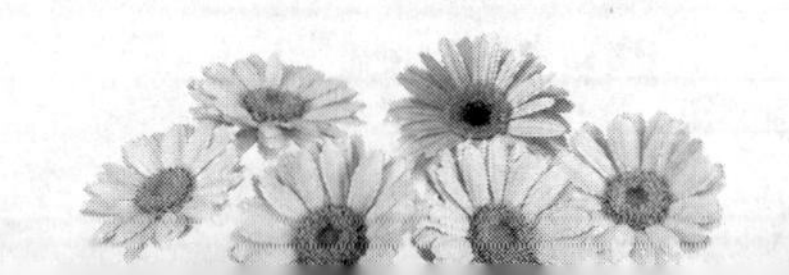

上述大師都個別對於玫瑰精油加以詳述。但是，簡單整理出一總結，玫瑰透過潔淨的效用來滋補血管和消化系統，主要是進行淨化的功用而不是刺激的功用。此外，對於神經系統也可以產生一種舒緩的效用，因而可以促進睡眠，雖然玫瑰本身並不是強烈的鎭靜劑。也由於它良好的芳香氣息，因此也能夠用在抗抑鬱的用途上。玫瑰精油是一種有效的催情劑，據說還可以增加精液的分泌，所以也許可以用在治療性無能或者是不孕的用途上。由於受金星主宰的影響，因此具有調節月經的功能，可說是一種溫和的通經劑，還可以清除子宮內部的不潔物，並且治療各種類型的生殖泌尿系統毛病，對於血管系統方面的作用則更為多樣：它可以增進血液循環、使血液純淨、減輕心臟的壅塞、調節脾臟和心臟的作用，此外還可以滋補微血管。還有，它在消化系統方面的作用也是很重要的；它不但可以健胃，還可以增進膽汁的分泌，還有助於消除排泄物。它對於噁心、嘔吐、咳嗽、嘔血等等症狀也很有幫助。在外用上，玫瑰水可以減輕眼睛發炎的現象，因此對於治療結膜炎很有幫助。

玫瑰的三大作用分別是對於心血管系統、消化系統和神經系統。更特別的是，由於它的天然特性，使它對於現今越來越常有的高壓環境所引發的症狀：神經緊張、消化器官潰瘍、心臟病等等，提供了合適的解決之道。

由於卡爾培波與其當代許多對於玫瑰的研究已相當充分，因此在近代的研究中，僅僅有少數討論可以再添加進來。在一九七二年，在蘇聯便出版了一篇關於玫瑰精油在肝臟以及膽上面作用的文章。他們在老鼠的食品中添加了一些玫瑰油，實驗結果發現這可以促進老鼠膽汁的分泌以及膽汁中主要的有機合成物。這個結果顯示玫瑰精油也極可能刺激人類膽汁的形成，尤其是膽汁中的酸性物質和磷脂。因此，玫瑰精油也許在膽囊炎和黃疸的處理

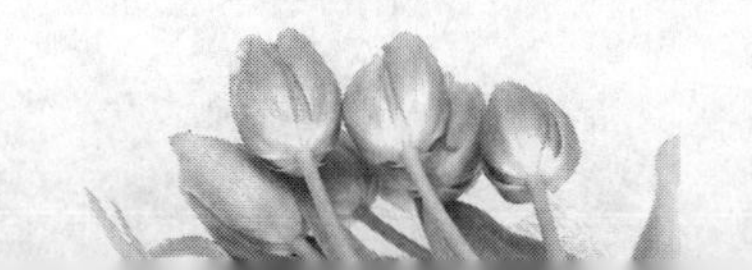

方面也會很有用。

玫瑰精油也許令人驚訝的是，它是最具抗菌效果的芳香精油之一。由於它的抗菌效果，再結合它溫和的滋補和撫慰的特質以及在微血管上的作用，使得玫瑰精油幾乎可以適用在各種類型的膚質上。此外，它特別有益於那些成熟的、乾性的或者是過敏性的膚質，而且對於各種的紅腫或者發炎症狀都很有幫助。

玫瑰精油是所有芳香精油中毒性最低的。對於絕大多數的醫療目的，尤其是用來內服時，玫瑰芳香精油或是玫瑰油會比用玫瑰原精更好。

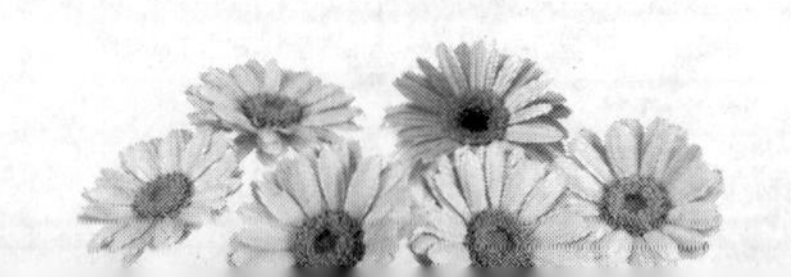

迷迭香 Rosemary

拉丁學名：迷迭香屬 Rosmarinus officinalis

科名：唇形科 Labiatae

屬性：陽性

主宰星球：太陽

揮發率：18

香氣濃度：6

萃取部位：藥草

性質：刺激腎上腺皮質、止痛、抗菌、止痙攣、收斂、袪脹氣、助頭腦、利膽、促進傷口癒合、利心臟、助消化、利尿、通經、保肝、提高血壓、健神經、刺激、健胃、發汗

用途：哮喘、高膽固醇、動脈硬化、禿頭、低血壓、支氣管炎、歇斯底里、萎黃病、流行性感冒、膽囊炎、黃疸、白帶、感冒、精神疲勞、結腸炎、偏頭痛、衰弱、神經錯亂、腹瀉、心悸、月經困難、消化不良、肺結核、癲癇、風濕病、昏暈、疥瘡、脹氣、護膚、膽結石、百日咳、痛風、外傷、頭痛、肝臟病症

迷迭香是英國人最早使用，也是最享有盛名的醫療用藥草之一，雖然迷迭香顯然並不是英國本土的植物。古代人經常用迷迭香的小樹枝來驅走惡靈，而且還可當作一般焚香來燃燒；在古法文中，迷迭香的法文名字就是指「焚香」。在法國，迷迭香傳統上是用來薰蒸，大多在醫院的病房中燃燒。此外，迷迭香還用來調味在麥酒和葡萄酒中，或是放在布袋中以驅除飛蛾，甚至還用來作爲耶誕節的裝飾。就像芸香一樣，迷迭香還被放在法院的前

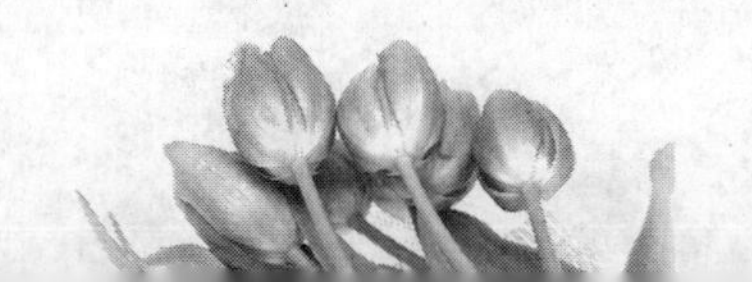

堂中，用來防止監獄內熱性傳染病的散播。迷迭香在一般的花園中都可以找到，而且也常常用來當作調味品。在醫療上的用途，迷迭香可用來增強記憶力以及神經，還可以暖化心臟。

迷迭香的純露可以作爲美容以及清潔的洗臉水，也是匈牙利水的主要組成物之一，匈牙利水是由匈牙利的皇后伊莉莎白命名，這位皇后將之視爲一種恢復青春的乳液，而且每天都用迷迭香的純露來洗臉。此外，迷迭香在痛風和四肢癱瘓的治療上也非常享有盛名。迷迭香也是傳統的古龍水中一個主要的成分，將這種古龍水擦在太陽穴上時，常常可以減輕頭痛的症狀。在第六世紀時，查理曼大帝頒佈一項命令，規定所有的皇宮花園中都要栽種迷迭香。

迷迭香的名字是來自拉丁文 ros marinus，它的意思是露水，因爲迷迭香需要很多的水分。它是屬於多年生的草本植物，而且有又長、又直的莖幹，還有一英寸長並呈尖形的葉片。它的葉片在正面是呈現深綠色，但是在背面則是銀灰色。它大多可以生長到六英尺高，還有小型、淡藍色的花朵。

迷迭香精油透明無色，還有強烈的樟腦一般的氣味，令人驚訝地，它只帶有一點點淡淡的苦味。它和樟樹的相似性非常值得注意。它可以和其他清新調的氣味，像是佛手柑、羅勒和薄荷等等混合良好，此外，還可以調製出一種提振精神和消除疲勞的沐浴油。

「迷迭香。可以治療腦部的衰弱。可以抵抗腦部的衰弱和腦部的風寒。將迷迭香放入酒中加熱，將之煮沸，將鼻子靠近以吸入沸騰時的蒸氣，可以使心臟保持溫暖。」《重要的藥草》

「這種藥草植物是屬於熱和乾燥的。……此外，取幾朵迷迭香的花朵，將之磨成粉末狀，用亞麻布包裹後綁在右手臂，這樣

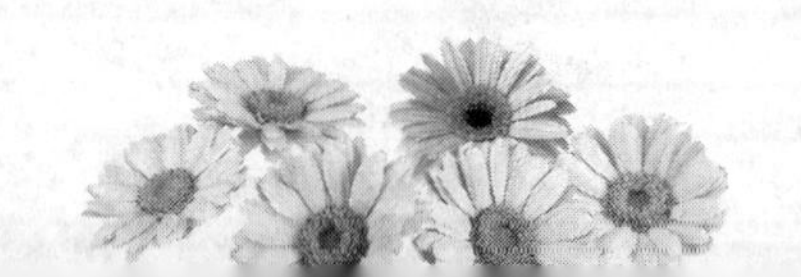

將可以使你感到輕盈和愉快。……還有，將花朵放入山羊奶中煮沸，在空氣中靜置一夜，不要蓋上任何東西；將之給患有肺結核的病人喝下，這將可以使他的病症復原。同樣地，將迷迭香的葉片在白酒中煮沸，將之用來洗滌你的臉、你的鬍子和你的眉毛，將可以抑制任何痘子長出，此外，還可以使臉部美化。同樣地，將迷迭香的葉片放在枕頭下，這會有助於驅除所有的惡夢……。」

「同樣地，如果你有白帶的現象，將迷迭香葉片在烈酒中煮沸，將之用亞麻布包裹，再捆綁在子宮處，白帶的現象將不會再出現。同樣地，如果你的腿部有痛風的症狀，將迷迭香葉片在水中煮沸，然後取出葉片放入亞麻布，再捆綁在你的腿上，這對你將有很大的好處。同樣地，將迷迭香葉片在烈酒中煮沸，將之用亞麻布包裹，再捆綁在你的腹部，這將有助於驅除你身上所有的惡靈。」（貝肯氏的《藥草集》）

「阿拉伯人和其他一些傳承下來的外科醫師，都確實寫到：迷迭香具有可以舒緩頭腦的功效，有助於增進記憶力以及內心的情緒，並且根據他們的說法，迷迭香還可以用來治療嚴重的癱瘓，尤其是將迷迭香與麵粉和糖混合，每天除了食用迷迭香麵團作成的食物外，不可食用其他東西。」

「將迷迭香與麵粉以及糖混合後服下，對於心臟會有很大的安撫作用，它可以使心靈快樂，還有助於加速思緒的形成，而且使頭腦更活躍。」（約翰·傑拉德）

「將迷迭香泡在酒中煎煮後服用，有助於使風寒所引發的眼球發炎性的分泌物減少，還有助於治療其他因風寒而產生的頭部和腦部的疾病，例如像是頭暈和眩暈，此外還有遲鈍性的昏睡、嚴重的癱瘓、喪失說話能力、瞌睡以及造成跌倒的疾病，對於上述症狀的治療，可以同時採用服下或是塗抹在太陽穴上

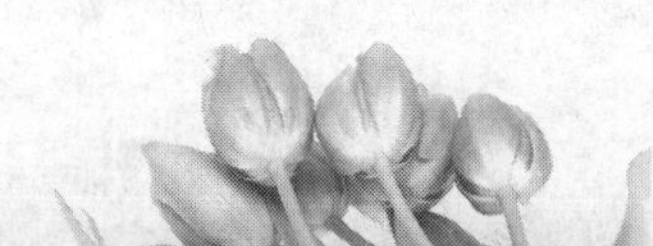

的方式。……它對於薄弱的記憶力有幫助，而且還可以加強覺知的能力。」

「由葉片和花朵部位所產生的芳香精油，對於所有前述的疾病都很有幫助，對於所有前面所提到的頭部以及腦部的問題，可取用二或者三滴的迷迭香精油塗抹在太陽穴和鼻孔處；對於體內的一些病症，可以取用一滴，或是兩或者三滴，劑量則需視情況需要而定；無論如何，我們在下精油的劑量時都必須十分謹慎地去處理，因為它的作用很快而且很強，因此每次最好僅取用小量。」（尼可拉斯．卡爾培波）

自十八世紀以來，迷迭香精油就成爲官方認可的醫療用藥。它是屬於陽性的精油，效用非常強大，而且具有刺激性；它有像羅勒一樣的刺激效果，但僅僅是在較低的程度，且不像芥末或者胡椒一樣的辛烈。由於它刺激性的天然性質，因而可以用於刺激喪失嗅覺以及喪失發聲能力的症狀，但是它的效力還要取決於引發這些症狀的成因。卡爾培波還推薦將之用於治療「眼睛模糊」的病症，因爲卡爾培波認爲迷迭香精油有助於使視覺更加清晰。迷迭香是受太陽主宰，因此對於心臟會有暖化以及刺激的效用。它對於心靈和神經也會產生相似的功效，而且傳統上還將之用在失去記憶、眩暈和一般性的遲鈍症狀。

迷迭香精油是一個很好的神經刺激劑，並且對於所有與神經作用遲緩或喪失的症狀都很有幫助。知覺神經方面的問題，可能會導致知覺能力的減弱，而自主神經方面的問題，則可能導致癱瘓、喪失發聲能力等等的問題，迷迭香精油對於這些大多數與神經問題相關的病症，包括歇斯底里和癲癇的治療都很有價值。此外，對於一般性的行動遲緩、衰弱或者冷感，迷迭香精油都能產生良好的刺激效用，而且它還可以使低血壓正常化。對於腦部也

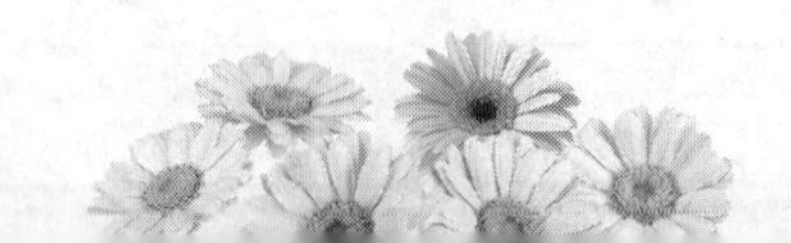

會產生一種顯著的效用，這方面的用途與羅勒是有幾分類似；不但可以清除腦中的混亂和懷疑，而且對於昏暈、頭痛和偏頭痛的治療都是傳統常用的藥劑。

它還是一種極好的心臟滋補劑，具有一種溫和的刺激效用，此外還有益於心臟神經方面的問題，例如像是心悸。還有，對於許多肝臟方面的毛病也很有益，包括像是萎黃病、肝硬化等等，並且還可以將之用作一種利膽劑，可用於治療膽囊炎、膽結石、以及由於肝炎或膽管阻塞導致的黃疸等症狀。迷迭香精油對於血液中膽固醇過高的現象有使之正常化的功效，因此它還可用於治療動脈硬化。此外，迷迭香精油獨特的抗菌效果，對於腸道問題和腹瀉的症狀尤其合適。它在消化系統上面的作用是具有刺激、止痙攣、袪脹氣和健胃的功效。它可以用於治療結腸炎，還可以彌補消化不良症、胃腸脹氣和胃痛等等。

由於可以作爲一種止痙攣劑，迷迭香精油可用於治療哮喘和慢性的支氣管炎；而作爲一種抗菌的溫暖劑，它可用在治療感冒、流行性感冒的咳嗽等相關的病症中。在太陽主宰的影響下，迷迭香精油對於一些身體耗損方面的疾病都有很好的幫助；卡爾培波還說：

> 「將迷迭香葉片乾燥後磨成小碎片，當作煙草一般來吸入，對於任何病症所引發的咳嗽、肺結核或者身體上的消耗很有幫助，這是藉由迷迭香特殊的溫暖和乾燥的效用，可以把導致那些疾病的傳染源消除。」

在外用的應用上，迷迭香精油對於風溼或者肌肉疼痛的症狀都很有幫助，此外，它還可以作爲對於痛風和風溼症一般性的治療劑。它有益於虱子和疥瘡，還是一種非常有效的外傷良藥。阿

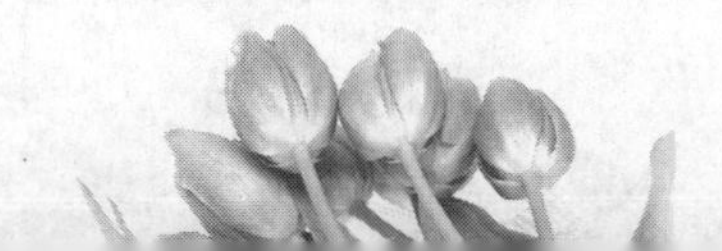

拉伯人將迷迭香的粉末撒在新生兒的臍帶上，因爲它具有一種收斂以及抗菌的功效。傳統上，迷迭香精油還用於治療頭皮上的問題，因爲它同時具有刺激和淨化的功效，因此對於頭髮脫落或者頭皮屑的問題都很有幫助。在皮膚保養上，迷迭香精油可作爲一種滋補性的收斂劑，尤其是以純露的形式。

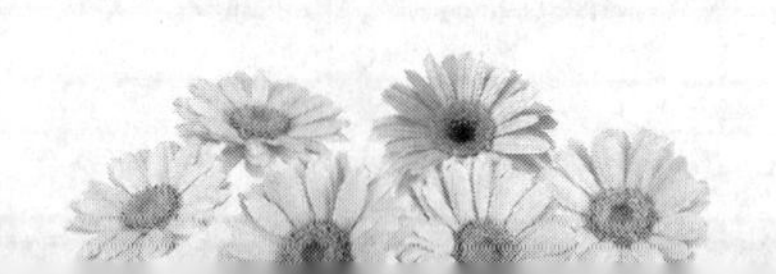

檀香 Sandalwood

拉丁學名：檀香屬 Santalum album

科名：檀香科 Santalaceae

屬性：陽性

主宰星球：天王星

揮發率：100？

香氣濃度：5

萃取部位：木心

性質：抗抑鬱、收斂、祛脹氣、利尿、祛痰、鎮靜、滋補、催情、抗痙攣、抗菌

用途：痤瘡、噁心、膀胱炎、神經緊張、腹瀉、淋病、打嗝、失眠、喉炎、沮喪、護膚、結核病、嘔吐

檀香樹大約可以生長到二十到三十英尺的高度，會開出紅色、黃色或者紫色以及粉紅色的花朵。僅僅內部的木頭也就是我們所稱的木心部分可以加以使用。檀香木在很早之前就被用來當作一種香料，無論是用在屍體的防腐上，或是用在化妝品的製作當中。在古代的印度中，檀香被廣泛地用在宗教儀式當中，並且被人們視爲一種萬能藥，此外他們也發現到它在生殖泌尿系統中的作用。在《Nirukta》一書中有發現對於檀香的記載，這是一本最古老的吠陀的評論，是在第五世紀期間編寫完成的。此外，在印度以及埃及當中，它還經常被用來調製成香水，而且也是許多不同種類的化妝品中的成分。中國人曾經大量地進口檀香木，用在相似的用途上：現在中國人已經可以自己栽種了。在東方世界中，還有許多的古董、家具和其他的木製物件中仍然是由檀香木

製成的，這是由於檀香木是極少數可以避免白蟻攻擊的一種木材，所以檀香木被廣泛地用來建造建築物。然而也正因爲如此，使得檀香木被人大力砍伐。現在所有的檀香 木都是屬於印度政府的財產，而且大多數的木材都是用來萃取檀香的芳香精油。檀香的名字應該是出自梵文 chandana 一詞。

檀香木主要生長在印度邁索爾省和中國的雲南。中國的檀香精油並沒有用在商業上。而西印度的檀香精油也就是我們稱爲阿米香樹的精油，是來自一種完全不同的樹種Schimmelia oleifera。我們可以清楚地發現它的氣味完全不如邁索爾省所產的檀香，而且它的醫療性質也很少人知道。除此之外，還有澳洲產的檀香精油，這是由 Santalum spicatum 的樹種中所萃取出來的。這種樹種與邁索爾省的檀香無論是在品種上以及氣味上都較爲接近，此外，它還具有醫療上的功效。但是一般而言，它的醫療性質通常也比不上邁索爾省的檀香精油。

檀香精油較任何其他芳香精油更常被用在調配香水上面。它也是一種非常有價值的定香劑，而且廣泛地用在調製最高級的香水中。它具有一種木材的氣味，而且還帶有香甜的味道，有一點類似於玫瑰，但是有一種辛辣以及東方調的底味。它可以和其他大多數的芳香精油混合良好，尤其是和玫瑰、橙花和安息香。它具有一種濃稠、油性的特質，此外還帶有淡淡的黃綠色。檀香精油嚐起來非常的苦。這是一個非常有趣的現象，因爲舌頭上對苦味的味覺主要是在舌頭的末端，而這也是迷走神經的分支。迷走神經也就是第十個顱骨神經，主要是聯結在咽頭、喉嚨、肺臟、心臟、膽、膀胱和胃。而在藥草醫療的用途上，苦味的滋補劑常用於刺激消化系統。檀香在生殖泌尿的黏膜和肺部的黏膜上都有很大的功效，並且常常用於治療這些區域的一些慢性傳染病症。它對於鏈球菌和金黃葡萄球菌都有相當強的效用，因此對於大多

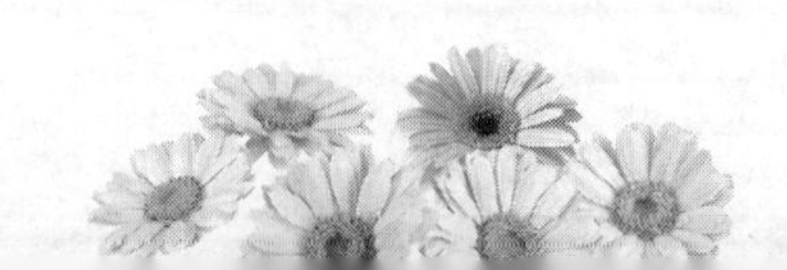

數的喉嚨痛都很合適，當然也包括喉炎的治療。此外，由於它的袪痰和止痙攣的性質，因而在慢性支氣管炎和咳嗽的治療上也很有用。它可以有效抑制飛沫傳染性的結核病微生物。它應該可以用在治療任何與肺部症狀有關的黏膜炎，此外也可以減輕乾咳的症狀。

檀香精油對於所有生殖泌尿系統中黏液的過量分泌很有幫助，尤其是在於淋病的治療部分。它並不會直接驅除造成淋病的細菌，但是它的價值是在於抑制輸精管自發性的收縮，因而減低這些生殖系統肌肉的活動性，此外還會產生一種利尿的效用，以及抑制分泌物的分泌。對越來越多的男性而言，這不啻是一種良藥，檀香精油也可以用於治療白帶的問題。它對於黏膜發炎的症狀會產生一種抗發炎及溫和的止痛效用。

中國的藥草學家李時珍便認爲，檀香精油對於打嗝、嘔吐、霍亂和痤瘡都很有幫助。檀香精油可以減輕腸道的痙攣和發炎現象，此外對於腸炎也很有幫助，也許在腹絞痛的治療上也會很有用。它對於急性和慢性的腹瀉症狀治療具有很大的價值。藉由它苦味的味道，以及透過它對於迷走神經可能產生的反射作用，檀香精油也許在促進消化上很有用，它在膽汁分泌和膀胱上也會產生特別的作用。李時珍也證實檀香精油確實可以治療霍亂。

檀香精油是溫和的陽性精油。它可作爲一種通便劑、滋補劑以及鎮靜劑，此外對於慢性病症和發炎方面的毛病都很有幫助。由於它怡人的氣味，它可用於治療焦慮以及沮喪的狀態；由於是一種屬於較沉重的精油，因此它的效用較傾向爲鎮靜而不是振奮精神的作用。從它對於迷走神經系統上的作用來看，很可能對於心臟會產生一種鎮靜、滋補以及抗抽筋的作用，這在治療神經緊張的症狀上很有幫助。摩利夫人也寫到：「檀香精油對於腎臟以及心臟方面的問題都有幫助的作用。」雖然她比較強調檀香精油對於腎臟上面的作用。在東方的醫學中，苦味的醫藥主要是用在心臟和小腸方面的問題上。

檀香精油也是其中一種對於皮膚最有幫助的芳香精油。傳統上都將之用在乾性皮膚的保養上，而用在脫水性的皮膚上則需要用濕敷法。它可以舒緩皮膚發炎以及發癢的症狀，而且在痤瘡的處理上還可以當作一種抗菌劑。由於它溫和的收斂效果，油性皮膚的人若是用檀香精油來保養也會有很大的幫助。無怪乎古代人將之在作爲化妝品製品上賦予極高的評價！

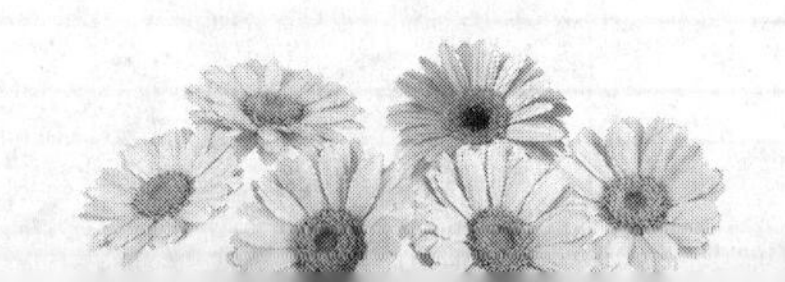

依蘭　Ylang-ylang

拉丁學名：Cananga odorata

科名：番荔枝科　Anonaceae

屬性：陰性

主宰星球：金星

揮發率：91

香氣濃度：6

萃取部位：花朵

性質：抗抑鬱、抗菌、催情、降低血壓、鎮靜

用途：沮喪、失眠、性冷感、神經緊張、呼吸急促、心悸、高血壓、護膚、性無能

依蘭樹大約可以長到六英尺高，還會開出美麗的黃色花朵。它主要生長在爪哇、蘇門答臘、留尼旺、馬達加斯加和柯摩羅島；最精緻的依蘭精油過去是來自菲律賓，但是非常遺憾地，現在已經絕跡了。依蘭精油不可與一種稱爲 cananga 的油混淆，這是一種比較劣質的精油，雖然一般都認爲 cananga 和依蘭是由相同的一種植物中萃取出來的，但是在不同的區域栽種出的植物，所產出的精油總會有一些輕微的差別。

依蘭的名字指花中之花，所以，它帶有一種奇特、可以激起情慾的氣味。它的氣味類似於茉莉和杏仁的混合，但是卻又更爲香甜。它可以與檀香和茉莉混合良好，還可以是一種很好的定香劑。依蘭精油是呈現一種微黃的顏色，而且還有一種相當溫和的混合味道，有輕微地苦味和輕微地甜味；它也是著名的馬卡髮油的其中一種成分。在蒙克里夫的《香氣》一書中，他便有以下的

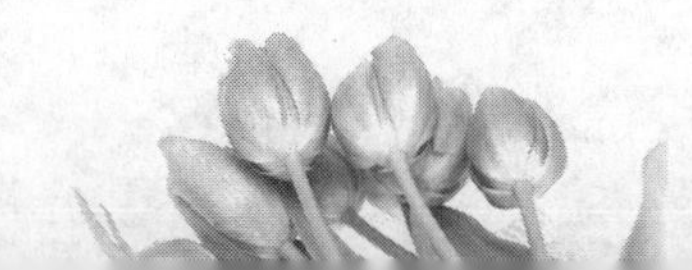

評論：

「有一些氣味對情緒上的影響是非常強烈的。本書的作者，由於長時間從事香料材料的工作，已差不多超過二十個年頭，很久以前便已經注意到了…… 依蘭精油可以緩和以及抑制由挫折感所產生的憤怒。」

依蘭是其中一種最令人愉快的芳香精油之一，而且可以作爲香味持久的香水和芳香的沐浴油。它對於神經系統會產生的影響是使心情愉快、鎮靜、降低血壓，此外還可以用來治療焦慮、壓力和高血壓的狀態。它是一種非常好的催情劑，因此可用來治療性無能或者性冷感。在降低血壓的同時，它還可以減輕心跳過速（反常的快速心跳）和不正常的呼吸急促。

在抗菌的效用上，它僅具有適中的效力，但是特別是對於腸道的感染非常有用。它對於皮膚有一種舒緩的作用，而且由於它芳香的氣味，還被廣泛地用於護膚油的調配中。它對於油性皮膚的作用也非常爲人注目。

千萬不能用過高濃度的依蘭精油；它有一種強烈以及香甜的氣味，而過多的劑量僅會引發頭痛或者噁心的感覺。

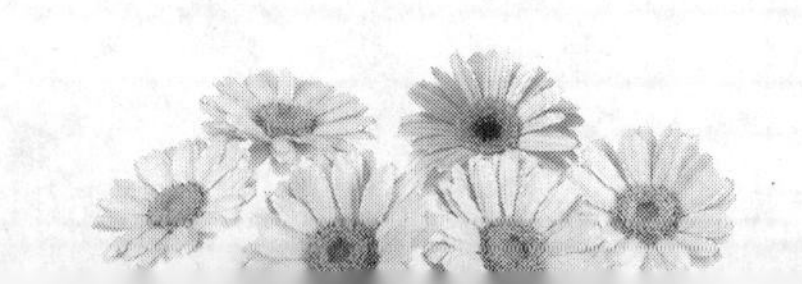

附錄　療程指南

膿瘡：佛手柑、薰衣草

痤瘡：

局部的：佛手柑、樟樹、雪松、杜松、薰衣草、檀香

一般的：無毒的飲食和具淨化效果的芳香精油

蛋白尿：杜松

酒精中毒：茴香、玫瑰（參見肝病、肝硬化）

過敏：洋甘菊、香蜂草

禿頭：薰衣草、迷迭香

月經不調：參見經期

貧血：洋甘菊

焦慮：參見神經緊張

鵝口瘡：天竺葵

闌尾炎：用薰衣草濕敷

沒胃口：先確認起因，再決定治療方式。一般會先用禁食法。許多芳香精油都具有刺激食慾的功效，包括洋甘菊、豆蔻、茴香。

動脈硬化：杜松、迷迭香

動脈炎：馬鬱蘭

關節炎：參見風溼症

哮喘：安息香、絲柏、尤加利、牛膝草、薰衣草、馬鬱蘭、香蜂草

禿頭：參見禿頭症

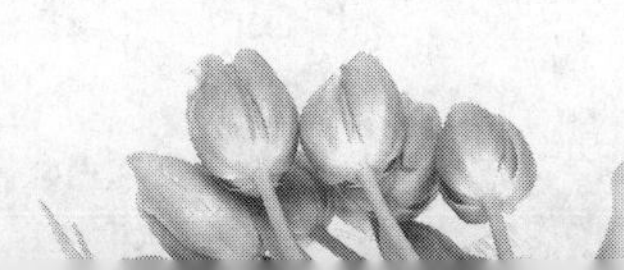

白內障：佛手柑、雪松、樟樹、乳香、杜松、薰衣草、檀香

瞼緣炎：參見結膜炎

瘡：

局部的：洋甘菊、鼠尾草、薰衣草

一般的：無毒飲食以及相關的芳香精油

胸部：

哺乳婦女（奶水不足）：茴香、茉莉

充血：天竺葵、薄荷

支氣管炎：羅勒、安息香、佛手柑、樟樹、豆蔻、雪松、尤加利、乳香、牛膝草、薰衣草、薄荷、迷迭香、檀香

瘀傷：樟腦、牛膝草

燒傷：

局部的：洋甘菊、樟樹、尤加利、天竺葵、薰衣草

一般的：參見休克

癌症：

一般的：雪松？絲柏？尤加利、牛膝草

子宮癌：佛手柑、尤加利、天竺葵（並不能僅靠這些精油完全根治）

紅斑：

局部的：佛手柑、乳香、薰衣草

一般的：無毒飲食及相關的芳香精油

黏膜炎：雪松、尤加利、乳香、牛膝草、薰衣草、沒藥、檀香

蜂窩組織炎：

局部的：杜松、薰衣草、迷迭香

一般的：無毒飲食

分娩：茉莉、薰衣草

萎黃病：參見肝病

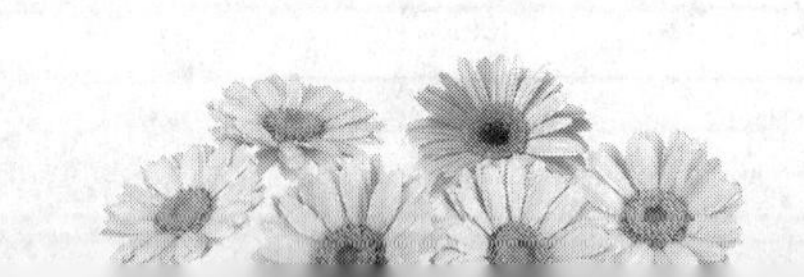

膽囊炎：參見膽病變

霍亂：黑胡椒、樟樹、尤加利、薄荷

血液循環：

高血壓：鼠尾草、牛膝草、薰衣草、馬鬱蘭、香蜂草、依蘭

低血壓：樟樹、牛膝草、迷迭香

肝硬化：參見肝病

感冒：羅勒、黑胡椒、樟樹、尤加利、馬鬱蘭、香蜂草、薄荷、迷迭香

急腹痛：安息香、佛手柑、黑胡椒、洋甘菊、樟腦、豆蔻、鼠尾草、茴香、牛膝草、杜松、薰衣草、馬鬱蘭、香蜂草、薄荷

結腸炎：黑胡椒、佛手柑、洋甘菊、薰衣草、橙花醇、迷迭香、依蘭

結膜炎：洋甘菊、薰衣草、玫瑰（濕敷）

便秘：黑胡椒、樟樹、茴香、馬鬱蘭、玫瑰

抽搐：洋甘菊、鼠尾草、薰衣草

咳嗽：安息香、黑胡椒、豆蔻、絲柏、尤加利、乳香、牛膝草、茉莉、杜松、沒藥、薄荷、檀香

膀胱炎：佛手柑、雪松、尤加利、杜松、薰衣草、檀香

沮喪：羅勒、佛手柑、洋甘菊、樟樹、鼠尾草、天竺葵、茉莉、薰衣草、香蜂草、橙花、廣藿香、玫瑰、檀香、依蘭

皮膚炎：安息香、洋甘菊、牛膝草、天竺葵、杜松、薰衣草、胡椒、薄荷

糖尿病：尤加利、天竺葵、杜松

腹瀉：黑胡椒、洋甘菊、樟樹、絲柏、尤加利、天竺葵、薰衣草、沒藥、橙花、薄荷、迷迭香、檀香

白喉：佛手柑、尤加利、薰衣草

消毒（房間內）：佛手柑、尤加利、杜松、薰衣草

水腫：杜松

痢疾：黑胡椒、洋甘菊、絲柏、尤加利、香蜂草

月經困難：參見經期

消化不良：參見胃病

排尿困難：黑胡椒、雪松、杜松

耳痛：參見耳炎

濕疹：佛手柑、洋甘菊、天竺葵、牛膝草、杜松、薰衣草

肺氣腫：尤加利

尿床：絲柏

癲癇：羅勒、薰衣草、迷迭香

昏暈：羅勒、黑胡椒、洋甘菊、薰衣草、香蜂草、薄荷、迷迭香

發燒：羅勒、黑胡椒、佛手柑、洋甘菊、樟樹、尤加利、牛膝草、香蜂草、薄荷

間歇性的發燒：羅勒、佛手柑、黑胡椒、洋甘菊、尤加利

脫腸：薰衣草

胃腸脹氣：佛手柑、黑胡椒、洋甘菊、茴香、樟樹、豆蔻、鼠尾草、牛膝草、杜松、薰衣草、馬鬱蘭、沒藥、薄荷、迷迭香

性冷感：參見性無能

膽病變：

　膽囊炎：玫瑰、迷迭香

　結石：佛手柑、尤加利、薰衣草、薄荷、迷迭香

胃痛：參見胃病

胃炎：參見胃病

生殖器官興奮增盛：馬鬱蘭

牙齦炎：洋甘菊、沒藥

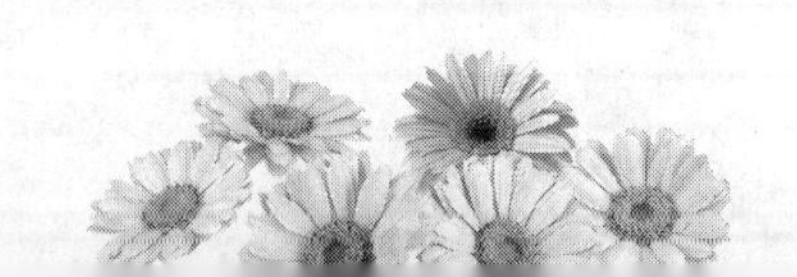

舌炎：佛手柑、天竺葵

淋病：佛手柑、雪松、尤加利、乳香、薰衣草、檀香

痛風：羅勒、安息香、樟樹、茴香、杜松、迷迭香、

出血：絲柏、尤加利、乳香、天竺葵、玫瑰

痔瘡：絲柏、乳香、杜松、沒藥

口臭：佛手柑、豆蔻、薰衣草、薄荷

花粉症：尤加利？玫瑰（也參考過敏部分）

頭痛：洋甘菊、豆蔻、薰衣草、馬鬱蘭、薄荷、玫瑰、迷迭香

心臟：

心臟失調：樟樹

心悸：薰衣草、香蜂草、橙花、胡椒、薄荷、迷迭香、依蘭

胃灼熱：參見胃病

疱疹：佛手柑、尤加利

打嗝：參見胃病

高膽固醇：迷迭香

血糖過高：尤加利

呼吸急促：依蘭

高血壓：參見血液循環

低血壓：參見血液循環

歇斯底里：羅勒、洋甘菊、樟樹、鼠尾草、牛膝草、薰衣草、馬鬱蘭、橙花、薄荷、迷迭香

性無能：鼠尾草、茉莉、玫瑰、依蘭

消化不全：參見胃病（消化不良）

流行性感冒：黑胡椒、絲柏、尤加利、牛膝草、薰衣草、薄荷、迷迭香

失眠：羅勒、樟樹、洋甘菊、薰衣草、馬鬱蘭、橙花、玫瑰、檀香、依蘭。很可能是由於消化不良、肝臟問題或是其他的

胃腸問題。也有可能是因爲身體某部分的熱度過高，因此用洋甘菊或是玫瑰濕敷會很有效。

瘙癢：參見瘙癢症

黃膽：參見肝病

腎臟：

一般的：雪松、鼠尾草、尤加利、杜松、檀香

腎炎：洋甘菊、尤加利

腎盂炎：雪松、杜松

喉炎：安息香、乳香、薰衣草、檀香

白帶：佛手柑、鼠尾草、尤加利、乳香、牛膝草、杜松、薰衣草、馬鬱蘭、沒藥、玫瑰、迷迭香

虱子：參見長虱子

肝病：

萎黃病：薰衣草、沒藥、迷迭香

肝硬化：杜松、迷迭香

充血：洋甘菊、絲柏、玫瑰、迷迭香

肝炎：迷迭香

黃膽：天竺葵、迷迭香

失聲：薰衣草

瘧疾性發燒：羅勒、尤加利

麻疹：尤加利

記憶力（衰弱）：參見精神疲勞

更年期：洋甘菊、絲柏、茴香

月經過多：參見經期

經期：

月經不調：洋甘菊、鼠尾草、茴香、牛膝草、杜松、沒藥

月經困難：洋甘菊、鼠尾草、絲柏、茉莉、杜松、馬鬱蘭、

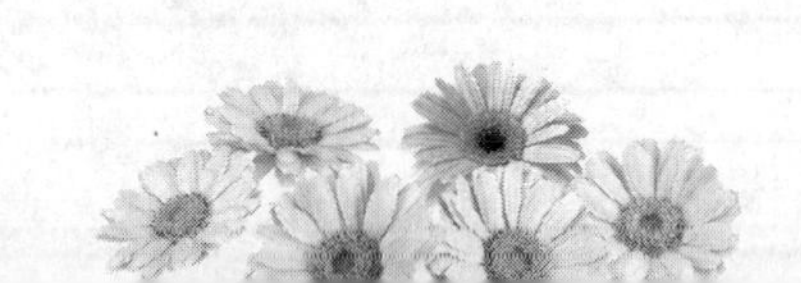

香蜂草、胡椒、薄荷、迷迭香

月經不規則：鼠尾草、香蜂草、玫瑰

月經過多：絲柏、玫瑰

月經不足：參見月經不調。此外：羅勒、薰衣草、馬鬱蘭、香蜂草、胡椒、薄荷玫瑰、迷迭香

精神疲勞（注意力不集中、記憶力衰弱）：羅勒、豆蔻、薄荷、迷迭香

偏頭痛：羅勒、洋甘菊、薰衣草、尤加利、馬鬱蘭、香蜂草、胡椒、薄荷、迷迭香。可能與神經系統或是消化系統（腸道問題、肝臟充血或是中毒）的問題有關

噁心：參見胃病

腎炎：參見腎臟

神經緊張（焦慮）：安息香、佛手柑、洋甘菊、樟樹、絲柏、天竺葵、茉莉、薰衣草、馬鬱蘭、香蜂草、橙花、廣藿香、玫瑰、檀香、依蘭

蕁麻：參見蕁麻疹

神經痛：洋甘菊、尤加利、天竺葵、薄荷

面部神經痛：洋甘菊、天竺葵

神經衰弱：鼠尾草、薰衣草、馬鬱蘭

鼻衄：絲柏、乳香

肥胖：茴香、杜松、廣藿香

水腫：杜松、廣藿香

少尿：茴香、杜松、薰衣草

眼炎：洋甘菊、鼠尾草、天竺葵、玫瑰

耳炎：羅勒、洋甘菊、牛膝草、薰衣草

心悸：參見心臟

麻痺：羅勒、薰衣草、薄荷

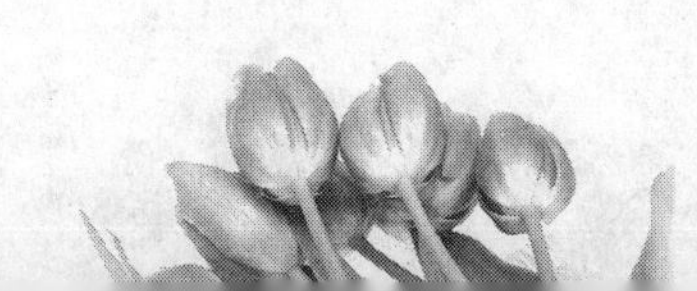

長虱子：尤加利、天竺葵、薰衣草、迷迭香

肺炎：樟樹

息肉（鼻部的）：羅勒

懷孕：乳香、茉莉、香蜂草、玫瑰

搔癢症（癢）：洋甘菊、雪松、茉莉、薄荷（外用上芳香精油的濃度須低於百分之一）

陰道搔癢：佛手柑、洋甘菊

牛皮癬：佛手柑、薰衣草

腎盂炎：參見腎臟

膿漏：絲柏、沒藥

胃灼熱：參見胃病

扁桃腺發炎：黑胡椒、牛膝草

恢復青春（一般的）：乳香、茉莉、薰衣草、香蜂草、沒藥、廣藿香、玫瑰

風濕病（風濕性關節炎）：

局部的：洋甘菊、樟樹、尤加利、薰衣草、迷迭香

一般的：安息香、絲柏、尤加利、牛膝草、杜松、薰衣草、迷迭香

輪癬：天竺葵、薄荷

疥瘡：佛手柑、薰衣草、薄荷、迷迭香

猩紅熱：尤加利

淋巴結結核病：乳香、牛膝草、薰衣草

帶狀疱疹：尤加利、天竺葵、薄荷

休克：樟樹、香蜂草、橙花、薄荷

鼻竇炎：尤加利、薰衣草、薄荷

皮膚保養：

皸裂的：安息香、洋甘菊、天竺葵、廣藿香、玫瑰、檀香

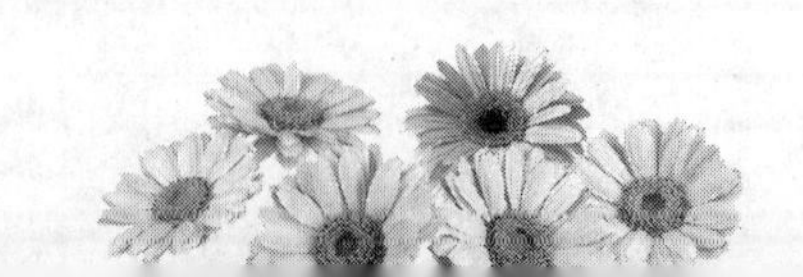

乾性的：洋甘菊、天竺葵、茉莉、薰衣草、橙花、玫瑰、檀香、依蘭

發炎的：洋甘菊、鼠尾草、天竺葵、沒藥、薄荷、玫瑰、檀香

成熟的：安息香、鼠尾草、絲柏、乳香、薰衣草、沒藥、橙花、廣藿香、玫瑰

一般的：天竺葵、茉莉、薰衣草、橙花、玫瑰

油性的：佛手柑、樟樹、雪松、絲柏、乳香、天竺葵、杜松、薰衣草、檀香、依蘭

敏感性的：洋甘菊、茉莉、橙花、玫瑰

蛇咬：薰衣草

遺精：安息香、乳香

扭傷：樟腦、尤加利、薰衣草、迷迭香

不孕：天竺葵、玫瑰

婦女不孕：香蜂草

胃病：

消化不良（消化不全）：羅勒、佛手柑、黑胡椒、洋甘菊、豆蔻、鼠尾草、尤加利、茴香、乳香、牛膝草、杜松、薰衣草、馬鬱蘭、香蜂草、沒藥、薄荷、迷迭香

胃痛：洋甘菊、天竺葵、薄荷

胃炎：洋甘菊

打嗝：羅勒、茴香、檀香

噁心：羅勒、黑胡椒、豆蔻、茴香、薰衣草、香蜂草、胡椒、薄荷、玫瑰、檀香

胃灼熱：黑胡椒、豆蔻

口腔炎：佛手柑、天竺葵、沒藥

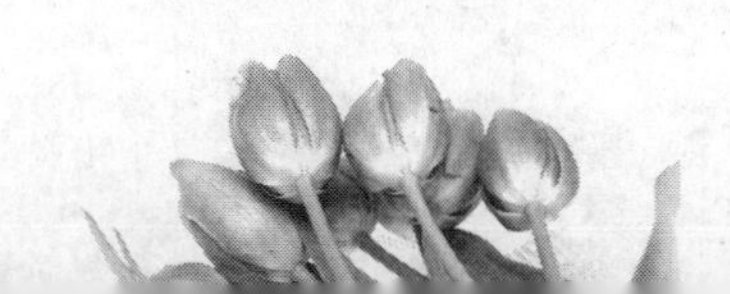

膽結石：參見膽病變

膀胱結石：洋甘菊、茴香、天竺葵、牛膝草、杜松

中暑：薰衣草（參見休克）

梅毒：牛膝草

長乳牙：洋甘菊

咽喉感染：鼠尾草、尤加利、天竺葵、薰衣草、沒藥

抽筋：馬鬱蘭

扁桃腺炎（急性的）：佛手柑

牙痛：洋甘菊、樟樹、薄荷

發抖：參見抽搐和心悸

結核病：佛手柑、樟樹、尤加利、牛膝草、薰衣草、沒藥、胡椒、薄荷、檀香

腫瘤（良性的）：佛手柑、洋甘菊、雪松

傷寒性發燒：尤加利、薰衣草

潰瘍：

角膜潰瘍：薰衣草

口腔潰瘍：沒藥

胃潰瘍：洋甘菊、天竺葵

皮膚潰瘍：佛手柑、樟樹、尤加利、乳香、天竺葵、杜松、薰衣草、沒藥

靜脈曲張：佛手柑、薰衣草

尿道感染：參見膀胱炎

尿道結石：參見結石

風疹：洋甘菊

陰道炎：洋甘菊

靜脈曲張：

局部的：絲柏

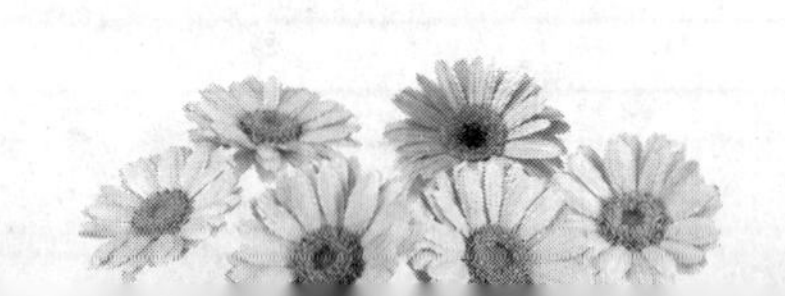

一般的：無毒飲食並避免便秘

眩暈：參見昏暈

嘔吐：羅勒、黑胡椒、洋甘菊、樟樹、豆蔻、茴香、薰衣草、香蜂草、薄荷、玫瑰、檀香

百日咳：羅勒、鼠尾草、絲柏、牛膝草、薰衣草、迷迭香

蠕蟲：佛手柑、洋甘菊、樟樹、尤加利、茴香、牛膝草、薰衣草、香蜂草、薄荷

外傷：安息香、佛手柑、洋甘菊、樟樹、尤加利、乳香、天竺葵、牛膝草、杜松、薰衣草、沒藥、廣藿香、迷迭香

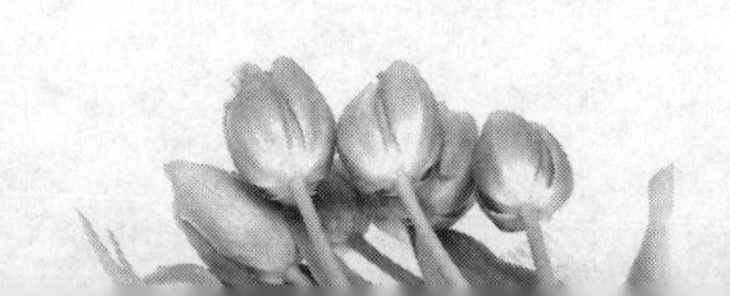

●**特別說明**：芳香療法為一種輔助療法，在使用芳香療法做治療前，必須請教醫師及專業人員。作者與出版商無法監控他人使用精油，故使用精油時，用者當審慎行事。作者與出版商不保證其使用功效或對其使用效果負責。

芳香療法的藝術

作者：羅伯．滴莎蘭德

審訂者：溫佑君

譯者：林　榆

主編：羅煥耿

責任編輯：黃敏華

編輯：羅煥耿、翟瑾荃

美術編輯：林逸敏、鍾愛蕾

發行人：簡玉芬

出版者：世茂出版社　**負責人**：簡泰雄

登記證：行政院新聞局登記局版臺省業字第 564 號

地址：台北縣新店市民生路 19 號 5 樓

TEL：(02)22183277．FAX：(02)22183239

劃撥：07503007．單次郵購金額未滿 200 元（含），請加 30 元掛號費

電腦排版：龍虎電腦排版公司

印刷：長紅印製企業有限公司

初版一刷：2001 年（民 90）7 月

五刷：2004 年（民 93）11 月

感謝鄉村國際有限公司協助出版

定價／ 350 元

國家圖書館出版品預行編目資料

芳香療法的藝術 / 羅伯・滴莎蘭德 (Robert
Tisserand) 著；林榆譯. -- 初版. -- 臺北
縣新店市 ： 世茂, 民 90
面 ； 公分
譯自：The art of aromatherapy

ISBN 957-529-989-2（精裝）

1. 芳香療法 2. 植物精油療法

418.52 90009445